中医师承学堂

金匮要略研究

〔日〕大塚敬节　著
〔日〕山田光胤　校订
王宁元　孙文墅　译

中国中医药出版社
·北 京·

中文简体字版权专有权属中国中医药出版社所有

北京市版权局著作权登记

图字：01-2016-2322 号

图书在版编目（CIP）数据

金匮要略研究 /（日）大塚敬节著；王宁元译 . —北京：中国中医药出版社，2018.9（2023.11重印）

（中医师承学堂）

ISBN 978-7-5132-5143-3

Ⅰ . ①金… Ⅱ . ①大… ②王… Ⅲ . ①《金匮要略方论》—研究

Ⅳ . ① R222.3

中国版本图书馆 CIP 数据核字（2018）第 175187 号

中国中医药出版社出版

北京经济技术开发区科创十三街31号院二区8号楼

邮政编码　100176

传真　010-64405721

保定市中画美凯印刷有限公司印刷

各地新华书店经销

开本 710×1000　1/16　印张 27.25　字数 456 千字

2018 年 9 月第 1 版　2023 年 11 月第 4 次印刷

书号　ISBN 978 - 7 - 5132 - 5143 - 3

定价　99.00 元

网址　www.cptcm.com

服 务 热 线　010-64405510

购 书 热 线　010-89535836

维 权 打 假　010-64405753

微信服务号　zgzyycbs

微商城网址　https://kdt.im/LIdUGr

官 方 微 博　http://e.weibo.com/cptcm

天猫旗舰店网址　https://zgzyycbs.tmall.com

如有印装质量问题请与本社出版部联系（010-64405510）

著者简介

　　大塚敬节（1900—1980），日本著名汉方医学家。1923年毕业于熊本医学专门学校，1929年师事汤本求真学习汉方医学，1931年开设汉方专科医院，从此以复兴汉方医学为己任，不懈地工作。1934年参与创立日本汉方医学会，1950年参与创立日本东洋医学会，历任理事、评议员、会长、理事长等职务。1955年参与设立医疗法人金匮会、财团法人日本汉方医学研究所。1974年参与创建社团法人北里研究所附属东洋医学综合研究所，并担任第一任所长。五十年汉方一条道路，从事疑难病诊疗与研究，培育后续人才，且著述甚丰，为汉方医学复兴与发展构筑了坚实的基础。1978年被授予日本医师会最高优功奖。1981年被追授予日本文部大臣奖，以表彰其生前成就。

　　主要著作:《汉方诊疗三十年》《临床应用伤寒论解说》《伤寒论辨脉法平脉法讲义》《金匮要略研究》《金匮要略讲话》《从证候论治——汉方医学治疗的实际》《汉方诊疗的实际》（合著）《皇汉医学要诀》《东洋医学史》《汉方的特质》《与东洋医学在一起》《汉方与民间药物百科》《汉方医学 唯一的道路》《大塚敬节著作集》（共八卷）等。

译者简介

　　王宁元，医学博士，北京市中西医结合医院心内科医师。出生于中医世家，1985 年毕业于河北中医学院，1988 年毕业于陕西中医学院，师从杜雨茂教授，获得医学硕士学位，后入天津市第一中心医院急救医学研究所工作。2001 年毕业于日本岐阜大学再生医学循环器内科，师从藤原久义教授，获得医学博士学位。2005 年入中国中医科学院博士后工作站，师从陈可冀院士。

　　主要从事中医和中西医结合心血管疾病临床及研究，第一作者论文发表于中国中西医结合杂志、医学与哲学杂志、英国药理杂志（Br J Pharmacol）、美国心血管药理杂志（J Cardiovasc Pharmacol）、日本循环杂志（Circ J）、美洲中国医学杂志（Am J Chin Med）等刊物，主要出版物有《临床应用伤寒论解说》《金匮要略研究》《汉方诊疗三十年》《伤寒论辨脉法平脉法讲义》《一学就会心电图》《禅意生活》等。

　　所属学会：北京市中医药学会仲景学术专业委员会

　　　　　　　北京市中西医结合学会

　　（e-mail：wanggifu@126.com）

中文版序

北京王宁元医师最近又有译作《金匮要略研究》完成，寄书稿给我，并嘱写序。通览以后，感触良多，略陈一二。

《金匮要略研究》的作者大塚敬节先生，也许我们中医界熟悉的人还不太多，但是在日本的汉方医学领域众所周知。大塚敬节先生是上个世纪活跃在汉方医学界的泰斗级人物，特别是在战后对日本汉方医学的复兴贡献巨大。大塚敬节先生的一生，勤于临证、读书、讲习和著述。先生在自己的亲身实践中不断感悟，充分认识到："汉方医学实际上是很了不起的高级临床医学。"《伤寒论》是世界最高的论述治疗学的古典医著。"先生回顾自己所走的道路，深感庆幸"在学习的初期，没有涉及杂学，而能够直接全力攻读了《伤寒论》，这是汤本先生予我的恩赐。"由于大塚敬节先生始终立足在临床，所以尽管起步于古方，却能够避免往古方流派的一边倒，在实践中对后世派、折中派的长处也注意兼收并蓄，最后卓然成就大家。这不禁使我想到清代医家陆九芝所说的"学医从《伤寒论》入手，始则难，既而易；若从后世分类书入手，初若易，继则大难矣！"学《伤寒论》和《金匮要略》，由经方而旁及后世的其他，是中医学习和入门的正道，至少对于临床医生可以这么说。中国如此，日本也是如此，过去如此，今天仍然如此。

日本的汉方医学在近现代也走过了曲折的道路，在明治维新开始"脱亚入欧"的时代背景下，汉方医学作为旧医被废止，医学完全倒向了西方。然而，传统存活于民间。日本在经历了战败及经济发展以后，传统医学逐步涌动出复兴的浪潮。《金匮要略研究》最初于1973年1月在日本汉方医学研究所的月刊上以连载的形式出现，这个连载竟然能够一气持续七年之久，先生和学生首尾一贯，大家孜孜汲汲，惟经方是务，可以说教与学两个方面都热情不减，实在令人敬佩万分！与《金匮要略研究》同步，大塚敬节先生还有从1972年秋开始的《金匮要略》学习会，最后呈现的是《金匮要略讲话》，主要记载的是大塚敬节先生授课的内容。一个研究，一个讲话，可以说这两本书是那个时代实践的产物，凝聚了大塚敬节先生对《金匮要略》所倾注的心血。

对于《金匮要略》，大塚敬节先生的主要力量是在临证的实践和探索上，所谓研究，也是倾向于临床治疗经验的归纳总结。我们从《金匮要略研究》书中可以体会，先生对于不出方药的条文大多轻轻放过，而对于方药着力尤深，包括药物的用量、加减和适应范围等。书中先生习惯于在"注释"栏目中讲药物，在"应用"栏目中讲方剂，并且注意和现代医学相结合，不回避现代的病名，以争取更多的受众。以上所讲限于《金匮要略》，其实先生的临证经验，更多更精彩的也许体现在《汉方诊疗三十年》《临床应用伤寒论解说》等书中，有兴趣的读者应该同时翻看。《伤寒论》是日本汉方医学临证的基础，医家历来讲究方证对应，注重古方今用，在方药的应用上积累了相当的经验，让人眼界大开。日本江户时代的医家永富独啸庵（1732—1766）曾经说过："一部《伤寒论》置于枕边足矣！"其实，《伤寒论》不管读懂或没有读懂，一直为中医所重，可以说在这一点上，真是英雄所见略同，医学没有国界！经方是基础，这个基础就是大量经过实践检验浓缩而成的短小精悍的药物配伍，当然也需要补充和扩展。我想，我们在注意一方一药的应用时，如果能够体会到经方中存在的整体治法方药的框架，注意到其中的诊疗体系、思路，那么就容易将各家临床上的精华统一起来。

《金匮要略研究》体现了大塚敬节先生治学的平实质朴，书中处处以事实说话，没有任何说教，反而让人亲切感动。先生本着实事求是的精神，没有经验之处也是直言相告，以促动后学进一步的探索。其实中医神奇又不神奇，中医有疗效有时也会没有疗效，医学上的已知和未知始终错综交织，对医者充满了吸引力，这正是事物的魅力所在。秉承大塚敬节先生的精神，我们传承中医更加需要的是自己的身体力行，需要更多的人在临床上努力实践，用疗效来说话和扩大影响，而不是专注实验或空谈理论。

王宁元医师由中医入门，然后学贯中西，并且有着自己的专门领域，有着临证处理的独到和专长。但是他并不满足于现状，而能够回头审视传统医学，热心于《伤寒论》《金匮要略》，热心于经方的回归和张扬，热心于中日间的传统医学交流。王宁元医师有着在日本生活和研究的经历，近年翻译了不少大塚敬节先生的著作。我理解，这样的做法完全是出于对医学临床本原的坚守。

记得有一句很多哲学家和心理学家都强调的话："我们必须经过他人来认识自己。"在日本汉方医学的历史上，曾经有过文献研究的辉煌成果，如丹波父子留下的中医经典的注本，为我们业内人士所熟悉。日本的明治维新以后西方医学入主，其实临床医学仍然面对着众多难题，病人和医生中也不断产生出种种的困惑，这就迫使人们将目光移向传统医学找出路，找思路，找方法。现今的时代科技猛进，临床上新技术的出现令人目不暇接，人们很容易迷失方向。经常思考医学临床的本原，这样也许更加容易理智地考虑问题。

天下之大，也是无巧不成事。记得上世纪的 90 年代，在山东泰安李华安医师的主持下，我也参与过大塚敬节先生《金匮要略讲话》的翻译，由于该书的篇幅太大，最终只能编译浓缩成 20 万字左右，在 1996 年由山东科技出版社以《金匮要略串讲》的书名出版。如果说当时这本书并不引人注意，那么今天的形势下，由王宁元医师再度推出的大塚敬节先生的著作，我相信一定会有越来越多的人关注和喜欢。

最后借这个纸面再次要向大塚敬节先生等前辈表示敬意，同时也要感谢王宁元医师的努力，感谢他给我表达的机会。我衷心祝愿王宁元医师今后有更多的新作问世！我衷心祝愿中日间传统医学的交流能够相互促进，日益繁荣！

上海中医药大学

张再良　谨识

2014 年 12 月 6 日

中文版译文体例说明

1.《金匮要略研究》以下简称《研究》。

2.《研究》所采用的《金匮要略》版本为丰田亮校正的《新校金匮要略》，简称《新校》。

3.《金匮要略》原文以《新校》为准，但考虑到中国现代读者的阅读习惯，将少数文字结合中国高等医药院校教材《金匮要略讲义》（上海科学技术出版社，1985年5月第1版）所列原文改变，如"沈"改为"沉"、"濇"改为"涩"等。

4.《金匮要略》原文断句和分段以《研究》正文为准，原文部分标点符号亦仅将《研究》正文使用的顿号改为逗号。

5.《研究》日文训读白话文部分的中文翻译略去，但对于该部分出现的作者的一些见解，则选出补入解读的相应部分。

6.《研究》中引用的《神农本草经》《脉经》《名医别录》等古籍原文，有时与中国版本略有差异，可以考虑为版本不同等因素存在，中文译版以《研究》采用的原文为准。

7.《研究》所引用部分文献，原为古汉语写成，《研究》将其译为日语。中文译版未能及时查阅到原文献，暂依据其日语内容复译为中文，待查阅到原文献后复原，但恐多有错误，特此说明。

8.《研究》中对药物的解说，均说明其科属，但文字用外来语的片假名表示，翻译较为困难，为避免引起混乱，中文版暂将药物科属内容省略不译。

9.《研究》的"解读"部分将《金匮要略》剂量折合成克，换算的依据、方法及剂量研究可参考同一作者的《临床应用伤寒论解说》中"药物的用量"一节，亦可理解为作者实际习惯用量。

10.《研究》中部分条文后列"应用"项，亦有未列"应用"项但仍有临床经验记述间见于"解读"部分，为方便阅读，中文译版移动该部分内容仿列"应用"项。

11.《研究》中仅有方剂索引部分，为方便读者查阅，中文译版依《临床应用伤寒论解说》体例，由译者增列药物索引、人名索引和书籍索引，注明首次出现处页码，并对日本古代医家、著作作简略注释。

序

《金匮要略》与《伤寒论》是日本汉方医学，特别是古方派的根基。

据《伤寒论》序文记述，张机仲景因当时流行病、伤寒导致很多的亲族夭亡而发奋读众多医书，收集诸方药，著成《伤寒杂病论》十六卷。

宋代儒官高保衡、孙奇、林亿等受皇帝勃命，对"伤寒杂病论十六卷"进行校订、翻刻，将记述伤寒内容部分十卷作为"宋版伤寒论"而传于世。

其后，学者王洙在收藏经籍、图书的馆阁从虫蛀书籍中发现了《金匮玉函要略方》三卷，认为该书是《伤寒杂病论》记载杂病的部分，所以林亿等再受勃命校订该书，整理为三卷二十五篇，于各篇末附诸家药方，命名为《金匮方略》，这些在序文中有记述。《金匮方略》便是流传至现在的《金匮要略》的底本。

据我们之见闻，先师大塚敬节先生与其师汤本求真（1876—1941，日本近代医家，译者注）先生于诊疗时常置于座右的是尾台榕堂（1799—1870，日本江户时代医家，译者注）翁所著《类聚方广义》。《类聚方广义》是对吉益东洞（1702—1773，日本江户时代医家，译者注）翁著作《类聚方》的解说书籍，在这些书中，对《伤寒论》《金匮要略》的药方进行了整理，便于临床应用。

《类聚方广义》共收载包括未试方十八方、拾遗十一方在内的二百三十方。按照其出典进行分类，从《伤寒论》中引用的药方为六十六方，从《金匮要略》引用者则为一百二十五方，《伤寒论》《金匮要略》两书共同收载的药方有三十九方。仅从这一点即可推测出《金匮要略》一书在临床上的重要性。

但是，《金匮要略》的文章较之《伤寒论》，更加难以理解，如果没有相当程度的汉学修养，是读不懂《金匮要略》的。并且近代刊行的《金匮要略》参考书非常少，在此之前发行的由大塚敬节先生主讲、医疗法人日本汉方医学研究所编辑的《金匮要略讲话》，可以说是这类易读参考书唯一的一种吧。

从1972年秋季开始，以医疗法人金匮会的医师们为中心，进行了《金匮要略》学习会，根据大塚敬节先生授课及参加者发表各自经验和意见的录音，整理出版了《金匮要略讲话》一书。

几乎同时，大塚敬节先生也开始执笔编写另外一部对于《金匮要略》解说的书籍，从1973年1月开始，以《金匮要略研究》为名，在财团法人日本汉方医学研究所的月刊会志《活》上连载。据先生的记述，这项工作至1979年12月完成，跨越七年，达三百三十八页。

然而，保存着载有先生《金匮要略研究》的每一期会志的人应该很少吧。

最近，谷口书店社长谷口直良氏说道，大塚先生的重要著作如此沉睡着，很是浪费，希望能够将其出版，并请笔者进行校订。

将先师的研究成果公表于世，提供给相关研究者参考，当然也是笔者的热切愿望。然而对于这部深奥的名著，对于先师的遗稿进行校订，不免有僭越之嫌，是而踌躇数旬而难以决定。但想到此事亦属弟子的义务，则明知其难而接受了。

为了校订工作，再次认真地阅读了遗稿的全文，在感铭大塚先生学识的同时也深切地发现了自身学习的不足。所以，为了确认所引用的原文及排版的失误，翻阅了大量的古医书，这对于我自身也是一次绝好的学习机会。这次机会莫非是恩师从天界下届的指示，使我再次承蒙先生的鸿恩。

期望本书能够被众多的相关研究者所利用。

山田光胤

目　录

一、《金匮玉函要略》的名称及其版本

1. 《金匮要略》的名称

金匮是指收藏重要书籍文献的箱子，金为金银之金，匮指箱子。

金匮之名，在《素问》的"灵兰秘典论""玉版论要"及"金匮真言论"等篇中可以看到。

玉函是指用玉装饰的箱子。

从林亿等所写的序文可以看到，北宋的王洙在宫中图书馆被虫蛀的残旧书籍中发现了该书，书名为《仲景金匮玉函要略方》。

多纪元简（1755—1810，日本江户时代医家，译者注）认为，因为唐代人非常尊崇仲景的著作，可能从晋代葛洪著作《金匮药方》（百卷）（也称玉函方）的书名得到启发而命名为金匮玉函要略的。

详细情况请参考多纪元简所著《金匮要略辑义》的金匮玉函要略概述篇。

从唐代王焘的《外台秘要》可以看到，其多数《金匮要略》条文加注"此基于仲景《伤寒论方》"，据此可以推测，在唐代，《金匮要略》与《伤寒论》仍作为《伤寒杂病论》一本书，王焘看到的是名为《伤寒杂病论》之书。

有一种说法认为，《伤寒杂病论》由十六卷组成，其中六卷为杂病论，可以认为该部分相当于《金匮要略》。但是王洙所发现的金匮玉函要略方上卷为伤寒论、中卷为杂病论、下卷为妇人病论和药方集，所以可以考虑该书是对《伤寒杂病论》重要部分进行取舍编辑而成的，所谓"要略"即此意吧。在此须注意的一点是，《伤寒论》另有一个异本名为《金匮玉函经》，系经唐代人之手形成的，它与王洙发现的《仲景金匮玉函要略方》是两个截然不同的东西。

2.《伤寒论》与《金匮要略》的关系

《伤寒论》与《金匮要略》两书是汉方医学论述药物治疗的最高古典医籍。《伤寒论》以伤寒为基本代表的热病为例，展示从发病到治愈的过程，并举出误治导致的病证变化，对其治疗进行论述。

伤寒与现代肠伤寒样疾病有相似之处，富于变化，所以，如何顺应疾病的变化，是这个古典医籍的目的，随着疾病时间的经过而进行"纵"向观察是其特质。

宇津木昆台（1779—1848，日本江户时代医家，译者注）将《伤寒论》称为风寒热病方经篇，将《金匮要略》叫做风寒热病方纬篇。按照宇津木昆台的说法，《伤寒论》为经（纵线），《金匮要略》为纬（横线），通过这种经与纬的组合来完成疾病的诊断和治疗。

《金匮要略》与《伤寒论》原为一本书，宋代将其分开编撰，这在序文中有明确说明。所以，即使在现在，言及《伤寒论》时，实际上包括《金匮要略》在其中。永富独啸庵（1732—1766，日本江户时代医家，译者注）一语喝破："一部《伤寒论》置于枕边足矣"，其所指的是包括《金匮要略》在内的《伤寒杂病论》。

3.《金匮要略》的一些篇章结构特点

《金匮要略》的作者，被认为与《伤寒论》同为张仲景，晋代的王叔和集录了散佚的部分，宋代林亿等人又进行了校正。校正时从《千金要方》《外台秘要》等书籍中引用了推测判断为仲景的药方及条文，作为附方附在各篇之末。例如在"中风历节病脉证并治第五"中，可见附方古今录验续命汤、千金三黄汤、近效方术附汤、崔氏八味丸、千金越婢加术汤等，均为常用的重要方剂。作为附方引用的条文，首先有药方名称，然后列举证候，例如"古今录验续命汤，治中风，痱，身体不能收，口不能言，冒昧不知痛处，不识人，或拘急不得转侧"。一般在《伤寒论》《金匮要略》正文中，在"证"之后举出药方，表现为"○○汤主之""宜○○散"等，这一点与附方的条文不同。

与《伤寒论》相同，在《金匮要略》中也有多处问答体条文。因为凡是问答体部分并非仲景的正文，是后人的追加论述，所以阅读时应当了解这一点为宜。另外，多处可以见到"所以然者，以○○故也"、"何故○○"等方式的叙述，应当知道这些也是后人的注释文句。

4. 《金匮要略》的注释书籍

《金匮要略》的优秀注解书籍较少，列举于后者是笔者读后受到多方面启发的著作。

（1）《金匮要略辑义》：多纪元简著，六卷十册，引用中国文献，几乎没有采用日本医家的观点。独断的说法少，稳健。

（2）《金匮要略述义》：多纪元坚（1795—1857，日本江户时代医家，译者注）著，三卷二册，也可以说是对《金匮要略辑义》的补正。

（3）《金匮要略疏义》：喜多村直宽（1804—1876，日本江户时代医家，译者注）著，六册，独自的见解较多，但不容易理解。

（4）《金匮要略国字解》：云林院了作（1735—1778，日本江户时代医家，译者注）著，六册，用平易的汉语写成，附有假名，但有一些难以认可的观点。

（5）《金匮要略方析义》：后藤慕庵（后藤艮山之孙，名敏，字救之，通称香四郎，又称为五牛道人）（1736—1788，日本江户时代医家，译者注）著，五册，有见解，解说简明，时时可遇高妙见识。

（6）《杂病论识》：浅田宗伯（1815—1894，日本江户至明治时代医家，译者注）著，六卷六册，以抄写本传世，广泛引用日本医家的见解，读后所得较多。

一般认为，对《金匮要略》研究倾注最多精力的学者是山田业广（1808—1881，日本江户至明治时代医家，译者注），应当存在佐证这种看法的著述，但是我尚未接触到相关专著。在其著作《九折堂读书记》里，可以看到山田业广的许多高水平见解。该书的稿本收藏在国会图书馆。

5. 《金匮要略》的版本

《金匮要略》的版本有下述三种。

（一）赵开美刊本（收录于《仲景全书》）

（二）俞子木刊本（明代无名氏的仿宋本）

（三）徐镕本（收录于《医统证脉》）

多纪元简认为其中的徐镕本为善本，其所著《金匮要略辑义》也采用徐镕本为底本。喜多村栲窗（即喜多村直宽，译者注）的《金匮要略疏义》也倾向于徐镕本。

对于该徐镕本，《经籍访古志》中评述道："吴勉学刊本，收入《医统证脉》中。该本卷首题有应天徐镕校。讹字甚多，明显逊赵刻本一等"。近年，石原明氏也制作了俞子木刊本的复刻本，在其卷头叙述道：徐镕本为元代的坊刻本，绝不能称作善本，比赵开美本更低劣。值得信赖的只有俞子木刊本。

《经籍访古志》的作者涩江抽斋（1805—1858，日本江户时代医家，译者注）和森立之（1807—1885，日本江户至明治时代医家，译者注）都是伊泽兰轩（1777—1829，日本江户时代医家、儒学家，译者注）门下的考证学者，此书为该领域的权威著作，于1856年著成，1895年在中国清朝刊行。

另一方面，在多纪家族，作为江户医学馆的领袖，多纪元简也是一位出类拔萃的考证学者。多纪元简的儿子多纪元坚也精于此门学问，并与涩江抽斋和森立之是好朋友。但多纪元坚在所著《金匮剖记》里这样论述道："金匮古本不传，以徐镕本为良，其次赵开美等同"，其观点与涩江抽斋和森立之是完全相反的。

于是我将俞子木本与徐镕本进行比较，当看到俞子木本的目录时吃了一惊，该本目录的顺序很混乱，起不到目录应有的作用，药方名称也有大量的错误，让人感到很惊愕。

那么著名的考证学者，怎么对该版本做出如此的评价呢？

且看痉湿暍第二的目次：

栝楼桂枝汤　葛根汤　麻黄杏仁汤　大承气汤　麻黄加术汤　桂枝加附子汤　白术附子汤　甘草附子汤　白虎人参汤　瓜蒂散

将上述的目录进行如下改变之后才可能起到目录应有的作用：

栝楼桂枝汤　葛根汤　大承气汤　麻黄加术汤　麻黄杏仁薏苡甘草汤防己黄芪汤　桂枝附子汤　白术附子汤　甘草附子汤　白虎人参汤　一物瓜蒂汤

其中，麻黄杏仁汤是麻黄杏仁薏苡甘草汤的误记，桂枝加附子汤是桂枝附子汤的误记，和正文比较后就可以明白了，另外，瓜蒂散和一物瓜蒂汤有很大的差异。

该本可以称作善本，但误记之处过多。

　　我在这里想提出一个看法，对于一些即使多么权威版本有记载的事项、多么权威者说过的话，不要不假思索、囫囵吞枣地接受，应该进行判断和探讨。

二、关于《新校金匮要略》

鉴于以上所述，对于本次学习版本，我采用的是多纪元坚的门人丰田亮（生卒年不详，推测为日本江户至明治时代医家，译者注）校正的《新校金匮要略》。

该书的封面为"新校金匮要略"，但在目录却题为"新编金匮要略方论"。书中有多纪元坚的序文和丰田亮凡例。

其凡例由四条组成：

一、巾箱本（小型本）《金匮要略》，世称其简便。但刊行已久，文字漫漶。加之原本不正，盖杂诸本而刻之者，读者不能无遗憾。今此书以明徐镕本为主，更加校雠。其考证率据《金匮要略辑义》及《述义》二书，体例则一仿存诚室刊《新校伤寒论》。

一、原本题目，卷首但有新编字，无玉函字，其他则否。考"新编"二字，盖宋人旧面。犹《素问》题重校补注之例，后人不知，妄加芟却。如玉函字，则据宋臣序文，以无者为优。今一从仿宋本俞桥本，标新编字，删玉函字。

一、本论文字异同，大义所关，则校订之。其他小异，及明清诸家妄意改窜者，一概删除不载。劈、炙等字，脱落不一，然体例既具于《伤寒论》，则不必校。其讹字不待辨者，辄订正，以今正二字别之，不必烦举诸本。如自汗作血汗，劳气作荣气之类是也。

一、此书比《伤寒论》，散佚颇甚，校正既难，况其取舍固非浅见寡闻所能任，此其所以校订务从简约也，观者勿咎挂漏。若夫大成，则高明之士，必有任之者矣。

嘉永六年（即 1853 年，译者注）孟秋

福山 丰田亮 识

三、原序解读

首先，试读宋代林亿等人校正时的序言吧。

【原文】

金匱要略方論序（新編①金匱要略序）

張仲景爲傷寒雜病論合十六卷。今世但傳傷寒論十卷。雜病未見其書。或于諸家方中，載其一二矣。翰林學士②王洙在館閣③日，于蠹簡④中，得仲景金匱玉函要略方三卷。上則辨傷寒，中則論雜病，下則載其方，並療婦人。乃錄而傳之。士流⑤才數家耳。嘗以對方證對⑥者，施之於人，其效若神。然而或有證而無方，或有方而無證，救疾治病，其有未備。國家⑦詔儒臣⑧，校正醫書。臣奇先校訂傷寒論，次校訂金匱玉函經⑨，今又校成此書。仍于逐方⑩次於證候之下，使倉卒之際⑪便於檢用也。又采散在諸家之方，附於逐篇之末⑫，以廣其法。以其傷寒文多節略故，取自雜病以下終於飲食禁忌凡二十五篇，除重複，合二百六十二方，勒⑬成上中下三卷。依舊名曰金匱方論。臣奇嘗讀魏志⑭華佗⑮傳云出書一卷曰，此書可以活人。每觀華佗凡所療病，多尚奇怪。不合聖人之經⑯。臣奇謂活人者，必仲景之書也。大哉，炎農聖法⑰，屬我盛旦⑱，恭惟主上⑲丕承⑳大統㉑，撫育㉒元元㉓，頒行方書㉔拯濟㉕疾苦，使和氣盈溢㉖，而萬物莫不盡和矣。

— 7 —

太子右赞善大夫㉗臣高保衡、尚書㉘都官員外郎臣孫奇、尚書
司封郎中充秘閣校理臣林億等傳上。

【注释】

①新编——附此二字，是因林亿等校正时进行了重新编撰的缘故。

②翰林学士——翰林院为宫中研究学问的场所，在此任职的学士。王洙传记见于宋史。

③馆阁——收藏图书并担当校正的官办机构。

④蠹简——虫蛀的书。

⑤士流——该行业的名家。

⑥对方证对——方剂与病证一致的场合。

⑦国家——指天子，在此指仁宗、英宗。

⑧儒臣——孙奇、高保衡、林亿等儒者。

⑨《金匮玉函经》——经唐代人之手形成的《伤寒论》异本。

⑩逐方——校正时将下编里归纳在一起的方剂，逐个分别置于各自的证候之下。

⑪仓促之际——意外突然急用之时。

⑫采散在诸家之方附于逐篇之末——将散在于《千金方》《外台秘要》等书籍中而推测是仲景之方摘出，作为附方置于各篇的末尾。

⑬勒——雕、刻之意，指刻制版木。

⑭《魏志》——《三国志》的一部分，由四本纪二十六列传组成，华佗传在列传中。另外，华佗传也见于《后汉书》的方术列传。

⑮华佗——字元化，记载其外科手术高超，使用麻醉剂麻沸散进行开腹手术。

⑯圣人之经——大概指孔子《论语》中所说的不语怪、力、乱、神吧。

⑰炎农圣法——炎农即神农，炎农圣法指医道。

⑱盛旦——赵开美本有"盛且"，在赵开美本为"属盛且恭"。为赞颂朝廷繁荣之辞。

⑲主上——天子。

⑳丕承——继承。

㉑大统——天子帝位。

㉒抚育——慈爱、养育。

㉓元元——民众。

㉔颁行方书——分发、赐给医药书籍。

㉕拯济——拯救。

㉖和气盈溢——充满安详和睦的气氛。

㉗右赞善大夫——右、赞皆有辅助之意。赞善大夫为唐代开始设置的官名，侍奉于天子，担当进谏之职。

㉘尚书——在尚书省供职官吏的官名，员外郎为辅助官员。

【解读】

在《宋版伤寒论》序中虽然有张仲景"为《伤寒杂病论》合十六卷"的字样，但现今世上仅传《伤寒论》十卷，未见到《杂病论》。或仅于其他种种医书中可见其一两个方剂。

但是，任职于翰林院的王洙在虫蛀的旧书中发现了《仲景金匮玉函要略方》三卷本。

该书的上卷内容为伤寒治疗，中卷为杂病治疗，下卷收录方剂并论妇人病治疗。

于是，医道的名家数人，笔录传抄该书，对于方剂适中的病证，给予相应方药，显现出神奇的效果。

但是，书中有时虽有证的记载，却欠缺对应的方剂，或者只有方剂而未记载相对的证，出现对于疾病治疗论述不完备的情况。

天子下诏，命我等儒臣校正医书，我们先校正了《伤寒论》，接着校正了《伤寒论》的异本《金匮玉函经》，现在又校正了本书。

在此，将下卷的方剂置于各自相关内容之后，以便于紧急之时查阅。另外，从《千金方》和《外台秘要》等书中收集了推测为仲景方剂的内容，作为附方分别置于各篇之后，扩大了这些方剂的治疗应用范围。

在以上三卷中，上卷的伤寒部分，与《伤寒论》正文比较，其省略的内容较多，所以只取中卷的杂病至下卷的饮食禁忌，删去重复的部分，分为上、中、下三卷而付梓。取其原来的书名，称为《金匮方论》。孙奇曾经读《魏志》华佗传，传中记载华佗临死前，出示一卷书，称此书载有可以活人之医术。观察华佗治病，感觉其有尊崇奇异的倾向，与圣人之道并不相合。孙奇认为，能够活人者必定是仲景之书。医药之道，诚乃繁盛于朝。

恭谨惟思，天子继承大统，慈爱地养育民众，颁赐医药书籍，拯救疾苦，天下充满安详和睦气氛，万物莫不尽现调和之态。

太子右赞善大夫、臣高保衡

尚书都官、员外郎臣孙奇

尚书司封、郎中、充秘阁、校理臣林亿等传上

四、正文解读

【原文】

新編金匱要略方論　卷上

漢　張仲景述　晉　王叔和集

宋　林億詮次

臟腑^①經絡先後病脈證第一

論十三首（三當作五）脈證二條

　　問曰：上工^②治未病何也。師曰：夫治未病者，見肝之病，知肝傳脾，當先實脾。四季^③脾王不受邪。即勿補之。中工不曉相傳。見肝之病，不解實脾。惟治肝也。夫肝之病，補用酸，助用焦苦，益用甘味之藥調之。酸入肝，焦苦入心，甘入脾，脾能傷腎。腎氣微弱，則水不行，水不行，則心火氣盛。心火氣盛（趙開美本）則傷肺。肺被傷，則金氣不行。金氣不行，則肝氣盛。故實脾（俞本）則肝自愈。此治肝補脾之要妙也^④。肝虛則用此法。實則不在用之。經曰：虛虛實實，補不足，損有餘^⑤。是其義也。餘臟準此。

【注释】

①脏腑——即五脏六腑。《医学入门》云："五脏者，肝心脾肺肾也。

脏者，藏乎也，藏诸神而精气流通也。六腑者，胆胃大肠小肠三焦膀胱也。腑者，府库也。出纳转输之谓也。"《灵枢·本脏篇》云："五脏者，所以藏精神血气魂魄者也。六腑者，所以化水谷而行津液者也。"另外《素问·金匮真言论》云："言人身之脏腑中阴阳，则脏者为阴，腑者为阳。"《素问·五脏别论》云："所谓五脏者，藏精气而不泻也，故满而不能实，六腑者，传化物而不藏，故实而不能满也。"脏腑起病，经络先受邪而连及脏腑。对此，内藤希哲（1701—1735，日本江户时代医家，译者注）在所著《医经解惑论》中论述道："夫病之所起，皆生于虚，虚而受邪，而后变生病之虚实，虚实既生，百病无穷。凡受邪，不外或表受之，或里受之，或表里俱受之。表受邪则因三阳经气虚，里受邪则因三阴经气虚，表里俱受邪则因三阳三阴经气俱虚。然而，三阳之虚则因三阴之虚，三阴之虚本于五脏之虚。（中略）身中于风，并非必动脏气，若邪气入于阴经，其脏气实，邪气入不能客，宜促其返于腑。故曰中于阳者流于经，中于阴者流于腑。"

②上工——指高明的医者。"上工治未病"一语，也可见于《素问》《灵枢》《难经》。

《灵枢·逆顺篇》有"上工治未病，不治已病，此之谓也。"一语。《难经》七十七难可见与《金匮要略》该条大同小异的内容，小曾户丈夫氏在《意释八十一难经》中，将七十七难以"未病与已病"为题，作了以下的阐释："在古医书中有上工治未病，中工治已病的说法，这是什么意义呢？治未病是指消除病邪七传的过程，防范于未然，而达到治病的目的。例如，如果诊得肝脏病态，为了消除病邪七传，就要意识到下一步病邪会传至脾，首先要充实脾气，使脾脏具备不受来自肝脏病邪的状态。这叫做治未病，并且把这么做的人称为上工，即优秀的医人。所谓治已病者，即操医术者对病邪七传之事无所顾虑，仅专心治疗已经患病之脏。例如，诊得肝脏患病时，意识不到下一步病邪也许会传至脾，只是专心于肝脏病态的治疗。这叫做治已病，这么做的术者为中工，称为一般的医者。"

③四季——四季，非指春夏秋冬而言。季，指春夏秋冬各自最后一个月的月末十八天，为土用。以五行配四季，木为春，火为夏，金为秋，水为冬，但土无所属，便分配各季的立春、立夏、立秋、立冬之前的十八天属土，该期间为土用，在此期间脾土的功能活动旺盛，所以不受邪。

④关于"夫肝之病……此治肝补脾之要妙也"——从"夫肝之病"至"此治肝补脾之要妙也"十五句，尤怡的《金匮要略心典》认为系后人注解

文字混入正文。唐大烈氏还认为该部分混入内容直至"实则不在用之"，为谬注，给予删削。多纪元坚的《金匮劄记》认为尤怡之说妥当。另外"禽兽鱼虫禁忌并治"篇有"肝病禁辛……"等内容，可资参考。平原攊山（生卒年不详，译者注）在《攊山讲义》里指出："虽然在文字上有差异，该条仍为难经七十七难之文"，并且认为从"夫肝之病"以下为后人注脚。该条文为五行相克理论的应用。五行的相生顺序为木生火、火生土、土生金、金生水、水生木。木为火之母、火为土之母、土为金之母、金为水之母、水为木之母。五行的相克为木克土、土克水、水克火、火克金、金克木。克，即为胜。因肝属木，脾属土，则肝胜脾。

　　⑤虚虚实实，补不足，损有余——将虚诊断为虚证、实诊断为实证，在虚实判断上不出现差错，而补正气之不足、泻邪气之有余即可。《难经》八十一难有"无实实虚虚，损不足，补有余"一语。

【解读】

　　治未病，是什么意义呢？对于这样一个问题，老师作了如下的回答。

　　上工治未病以肝病为例来考虑的话，如果现在知道肝有病，肝属木，脾属土，如果防止肝病传脾，则有必要使脾强盛。仅在土用的季节，脾脏充实而功能活动旺盛，无须补之。中等水平的医者，不知肝病传脾，见肝之病，不知实脾，只知治肝。

　　如注解处所示，从"夫肝之病"至"此治肝补脾之要妙也"十五句系后人注解文字，有矛盾之处，意义难通。在此姑且按书面所示文字进行解释，具体评论见读后评论项。

　　即，补肝则用肝木之味酸，并且使用木之子的心火之味的焦苦（焦煳后变苦的苦味），同时使用补益意义的甘味药物进行调整。酸入肝，焦苦入心，甘入脾。因土胜水，则脾克肾，肾为之所伤。如果肾的功能活动减弱，水的循行则变差。水循环不良时，心的功能活动变得旺盛。心火隆盛时，肺为之所伤。肺的功能活动衰弱时，肝木的功能活动便旺盛起来。由此，脾如果得到充实，肝病则应自我痊愈。这就是为治疗肝病而补脾的微妙要点。肝虚时可以使用以上的方法，肝实则不用。经所云虚诊断为虚证、实诊断为实证、补其虚、泻其实，就是这个意思。其他脏也适用于该方法。

【参考】

　　对于该章内容，先贤医家有严峻的评论，在此引用两节。

《金匮要略存疑》（胜泽愿嘉永庚戌著）（胜泽愿，1800—1868，日本江户时代医家，译者注）

"本论中所设问答章节，即使其论说合乎于理，但也难以认为是仲景原义。感觉文章鄙俗，距古人简朴之风格甚远。况且亦未合于理，无益于事，此章尤甚。上工治未病，语出于《难经》，《难经》之意虽亦与此书相同，但毕竟为云治未病之第二义者。况且，肝已病，无论如何也不可言未病。盖治未病之本义，如知饮食过度损伤肠胃，则预先节减；知焦心劳思损伤精神，则预先警省，只有如此才可称治未病、上工等。若见已病之肝，而实未病之脾，仍然为治已病，不可作治未病。况且，此事决无休了，比此肝病之话题，又起一议论。实脾而伤肾，肝病方愈，便生肾之损伤。相互间相克无休止，如程应旄云'五脏似无宁日'。尤怡称此下十五句为注脚之混入。无论如何亦不足为论。余脏准此之语，实为佐证自己浮浅之说，上工之所为岂能轻易以此为准。辩驳此种言论反是看轻了自己"。

《杂病论识》（浅田栗园著）（浅田栗园，即浅田宗伯，译者注）

以下对于"脏腑经络先后病"篇全体的评论，为研究《金匮要略》的重要指针，在此引用看起来有些长的全文。另外，该书原为汉文，此段文字取自神户木耀会刊行的已故森田幸门先生的和文训读本。

"脏腑经络先后病一篇所论，繁衍丛脞（大塚注：草木杂然繁生，琐碎而无规律的状态），前后支离（大塚注：前后关系支离破碎，无规律），文意乖戾，更不似《伤寒论》简严曲实之体。盖后人编集之时，将此并非专指一病、而荟萃医术大法数十端置于卷首，以为总论。犹如《伤寒论》之伤寒例。设置问答，论述疑难，固乃素难（《素问》与《难经》）之义，但与本论体裁不合。先贤既于《伤寒论》中驳之。此其征一也。《伤寒论》未尝论述脏腑经络，而该篇主要论述之，几与《素问》的经络篇章如出一辙，但未能合古意。此其征二也。《伤寒论》未尝据阴阳五行而进行论述，况运气乎。运气之说于六朝以前未见于经，自王冰将天元纪大论等七篇及六节藏象论七百一十八字归入《素问》，而后之医家始张惶之。该篇所论运气诸说亦取迂阔（大塚注：言辞啰嗦，拐弯抹角，不切合事实）穿凿（大塚注：牵强附会）之势，殊觉言之乏物，显然为他人伪托之作。此其征三也。《伤寒论》未尝将三部脉配以阴阳，今皆配之。此其征四也。另论及病传治疗先后，以下利清谷、身体疼痛为例，此既于《伤寒论》太阳中篇四逆汤条详悉，即使仲景氏年迈又岂会于此处喃喃而失于郑重。此其征五也。该五征即已具备，缘何尚迷惑而信奸伪，殊为怪之。诸注家或尚未觉之，或谓之为医家大经大法之存，而行回护调停之说，甚叹之"。

【原文】

　　夫人稟五常^①，因風氣而生長^②。風氣雖能生萬物，亦能害萬物。如水能浮舟，亦能覆舟^③。若五臟元真^④通暢^⑤，人即安和^⑥。客氣^⑦邪風，中人多死。千般疢難^⑧，不越三條^⑨。一者，經絡受邪入臟腑，爲內所因也。二者，四肢九竅^⑩，血脈相傳，壅塞^⑪不通，爲外皮膚所中也。三者，房室^⑫金刃蟲獸所傷。以此詳之，病由^⑬都盡。若人能養慎^⑭，不令邪風干忤^⑮經絡。適中經絡，未流傳臟腑，即醫治之。四肢纔覺重滯^⑯，即導引^⑰吐納^⑱、針灸膏摩^⑲，勿令九竅閉塞^⑳。更能無犯王法^㉑、禽獸災傷^㉒、房室勿令竭乏^㉓、服食^㉔節其冷熱，苦酸辛甘，不遺形體有衰，病則無由入其腠理^㉕。腠者，是三焦^㉖通會元真之處，爲血氣所注。理者，是皮膚臟腑之文理也。

【注释】

　　①五常——仁、义、礼、智、信，谓五常。另外，木、火、土、金、水，亦谓五常。这里指后者。意为人受天地五行之气而出生。

　　②因风气而生长——《本草序例》（《证类本草·序例》单行本，陶隐居序，译者注）曰："人生气中，如鱼在水，水浊则鱼瘦，气昏则人病。"杨上善在《太素经》注中云："风与气为一，徐缓者谓之气，急疾者谓之风，人之生，感风气以生。其为病，亦因风气而为病。以此，风为百病之长。"

　　③水能浮舟，亦能覆舟——《荀子·王制》云："君者，舟也。庶人者，水也。水则载舟，水则覆舟。"

　　④五脏元真——五脏具备的元气（阳气）。

　　⑤通畅——心情好，情绪舒畅无滞碍。

　　⑥安和——平稳调和。

　　⑦客气——从外而入的邪气。《本草序例》曰："夫病之所由来虽多端，而皆关乎邪。邪者，不正之因，谓非人身之常理。风、寒、暑、湿、饥、

饱、劳、逸皆各是邪，非独鬼气疫疠者矣。"

⑧灾难——同疾病。

⑨不越三条——宋陈无择的三因方大概是从该条得到的启示吧。疾病原因有外因、内因、不内外因。

⑩九窍——九处穴窍（眼、耳、鼻、口、肛门、外阴部）。

⑪壅塞——壅滞堵塞。

⑫房室——房事。

⑬病由——引起疾病的原因。

⑭养慎——谨慎而深入地养生。

⑮干忤——干，侵犯、干涉。忤，逆向。侵犯、逆反。

⑯重滞——沉重而疲惫乏力。

⑰导引——自我按摩。《素问·异法方宜论》有"其治宜导引按跷。"王冰注云："导引者摇筋骨动支节。"

⑱吐纳——道家养生方法的一种呼吸法。《千金方》第二十七卷的"调气法第五"中引彭祖"口吐浊气，鼻引清气"，注云："凡吐者去故气，亦名死气；纳者，取新气，亦名生气。"

⑲膏摩——同摩膏。《本草序例》曰："若是可服之膏，膏滓亦可酒煮饮之。可摩之膏，膏滓则宜亦敷病上，此盖兼尽其药力故也。"《金匮要略》"中风历节病脉证并治第五"篇的头风摩散即为此例。

⑳勿令九窍闭塞——山田业广云："此即古人所谓流水不腐，户枢不蠹之意。"

㉑王法——王的法律，天下的法度。

㉒禽兽灾伤——为鸟兽所伤。

㉓房室竭乏——因房事过度而致精力衰弱。

㉔服食——衣服与饮食。

㉕腠理——王冰注《素问·举痛论》云"腠为津液渗泄之所。理谓文理逢会之中"。

㉖三焦——六腑之一。《金匮真言论》云："胆、胃、大肠、小肠、膀胱、三焦，六腑皆为阳。"《难经·三十八难》曰："脏唯有五，府独有六者，何也？然：所以府有六者，谓三焦也。有原气之别焉，主持诸气，有名而无形。"

【解读】

人受五行之气而生成，因风气而生长。风气总是在生育万物，但也经常损害万物。这就像水虽然能浮起舟但也能颠覆舟一样。如果五脏的各脏所具有的阳气能够舒畅地通行，人就会安然而稳健。剧烈的外邪犯及人体，其多会死亡。但是，即使多种多样的疾病存在，其原因也不外乎三种。其一，经络受邪，其邪入脏腑，此为内因。其二，四肢和口、鼻等九处穴窍的血流阻滞，运行恶化，此为外因。其三，房事过度、刀刃创伤及被虫兽伤害等，此为不内外因。这些是造成疾病的全部原因。如果人能够谨慎而深入地养生，外邪就不会侵犯经络。即使有时邪气犯及经络，在其尚未侵入脏腑之际，进行治疗即可。如果四肢稍感或沉重、或疲惫乏力，即进行自我按摩改善血液运行，运用呼吸法调整气机，或针刺，或灸之，涂药于患部而充分摩擦，使口、鼻等九处穴窍不至闭塞。当然，所谓出现穴窍闭塞，并不一定是单纯的堵塞不通，也可以说是机能不全。如果再进一步论说，即能遵守国家法律，防止禽兽的伤害，不可因房事而使精力衰退。在衣食方面，也使冷、热、苦、酸、辛、甘调节至恰当的程度，而不使身体衰弱，如果能做到这样，病邪就不会从皮肤和黏膜侵入。腠是三焦的元气通行、汇集之处，是血和气注入之所。理为皮肤、脏腑黏膜的纹皱。

【原文】

問曰：病人有氣色①見於面部，願聞其說。師曰：鼻頭②色青③，腹中痛。苦冷者死（一云，腹中冷，若痛者死）。鼻頭色微黑者，有水氣④。色黃⑤者，胸上有寒。色白者，亡血⑥也。設微赤非時者死⑦。其目正圓⑧者痙⑨。不治。又色青⑩爲痛，色黑爲勞⑪，色赤爲風。色黃⑫者便難。色鮮明者有留飲⑬。

【注释】

①气色——气与色。气，指势，比色更为重要。如色青，刚刚萌生的草叶与行将枯萎的叶子是很不相同的。色，可以用文字描述出来，但表现出势来却较难。《脉要精微论》说道："夫精明五色者气之华也。"

②鼻头——指鼻尖部分，也称鼻准。

③色青——阴寒的征候。《金匮要略析义》（五牛道人后藤慕庵著）云：

"色青者，肝木过盛克脾土也。腹为之而痛。《灵枢》云，青黑则痛"即为是。

④微黑者有水气——《析义》云："水色黑，故知有水气。"

⑤色黄——《析义》云："《灵枢·论疾诊尺第七十四》曰，黄色，不可名者，病在胸中。今色黄者，故知胸上有寒也。"

⑥亡血——贫血。

⑦微赤非时者死——《析义》云："赤色，现于冬，谓之非时。盖火乘于水，故死。"

⑧其目正圆——眼睛睁大，不眨眼。

⑨痉——如破伤风样的疾病。

⑩"又色青"以下——疑为其他篇章条文片断的混入。

⑪劳——房事过度所致虚劳。

⑫色黄——《析义》云："《灵枢·五色第四十九》所云黄赤为热，即谓此也。黄为脾之色，若脾有热，则大便难。若浮肿，面鲜泽，盖色鲜明者知有留饮也。"

⑬留饮——痰饮的一种。《金匮要略·痰饮咳嗽病脉证并治第十二》云："夫心下有留饮，其人背寒冷，如手大。"

【解读】

本条为望诊的例子，但可见有错简和残缺的文字，于临床上作用不大。

询问道：请教有关病人面部气色的表现。

老师回答说，鼻尖部色青，见于腹痛之时。原书嵌注有"苦冷者死"，《千金方》则为"若冷者死"，但是如果读作因苦于冷而死，会觉得意思欠通。如果理解为腹部剧痛、苦于寒冷而死，则为阴寒征候，可考虑为应用四逆汤、大建中汤、附子理中汤、附子粳米汤的场合。

鼻尖部色微黑，则为有水气的征候。鼻尖部色黄，则为胸中有寒冷的征候。色白为贫血的征候。不得时，于不应出现红色时而见红色者，为死的征候。其目圆睁，不眨眼，为破伤风的征候，不治。

以下出现的一段文字，虽言色青，但未明确指出何处色青，此为疼痛的征候。言色黑亦未明确指出何处色黑，但是因疲劳蓄积而出现目下发黑却是我们常见的现象。色赤是热的征候，为风。黄色为脾脏之色，黄疸发生时可以出现大便秘结。面色有光泽的人，为水饮存在的征候。

【原文】

师曰：病人語聲寂然①，喜驚呼②者，骨節間病。語聲暗暗然③不徹者，心膈間病。語聲啾啾然④細而長者，頭中病—作痛。

【注释】

①寂然——寂寞、孤单、冷清。

②惊呼——受惊吓而叫喊。

③暗暗然——不清晰。

④啾啾然——啜泣状。

【解读】

本条为闻诊的例子。

老师说，病人的声音孤寂，但有时如受惊吓而叫喊，这是关节有病的征候。还有病人的声音不清晰，听不真切，这是胸中有病的征候。如果病人的声音如啜泣状细而长，这是头中有病的征候（一本为头痛）。

【原文】

师曰：息摇肩者，心中堅①。息引胸中上氣②者欬。息張口短氣③者，肺痿④唾沫。

【注释】

①心中坚——心胸坚满。似木防己汤之证。

②上气——喘息样呼吸困难。可参照《金匮要略·肺痿肺痈咳嗽上气病脉证治第七》。

③短气——呼吸迫促。

④肺痿——慢性支气管炎、肺气肿样疾病。可参照《金匮要略》肺痿相关条文。

【解读】

老师叙述如下：呼吸时肩部摇动者，是因为胸中硬满、阻塞不通所致。呼吸时犹如从胸中拔出样气息困难而咳嗽。一呼吸则张口，呼吸困难者，为肺痿，吐出泡沫样痰。

【原文】

師曰：吸而微數①，其病在中焦②，實也。當下之，即愈，虛者不治。在上焦③者，其吸促④。在下焦⑤者，其吸遠⑥。此皆難治。呼吸動搖振振者不治。

【注释】

①微数——呼吸浅而速。

②中焦——从脐至剑突之间。

③上焦——胸部。

④促——短促。

⑤下焦——脐以下。

⑥吸远——吸气长。

【解读】

老师叙述道：吸气浅而速，为中焦的实证，应当泻下，泻下则愈。处于虚的状态则不易治愈。病在上焦者，吸气急促，病在下焦者，吸气长，均难以治愈。呼吸时身体摇动者不能治愈。

【原文】

師曰：寸口①脈動②者，因其王時③而動。假令肝王色青④。四時各隨其色⑤。肝色青而反色白，非其時色脈。皆當病。

【注释】

①寸口——寸口有广义与狭义之分，此处则为广义的寸口，应指桡骨动脉的寸、关、尺三部脉。

②脉动——脉鼓动，称为脉搏。

③王时——王，即旺，旺盛之时。

④肝旺色青——肝应春，色青，脉为弦。所以到了春季肝的机能变得旺盛，表现出弦脉。

⑤四时各随其色——随着春、夏、秋、冬四季各自相应之色，也表现出其相应的脉象。

春之色为青，相当于肝，脉为弦。夏之色为赤，相当于心，脉为洪。秋之色为白，相当于肺，脉为毛。冬之色为黑，相当于肾，脉为石。

这种诊脉法，并非《金匮要略》本来的内容，本篇首条的"评论"里引用了浅田宗伯所著《杂病论识》的评论，认为这是后世人的追加论述。

【解读】

老师叙述道：寸口脉的搏动，表现出其相应脏器机能旺盛时的脉象。譬如，至春季，肝之机能变得旺盛，所以，其色青而脉弦。随着春、夏、秋、冬四季各自相应之色，也表现出其相应的脉象。肝以青为正常之色，但如果出现色白、脉毛，则非此时之脉象，为病态。

【原文】

问曰：有未至而至，有至而不至，有至而不去，有至而太过。何谓也？师曰：冬至①之后，甲子②夜半少阳③起。少阳之时，阳始生，天得温和。以未得甲子，天因温和，此为未至而至也。以得甲子，而天未温和，此为至而不至也。以得甲子，而天大寒不解，此为至而不去也。以得甲子，而天温，如盛夏五六月时，此为至而太过也。

【注释】

①冬至——二十四节气之一，在北半球，该日为一年中白昼最短的一天。

②甲子——冬至后的甲子指冬至后六十日。如果以冬至为甲子，其后六十日则为立春，于该立春甲子的夜半子刻，少阳之气开始萌生。

③少阳——与《伤寒论》中的少阳不同，为《难经》中少阳的意义。《难经·七难》云："冬至之后得甲子少阳王，复得甲子阳明王……"

【解读】

请问：还未到该季节，却形成了该季节的气候，或者已到该季节，气候却未形成，或者已到该季节气候却有残留，或者该季节的气候非常强烈（如夏季过热，冬季过冷等），这些是怎样的情况。

老师答道：冬至之后，经六十日，甲子日夜中，少阳始生。少阳之时，天地之阳气开始产生，气候转温和。但是，尚未到甲子日，气候即转为温和，此为季节未到而气候已到。或者，甲子已到，但气候尚未变得温和，此为该季节已到，气候迟而未到。或者，即使到了甲子，严酷的寒气仍残留，此为季节已去，气候尚未去。已到甲子日，气候如盛夏五六月样，此为季节已到，气候过于严酷。

【原文】

师曰：病人脈浮者在前①，其病在表。浮者在後②，其病在裏。腰痛背强，不能行，必短氣③而極也。

【注释】

①前——狭义的寸口。

②后——尺中。

③短气——呼吸迫促。

【解读】

《难经·十四难》云："前大后小，即头痛目眩。前小后大，即胸满短气。"张世贤注曰，前者为寸，后者为尺，与本条大同小异。

本条叙述诊寸尺之脉而知病在表里。诊病人之脉，如果寸口脉浮，可诊断为表之病。如果尺中脉浮，可诊断为里之病。因表病而虚者，腰疼痛，背拘强，不能行走。如果因里病而虚者，则呼吸迫促而疲惫。

《金匮要略析义》认为"腰痛"以下文字不属于前文，似有误。

【原文】

问曰：經云：厥陽獨行，何謂也？师曰：此爲有陽無陰，故稱厥陽。

【解读】

阴气和阳气应当相互顺接，如果阴与阳分离，仅阳气上逆，则为厥阳。本条虽有"经云"字样，但在现行的古典医籍中并未见到这句话。

【原文】

　　问曰：寸脉沉大而滑①，沉则爲實②。滑則爲氣③。實氣相搏④，血氣入臟即死，入腑即愈，此爲卒厥⑤。何謂也？師曰：唇口青，身冷，爲入臟。即死。如身和⑥汗自出，爲入腑。即愈。

【注释】

　　①沉大而滑——沉而大、如滚球样搏动的脉象。

　　②沉则为实——沉为实邪沉滞的脉象，所以说实。

　　③滑则为气——气停滞于一处循行不良的脉象。

　　④实气相搏——搏，指犹如左右手拍击在一起样，实和气合而为一。此为卒厥的原因。《金匮口诀》（著者，浅井贞庵，1770—1829，日本江户时代医家，译者注）云："邪气与气滞搏聚形成卒厥的病根。此处所谓'相搏'与'相薄'之意近似，为二种脉，搏合在一起而现于外，成为判断二种脉时的用字。其与'合'字之意不同，'合'为二种不动之物合在一起，两手合在一起为合掌。搏者，因打击而有声音，如沉而迅速地搏击，谓之沉数相搏。如上所述，如果气与邪相搏，一旦逆上而成为厥。与此实与气相同，形成沉滑大，如酒醉之脉。上焦气分之实邪有余。故上实下虚，而为如今的昏倒之症。"

　　⑤卒厥——同尸厥，如同突然死亡样状态。形成假死状态，其入脏则会死亡，入腑则尚可生。

　　⑥身和——一身温和。

【解读】

　　问道：寸脉沉大而滑，为卒厥之脉，如果入脏则死，如果入腑则生，请告诉其中的道理。

　　这里的"沉则为实，滑则为气"大概是后人的注文吧。

　　老师说：口唇紫绀，身体变冷，为已经入脏的征候，会死亡。身体温暖，汗自然而出者，为已经入腑的征候，可治愈。

【原文】

　　问曰：脈脱①入臟即死，入腑即愈。何謂也。師曰：非爲一病，百病皆然。譬如浸淫瘡②，從口起流向四肢者，可治。從四肢流來入口者，不可治。病在外者可治，入裏者即死。

【注释】

①脉脱——对于"脱"字，有多种说法。《金匮要略析义》认为"脉脱，如言脉绝。若邪深入而脉不还，身冷则死。凡百病趋于阳者可治，趋于阴者难治。"山田业广在《九折堂读书记》中叙述道，"脉脱"之"脉"为"血气"之误记，"脱"字为衍文，并加以考证。《金匮要略述义》认为"脱"为"或"字之意，应为助词。如此则为"如果入脉或脏"。《新字源》里"脱"也读作若、也许。《金匮要略疏义》认为"该处为旁注的'脱'字混入了本文"。《金匮口诀》认为：脱与绝字近似，为难以触及的脉象。

②浸淫疮——病灶渐渐扩散的一种皮肤病，应属丹毒样疾病吧。该病名未向后世流传下来。

【解读】

脉脱取脉绝之意，出现这样的脉象，疾病入脏则会死亡，疾病入腑则会治愈，是怎样的道理？老师说，并非限于一种病，所有疾病都是如此。举一例而言，如丹毒样疾病，从口向四肢蔓延而去者可治愈，但从四肢传来入口者不可治愈。疾病在表者可以治疗，但疾病入里者则有死亡的危险。

【原文】

問曰：陽病①十八，何謂也？師曰：頭痛，項、腰、脊、臂、脚掣痛。陰病②十八，何謂也？師曰：欬、上氣喘③、噦④、咽⑤、腸鳴脹滿⑥、心痛拘急⑦。五藏病各有十八，合爲九十病。人又有六微⑧。微有十八病。合爲一百八病。五勞⑨、七傷⑩、六極⑪、婦人三十六病⑫，不在其中。清邪⑬居上，濁邪⑭居下。大邪⑮中表，小邪⑯中裏，檕飪⑰之邪（趙本飪作飪，徐本作飩），從口入者宿食⑱也。五邪⑲中人，各有法度⑳。風中於前㉑，寒中於暮㉒，濕傷於下，霧傷於上㉓。風令脈浮，寒令脈急，霧傷皮腠，濕流關節，食傷脾胃，極寒傷經，極熱傷絡㉔。

【注释】

①阳病——虽然有阳病即三阳的说法，但如果认为阳病意味着《伤寒

— 24 —

论》正文里太阳病、阳明病和少阳病，则是无法理解的。这里的阳病应当取《伤寒论·伤寒例》三阳之义，如"尺寸俱浮者，太阳受病也，当一二日发，以其脉上连风府，故头项痛，腰脊强。尺寸俱长者，阳明受病也，当二三日发，以其脉挟鼻络于目，故身热，目痛，鼻干，不得卧。尺寸俱弦者，少阳受病也，当三四日发，以其脉循胁络于耳，故胸胁痛而耳聋。此三经皆受病，未入于腑者，可汗而已"。该阳病，为邪见于体表者。

②阴病——该阴病亦为《伤寒例》三阴病邪在于里者。如"尺寸俱沉细者，太阴受病也，当四五日发，以其脉布胃中，络于嗌，故腹满而嗌干。尺寸俱沉者，少阴受病也，当五六日发，以其脉贯肾，络于肺，系舌本，故口燥舌干而渴。尺寸俱微缓者，厥阴受病也，当六七日发，以其脉循阴器，络于肝，故烦满而囊缩。此三经皆受病，已入于腑，可下而已"。为病邪现于里者。此处的三阳、三阴与《内经》的六经是一脉相通的。

③咳、上气喘——咳者，咳嗽；上气喘，指喘息。

④哕——呃逆。

⑤咽——噎、呛。

⑥肠鸣胀满——肠因气体蓄积而鸣响，腹胀。

⑦心痛拘急——胸中拘挛样疼痛。

⑧六微——微字之意不明。山田业广在《九折堂读书记》论述道："朱氏曰：每脏各十八病，合为九十病。其有外复六淫微邪，六微亦分属三焦，三六亦十八病，与九十相合，为一百八病。"多纪元坚认为，微是指邪在于腑，其病浅，不如邪在脏时病深而重。

⑨⑩⑪五劳、七伤、六极——《诸病源候论》论述如下："夫虚劳者，五劳、六极、七伤是也。五劳者，一曰志劳，二曰思劳，三曰心劳，四曰忧劳，五曰瘦劳。又肺劳，肝劳，心劳，脾劳，肾劳。六极者，一曰气极，二曰血极，三曰筋极，四曰骨极，五曰肌极，六曰精极。七伤者，一曰阴寒，二曰阴痿，三曰里急，四曰精连连，五曰精少、阴下湿，六曰精清，七曰小便苦数，临事不卒。又，一曰大饱伤脾，二曰大怒气逆伤肝，三曰强力举重，久坐湿地伤肾，四曰形寒寒饮伤肺，五曰忧愁思虑伤心，六曰风雨寒暑伤形，七曰大恐惧不节伤志。"

⑫妇人三十六病——浅井贞庵引用《诸病源候论》论述如下："病源候论三十八卷云带下有三十六病，概说之为十二症、九痛、七害、五伤、三固，共三十六病。细分之，十二症者，其所下之物，一者如膏，二者如青

血，三者如紫汁，四者如赤皮，五者如脓痂，六者如豆汁，七者如葵羹，八者如凝血，九者如清血，血似水，十者如米汁，十一者如月浣（月经），十二者经度不应期。九痛者，一者阴中痛伤，二者阴中淋痛，三者小便即痛，四者寒冷痛，五者月水来腹痛，六者气满并痛，七者汁出，阴中如虫啮痛，八者胁下皮痛，九者腰痛。七害者，一者害食，二者害气，三者害冷，四者害劳，五者害房，六者害妊，七者害睡。五伤者，一者窍孔痛，二者中寒热痛，三者小腹急牢痛，四者脏不仁，五者子门不正，引背痛。三固者，一者月水闭塞不通，二、三者文缺不载。

上述五劳、七伤、六极及妇人三十六病不入前文的阳病十八阴病十八之中。

⑬清邪——雾露之气。

⑭浊邪——水湿之气。

⑮⑯大邪、小邪——《金匮要略述义》论述道："注家于大邪小邪之说颇费迂曲，甚者失其经旨。三节互相照应，大邪言风，小邪言寒也，其义了然，周氏之解释殊为卓然。盖风乃泛散，故称之为大。寒乃紧迫，故称之为小。且风邪伤人最多，寒则稍逊之，此亦所以得其名者。风性轻扬，故先中于表，使脉浮。寒性剽悍，故直中于里，使脉急。"

⑰馨饪——馨同谷，指谷物。饪，指饼类。与饪容易混淆的字是饨，徐本作饨。饨，指面条、面类等。赵本饪作饪。饪，指煮食。所以馨饪指食物。

⑱宿食——指食物在胃肠停滞。

⑲五邪——《难经·四十九难》指出有中风、伤暑、饮食、劳倦、伤寒、中湿等五邪。

⑳法度——即法则。

㉑风中于前——伊泽兰轩、后藤慕庵说：前与朝两字字体近似，前可能是朝字的误写吧。果真如此的话意思便容易通了，因风属阳，所以中于朝。

㉒寒中于暮——寒属阴，所以中于暮。

㉓湿伤于下，雾伤于上——湿伤下焦，雾露伤上焦。

㉔极寒伤经，极热伤络——严酷的寒邪损伤经，剧烈的热邪损伤络，意为超越常度的寒热均可损伤经络。

【解读】

山田业广认为本条意思难通，其引用《医宗金鉴》云：此章曰十八、九十等文，乃古医书之文，今不可考，难以强释。另外，浅井贞庵在解释本条之前说道："此条有误脱、残缺，若为难解之条，祖父、先考应亦难解。若删削从'问曰'至'不在其中'等八十七字，则讲述意义亦失。虽然一旦删弃易为，但有违尊信古书之意，且为强其难而发其实意，今以愚见而强释。望读者更能尽其思考而检阅之。"今参考其解说，取其大意如下。

请问，三阳病有十八病，是怎样的病证？回答道：阳性症状，一为头痛，二为项痛，三为腰痛，四为背痛，五为臂痛，六为脚拘挛疼痛。这六种症状分别存在于三阳之太阳病、阳明病、少阳病，所以为十八病。阴病有十八病，是怎样的病证？回答道：一为咳嗽，二为呼吸困难，三为呃逆，四为噫气，五为肠鸣腹胀，六为胸拘急疼痛。这六种症状分别存在于三阴里证之太阴病、少阴病、厥阴病，所以为十八病。例如，咳嗽有太阴之咳、少阴之咳、厥阴之咳。如果如此推算下去，则五脏各有十八病合而为九十病。例如，心脏有太阴之心痛、少阴之心痛、厥阴之心痛。因一脏可见十八症候，所以五脏共为九十病。另外，如果将六微考虑为六腑之病，因一腑有十八病，所以六腑则为一百零八病。但五劳、七伤、六极及妇人三十六病并不列入此中。风邪清则居于上，湿邪浊则居于下，风邪中于体表而致病，寒邪中于内里而致病，食物从口入所致病为宿食。五邪侵犯人体也有其法则。风邪于朝、寒邪于暮侵犯人体，湿邪损伤下半身，雾邪损伤上半身。风邪使脉浮，湿邪使脉紧急。雾损伤皮肤的纹理，湿侵入关节，食损伤胃肠，极端的寒热损伤经络。

【原文】

问曰：病有急当救里^①救表者，何谓也？师曰：病医下之，续得下利，清谷^②不止，身体疼痛者，急当救里。后身体疼痛，清便^③自调者，急当救表也。

【注释】

①里——身体之中，内脏。身体的表面称为表，与此相对，身体之中称为里。

②清谷——食物未消化的状态而腹泻。
③清便——大便。

【解读】

在《伤寒论》太阳病篇中有与该条大同小异的内容，谓救里宜四逆汤，救表宜桂枝汤。本条论述的是，与表证的身体疼痛相比较，里证的下利清谷为重症，所以应当先治疗该重症，然后再治疗表证的身体疼痛。本来治疗的顺序是先治疗表证，然后再治疗里证，但如果将下利清谷放置而不予治疗，则担心有生命的危险，所以应先救里。这是一种临机应变的处置。

【原文】

夫病痼疾①，加以卒病②，当先治其卒病。後乃治其痼疾也。

【注释】

①痼疾——原有的疾病。慢性病。
②卒病——急性发生的疾病。

【解读】

本条论述在慢性病的治疗中发生急性疾病时的治疗顺序，应先治疗新发生的疾病，然后再治疗慢性病。

【原文】

師曰：五臟病各有得者愈①。五臟病各有所惡。各隨其所不喜者爲病。病者素不應食。而反暴思之。必發熱也。

【注释】

五脏病各有所得者愈——在五脏，有各脏分别喜好的东西，给予这种喜好的东西便可治愈。

【解读】

本条也可以认为有错简吧。在五脏有各脏分别喜好的东西，给予这种喜好的东西疾病便可好转，给予不喜好的东西则疾病会加重。病人原本无食

— 28 —

欲，忽然进食很多，一定会出现发热。

【原文】

夫諸病在臟欲攻之，當隨其所得而攻之。如渴者與猪苓湯。餘皆仿此。

【解读】

本条是否也存在错简的问题呢。各种疾病在脏的场合，考虑其病从何而起，应当据此而进行治疗。犹如在有口渴的场合给予猪苓汤类。其他均比照于此。

【参考】

对于脏腑经络先后病篇，以浅田宗伯为首多家认为系后人追加之内容而不足取。但多纪元坚在其著作《金匮要略述义》中把该篇作为仲景之笔而有如下论述：

"此篇仲景揭示辨其证、处其治的总例。而其最紧要处在首条与第二条。今深寻其意则觉寓有三义。盖人之有身，以脏腑而为主宰。故论理疾病等，必从脏腑始。实为轩岐相传之学。故仲景将其置于首位以为后人之模范。此其义一也。病之大体不过两端，曰内伤，曰外感，如是而已。首条主要所在为内伤，次条主要所在为外感，两相对列，教人须知凡病皆出此二端。此其义二也。治病之要，不过防微。先圣告戒之处，在于渴穿斗铸（平素无所用心，终至祸患而又张皇失措）（渴穿斗铸，即渴而穿井、斗而铸锥二词的缩略，译者注）也。所以于首条举出治未病，继而在次条亦曰未流传脏腑即医治之。又曰，九窍勿令闭塞，皆示以见微知过之意。此其义三也。此三义岂非医家入学之门径。其他诸条，辨色、辨声、辨气息、辨色脉之应否、辨脉之先后，详尽于诊察之法。病有急遽而起者，不可不察其吉凶。内因之病，皆有数目，外感之疾，各有法度。五脏之病，有其所得，有其所恶，亦为辨证之纲领。夫如天气之消长，人身亦应之。即须构其道理。施治之法，首先示防微，又示别深浅。又病之表里新久必有先后之序。而篇末一条，发攻导诸剂之秘。然后之辨证处治之例不出本篇范围之外。此篇真乃医家之大经大法也"。

宗伯与元坚的见解正相反。听从于哪一方，只能由读者选择了。对于古典医籍如何去读，这是一个很好的范例。

痙濕暍病脈證治第二 （原脱治字，今依俞本補）

論一首　脈證十二 （二當作七）　方十一首

意为"痉湿暍病脉证治第二"，原本"痓"为"痉"，痓与痉被当作同一意义而使用。《素问·气厥论》有"肺热移于肾，传为柔痉"记载。痉，以痉挛为主诉的如破伤风样疾病。湿，霑润不干燥之意，天之雨露为上湿，地之水潦为下湿，人之汗液为身中之湿。浅田宗伯说，凡积蓄霑润久不干者成病。暍，在《正字通》中音谒，为伤暑之意，《汉书》颜师古注，暍死为当热而死。在此一并论述此三邪，是因同为病始于表而及里的缘故。暍为日射病、中暑。

在《伤寒论》也全文收载该篇，只是省略了方药，并注释道："伤寒所致太阳病，痉湿暍此三种，宜应别论，以为与伤寒相似，故此见之。"

【原文】

太陽病^①，發熱^②無汗，反^③惡寒者，名曰剛痙原痙作痓，餘同。

太陽病，發熱，汗出而不惡寒，名曰柔痙。

太陽病，發熱，脈沉而細^④者名曰痙，爲難治^⑤《傷寒論》《玉函經》無爲難治三字。

【注释】

①太阳病——《伤寒论》有"太阳之为病，脉浮，头项强痛，而恶寒"条文，具有脉浮、头痛、项强、恶寒症状，是因为邪在身体的表面，称之为太阳病。

②发热——太阳病时所出现之热，称为发热，宜与少阳病之往来寒热、阳明病之潮热进行区别。

③反——与柔痉的不恶寒对比，此为恶寒，所以说"反"。

④脉沉而细——相对于浮脉见于太阳病时，痉病脉象为沉而细，这是与太阳病的不同点。

浅田宗伯说，这种细为紧细之细，而非微细之细。出现发热恶寒时，其证与中风、伤寒相似，但如果是中风、伤寒，脉象应当是浮缓或者浮紧，现在脉反沉细而项背反张，该部位肌肉强硬，犹如癫痫、惊风发作样。《诸病源候论·伤寒痉候》曰："诊其脉沉细，此为痉也"，《活人书》也论述道，痉病的发热恶寒与伤寒相似，只是其脉沉迟弦细而项背反张不同。

⑤难治——《伤寒论》中无此语，恐为后人之注文。

【解读】

《伤寒论》上篇有"太阳病，或已发热，或未发热，必恶寒、体痛、呕逆、脉阴阳俱紧者，名曰伤寒"一条，刚痉的条文可与其比较。另有"太阳病，发热汗出，恶风，脉缓者，名为中风"一条，柔痉可与该中风证比较。

因刚痉为剧烈痉挛，有强直之力，柔痉为轻度痉挛，没有强直之力，刚痉无汗而恶寒，柔痉汗出而不恶寒，这是二证的辨别点。

类似于太阳病，发热但脉沉细者称为痉病。

【原文】

太陽病，發汗太多，因致痙。

夫風病①下之則痙，复發汗必拘急。

瘡家②雖身疼痛，不可發汗，汗出則痙。

【注释】

①风病——同风家，指太阳病。

②疮家——同创家，指金创家。

【解读】

《伤寒论》有"太阳病，发汗，遂漏不止，其人恶风，小便难，四肢微急，难以屈伸者，桂枝加附子汤主之"条文，因发汗过多，四肢微急，难以屈伸者，为痉病的轻症。此与该条所论痉病的病理机转相同。

另外，还论述了太阳病也会因泻下丧失体液而成痉病、因发汗丧失体液而引起四肢肌肉拘挛的情况，指出了禁止泻下发汗之证。

如金疮家，身体遭受外伤，身体疼痛，即使看上去像麻黄汤证，也不能发汗。汗出则引发痉挛。

【原文】

病者，身熱足寒，頸項強急①，惡寒，時頭熱，面赤目赤《傷寒論》作目脈赤，獨頭動搖《傷寒論》作頭面搖，卒口噤②，背反張③者，痙病也。若發其汗者，寒濕相得，其表益虛，即惡寒甚。發其汗已，其脈如蛇④趙本其脈如蛇作其脈滄滄。《傷寒論》無若發以下二十五字。《玉函》無若發以下十七字，發其汗以下八字分爲別條，作痙病發其汗已，其脈滄滄如蛇，而與下條接。

　　附记：徐镕本原注为含含，在此从赵本改为沧沧。含，有进入船舱的水、下沉之意，此处词义不通。

【注释】

①颈项强急——颈部筋脉拘急。

②口噤——口紧紧闭合不开。

③背反张——背反翘。

④脉蛇——指像蛇一样弯曲起伏的脉。沧沧，指波浪弯曲起伏状。

【解读】

本条"若发其汗"以下，恐为其他条文错入于此。像是属于湿家，与痉病无关。

本条具体地描述了痉病的症状，患者身体发热，足冷，颈项强直拘急，恶寒，时时头部发热，颜面红赤，眼结膜充血，这些症状与伤寒相似，但突然出现背部肌肉强硬反张，口紧闭不开，只有头部能够摇动，此即痉病。这里所说的痉病，指的是破伤风。本条到此为止。

"若发其汗"以下应该接于何处，尚不明确。

【原文】

暴腹脹大者，爲欲解，脈如故，反伏弦①者痙。

【注释】

伏弦——《金匮玉函经》《脉经》均作复弦。

【解读】

本条有错简，意义难通。因为痉病是一种腹部凹陷、背反张的状态，相反如果腹部变得胀大，应是疾病缓解的前兆。其"脉"以下好像是其他条文错入的文字，找不到恰当的出处。据说对于"脉如故"，多纪元简、多纪元坚也难解。伏弦为沉弦类，是痉病可以见到的脉象。复弦，大概是又变成弦脉之意吧。

【原文】

夫痉脉，按之紧如弦①，直上下行②。一作筑筑而弦。宋本、俞本、赵本，更有《脉经》云痉家其脉，伏坚直上下十二字，注与下条相重复。

【注释】

①紧如弦——如，除有"像""如果"之意外，还可以理解为"而"。《九折堂读书记》论述道："《玉函经》《脉经》及《甲乙经》作筑筑而弦，与注相合。刘君廉夫曰：紧为不散，弦为不缓，如字当读作而，《玉函》《脉经》可证。业广按，作筑筑而弦，似为妥。"筑筑，形容欲弹出的样子。

②直上下行——指不弛缓而上下直行。转筋篇有："转筋之为病，其人臂脚直，脉上下行"，等等。

【解读】

痉病的脉砰砰有力欲弹出样，不弛缓而上下直行。

【原文】

痉病，有灸疮难治。

【解读】

每次读到该条文，我都会想起自己小学时的一位女老师，她因乳房灸后化脓，破伤风菌从伤处侵入，破伤风发作而死亡。

【原文】

脉經云，痉家其脉伏坚，直上下。《玉函》無脉經云三字。

【解读】

本条与上上条重复。

【原文】

太陽病，其證備，身體強几几①然，脈反沉遲②，此爲痙，栝樓桂枝湯主之。

栝樓桂枝湯方

栝樓根③二兩　桂枝④三兩　芍藥⑤三兩　甘草⑥二兩　生薑⑦三兩　大棗⑧十二枚

右六味，以水九升，煮取三升，分溫三服，取微汗，汗不出，食頃⑨啜熱粥⑩發之。

【注释】

①几几——为短羽之鸟飞起时羽毛相互摩擦的声音，但成无己在《注解伤寒论》中形容为短羽之鸟伸出头欲飞翔时脖颈强急的状态。一般流行的是成氏的说法，但也有写为几几，念作 jiji，取沉重之意。不论哪种说法，均指颈部筋肉的拘急状态。详细论述可参照载于《汉方临床》第七卷第二号的"几几之辨"一文。

②脉反沉迟——太阳病之证具备时，脉应浮数，而此脉为沉迟，所以言"反"。

③栝楼根——内藤尚贤（生卒年不详，日本江户时代后期医家，译者注）著《古方药品考》记述道："栝楼根凉，生津，润燥。《本经》云，栝楼根，味苦寒，主消渴，身热，烦满，大热，补虚，安中，续绝伤。按曰，其根结块，连连而长。味苦微甘，质凉降滋润，故有生津液润燥渴之功能。"据此可知，该药具有滋润、消炎、强壮的功效。

④桂枝——别名为桂皮、肉桂、官桂、桂心、阳旦等。据称同为桂枝但品质差别很大。除《伤寒论》《金匮要略》以外，在中国古典中记载桂枝的书籍还有《楚辞》，这是个与《伤寒论》产生有关的有意义的话题，在此不作详细论述。

关于桂枝的功效，丹波元胤绍翁（即多纪元胤，又称丹波绍翁，1789—1827，日本江户时代医家，为多纪元简之子，多纪元坚之兄，译者注）的《药雅》里有以下论述："桂枝，味辛，性热，宣行阳气。桂枝为纯阳之品，宣行人身表里之阳而补其不足，得芍药则和营，得麻黄则发汗，佐附子以壮阳，佐人参以补虚，配桃仁、大黄而破血，配阿胶、地黄而通脉，助胶饴、甘草而和中，助术、茯苓而逐水。《名医别录》曰：'桂枝宣导百药'，良以有也。"

⑤芍药——关于芍药的功效，《药雅》论述道："芍药味苦辛，性微寒，和液，《本经》曰：'止痛，利小便'，《名医别录》曰：'缓中，通顺血脉'。以此，其性走阴分，和津液。

太阳中风之候，肌理失于致密，阴弱自汗出，不宜使用迅速发表的药物，但若不汗解，则邪无出路，乃用桂枝通卫气，芍药为臣走营和液，合以甘草姜枣调谐气血，一举廓然。此为方中使用芍药之原由。"

⑥甘草——关于甘草的功效，《药雅》论述如下："甘草，性平，和中，味甘，缓急。甘草性味和缓，奠安脾胃，补虚治急，通经脉，治咽痛，有安内攘外之功。能够调和诸药，使刚柔相济，不致偏害。"

⑦生姜——姜有生姜和干姜的区别，《药雅》论述了二者的不同："姜，生则走而不守，故能宣行阳气，逐阳气水饮，散气逆，驱诸药而先行。干则止而不移，故能温中脏，补阳，与生姜比较其功效更峻。生姜辛而能散，温而能走，故以宣阳开发为主，流通其郁滞阴浊之气，鼓动其传化转运之机，于桂枝汤中资助桂枝解肌之力，以散表邪。"

⑧大枣——《古方药品考》中记载："大枣保胃，缓和峻剂。《本经》曰：'大枣味甘平，治心腹邪气，安中，养脾，平胃气，通九窍，补少气、少津液、身中不足，主大惊、四肢重，和百药。'即其味甜、温、滋润，故而可保养脾胃，调和峻药。"

⑨食顷——吃一顿饭的时间。

⑩热粥——热稀饭。

【解读】

患太阳病，具有头痛、项强、发热恶寒等表证，又出现身体拘急，特别是项背肌肉硬而紧张，如果脉反沉而迟，为痉病（此为柔痉）。此为栝楼桂枝汤主治之证。

栝楼桂枝汤方

栝楼根 2.5g　桂枝 3.5g　芍药 3.5g　甘草 2.5g　生姜 3.5g　大枣 3.5g

将上六味药物置于 1800mL 水中，煎煮至 600mL，去滓，分三次温服。使发汗，至有汗液渗出的程度。此时如果汗不出，约一顿饭时间后，可使喝热粥促发汗。

栝楼桂枝汤为桂枝汤中加栝楼根而成，但不称作桂枝加栝楼根汤，而称为栝楼桂枝汤，这是因为栝楼根在起主药的作用吧。栝楼根的作用与葛根相似，具有缓解肌肉紧张的功效。中川修亭（1771—1850，日本江户时代医家，译者注）在《金匮要略》讲义中记载有用该方治愈轻度破伤风的案例。

【原文】

太陽病，無汗而小便反少，氣上沖胸，口噤不得語，欲作剛痙，葛根湯主之。

葛根湯方

葛根①四兩　麻黃②三兩，去節③　桂枝二兩，去皮④，原本脫枝字，今據《傷寒論》補　芍藥二兩　甘草二兩，炙　生薑三兩　大棗十二枚

右七味，㕮咀⑤，以水一斗，先煮麻黃葛根，減二升，去沫，內諸藥，煮取三升，去滓，溫服乙升⑥，覆取微似汗⑦，不須啜粥，餘如桂枝湯法，將息⑧及禁忌。

【注释】

①葛根——《药雅》论述其功效如下："葛根性凉，解热。味甘，生津。葛根以甘凉轻清之质而解表邪、生津液、舒缓肌络之急。并治下利、喘逆。因于里热者，古人曰：葛根疗消渴、身大热，起阴气，去除胸膈烦热。可以证之。"

②麻黄——《药雅》论述其功效曰："麻黄，味微苦，性温，发阳。麻黄其质轻其性温，主治伤寒卫实无汗、肺壅喘咳、停饮、风水。以其发阳，乃通气、疏水、开腠理，与诸药相配，随证而用之。"

③去节——去除麻黄节的部分。

④去皮——去除桂枝皮的粗皮部分。

⑤㕮咀——同剉，细切、剁碎之意。

⑥乙升——同一升，约为今一合。

⑦取微似汗——使发汗至有汗液渗出的程度。

⑧将息——保养、护养。

【解读】

前条的柔痉使用栝楼桂枝汤，本条为刚痉，举出使用葛根汤的例子。

具有太阳病的症状，无汗出，小便也少，胸部有何物向上冲突而至的感觉，牙关紧闭，甚至不能说话，此为将要形成刚痉，以葛根汤主治之。

葛根汤方

葛根 5.0g　麻黄 3.5g（去节部分）　桂枝 2.5g（去粗皮部分，因原本无枝字，今据《伤寒论》补正）　芍药 2.5g　甘草 2.5g（炙）　生姜 3.5g　大枣 3.5g

将上七味药物，细切，以 2000mL 水，先煮麻黄、葛根，减 400mL，去除漂浮在液体表面的泡沫，然后加入其余的药物，煎煮至 600mL，温服 200mL，覆盖被子，使发汗至有汗液渗出的程度，不必像服桂枝汤那样喝热粥，其他的保养、护养及饮食禁忌应遵守《伤寒论》桂枝汤的方法。

【应用】

根据本条文可知葛根汤能够用于治疗破伤风，而我根据"口噤"一词，用葛根汤治疗嘴只能稍微张开、仅可吃流食的患者，共一名男性、三名女性，均服药不到一个月而痊愈。另有一例荨麻疹，难以治愈，使用葛根汤加朴樕后很快痊愈。

【原文】

　　痉爲病—本痉字上有刚字，胸满口噤，卧不着席，脚挛急，必齘齿①，可與大承氣湯。

　　大承氣湯方

　　大黄②四兩，酒洗③　厚朴④半斤，炙去皮⑤　枳實⑥五枚，炙　芒硝⑦三合

　　右四味，以水一斗，先煮二物，取五升，去滓，內大黃，煮取二升，去滓，內芒硝，更上火微一二沸，分溫再服，得下止服。
《宋版傷寒論》，火微作微火。

【注释】

①齘齿——切齿有声。

②大黄——《古方药品考》云："大黄为良将，涤荡二肠。《本经》云，大黄味苦寒，下瘀血、血闭、寒热，破癥瘕、积聚、留饮、宿食，荡涤胃

肠，推陈致新，通利水谷，调中，化食，安和五脏。东垣云，犹如定祸乱致太平，故号将军。"瘀血与血闭为血的停滞。癥瘕、积聚为腹中肿块。留饮、宿食为停滞于腹中的饮食物。推陈致新为消除陈旧物纳入新东西的意思。中，指胃肠。

③酒洗——用清酒洗大黄。《药雅》有"以酒洗之其功效更快"的记载。

④厚朴——《古方药品考》云："厚朴下气，温导肠胃。《别录》云：厚朴，大温，无毒，温中益气，消痰下气。疗霍乱及腹痛、胀满、胃中冷逆、胸中呕不止，去留热、心烦满，厚肠胃。按，其物积年，其精力尚厚。气味苦辛温而降下，故有下逆气，疏泄肠胃间宿湿之功。"

⑤去皮——同桂枝，为去粗皮。

⑥枳实——《古方药品考》云："枳实，开痞以破结气。《别录》云：除胸胁痰癖，逐停水，破结实，消胀满、心下急痞痛、逆气、胁风痛，安胃气，止溏泻。《衍义》云：枳实、枳壳为一物，果实小时性酷而速，果实长大则性详而缓，故仲景氏治疗伤寒仓卒之病时，于承气汤中用枳实，即为此意。皆取其疏通决泄而破结实之义。"

⑦芒硝——从江户时代起一直在使用硫酸钠。通过正仓院的药物研究考证认为，古代的芒硝是硫酸镁。芒硝具有利尿和泻下的作用。《古方药品考》云："朴消（芒硝）可降泄宿食、烦热。《本经》曰：朴消，味苦寒，治百病，除寒热邪气，逐积聚结固。《纲目》曰：能消化诸物，故谓之消。"

【解读】

痉病而出现胸满、口噤，仰卧而背反张不着席，脚痉挛抽搐，咯吱咯吱切齿有声，宜给予大承气汤。

大承气汤方

大黄 5.0g（酒洗）　　厚朴 10.0g（炙、去粗皮）　　枳实 4.0g（炙）
芒硝 6.0g

将厚朴与枳实以水 2000mL，煎煮取 1000mL，去滓，加入大黄，煮取 400mL，去滓，加入芒硝，再次置于火上，稍煎煮一二沸，分二次温服，如果出现腹泻则不再服用。

【应用】

大承气汤具有缓解肌肉紧张作用，这一点是已经得到临床验证的，我觉得该作用与厚朴的药效有较大关系。

因此对于帕金森综合征，我试用过小承气汤合芍药甘草汤，有效。有病人肌肉僵硬，不能系鞋带，服药后变得能够自己系鞋带了。近来也使用抑肝散加芍药、厚朴，在发病一两年左右的场合，肯定有效，但对病程5年以上者难以起效。

本条之证较葛根汤证更为严重。临床这种场合多使用大柴胡汤，不常用大承气汤。但是如果再深入思考而使用大承气汤，可能会发觉大承气汤的妙处。

我没有该方治疗破伤风的经验，在津田玄仙（号积山，1737—1809，日本江户时代医家，译者注）的《疗治茶谈》续篇里谈到了如下的经验。

"积山先生治一妇人，其足被竹刺破出血，血流数碗方止，乃发痉。用葛根汤、全生羌活汤未获寸功，乃用大承气汤而即刻取效。先生诲予等曰：痉病用芒硝、大黄等下药，并非下其邪毒。其用意实为折其病势，使邪气松动些许而取之，故当轻用。如大黄泻心汤对于吐衄逆上之血施压而治之，其意相同。大黄、芒硝，随证而或重用或轻用，当取其区别之妙理"。

另外，在津田玄仙的《积山遗言》第十一卷有下述医案。

"一女孩，被竹刺出血，刺虽脱出而仍痛甚，未压痛处，仍在水边玩耍。是夜，头痛、恶寒、大热。翌日诊之，脉洪大数，面赤如朱。予察其有痉之征候，给予东垣全生羌活汤二三帖。但不仅无效，反而不知人事，牙紧反张。于是投予大承气汤一帖，服药后即觉微快，该方一帖愈其大半，未借后一帖之药力而痉愈"。

我曾经治疗一例病人，五十岁左右妇人，诉突然身体发胖，主诉是耳朵痒，很难受。诊察未发现任何异常，治疗从何处入手呢，有些为难。因为肥胖，而又有便秘，便考虑试用大承气汤泻下。经过数天的服药，已经停止的月经突然出现了，随之，耳痒也彻底治愈。对于大承气汤来说，书中并无通经作用的记述，感觉到该病例很有意思，可以认为是去除了瘀血的缘故吧。还有一例主诉微热久治不愈的病人，也是用大承气汤而治愈。

承气的意思是促进气的循行，可以考虑为气的循行改善则瘀血可去。和田东郭（1744—1803，日本江户时代医家，译者注）记载有使用半夏厚朴汤治愈瘀血的经验。这样一来就显露出厚朴的存在，厚朴是一味促进气的循行的药物。如果这样考虑下去，则可以认为大承气汤是一个应用范围非常广的药方，而大黄、芒硝并不一定必须用吧，也不会有那么强的作用吧。现在意识到，一些本来宜用大承气汤的情况，也给予了大柴胡汤呢。虽然若出现胸胁苦满可以考虑使用大柴胡汤，但是我想，即使有胸胁苦满，也有适宜于大承气汤的场合。

【原文】

太陽病，關節疼痛而煩，脈沉而細—作緩者，此名濕痺①《玉函》云中濕，濕痺之候，小便不利，大便反快②，但當利其小便。

【注释】

①湿痺——相当于现在的关节炎。痺，指闭塞不同而疼痛。
②大便反快——指大便通畅。

【解读】

太阳病呈恶寒、发热之状，关节疼痛而心情不舒，脉沉细，则为湿痺（同《金匮玉函经》所谓之中湿）。一版本将细作缓，恐为误。但此时之太阳病只是恶寒发热、关节疼痛等病状类似太阳病，而并非真正的太阳病。湿痺之证，水毒是其发病原因，是由于水毒导致气的循行不良而引起的疾病，小便尿出少，反而大便通畅。因此，应当着眼于利尿，除去滞留于关节的湿。

【原文】

濕家①之爲病，一身盡疼—云疼煩，發熱，身色如熏黃②也。

【注释】

①湿家——病湿之人，水毒引起的疾病。
②熏黄——指烟熏样黄色。

【解读】

平素有湿之人，邪气迫于体表，身体疼痛，身体的颜色变得像烟熏样黄色。

【原文】

濕家，其人但頭汗出，背強，欲得被覆①向火。若下之早則

哕②。或胸满，小便不利—云利，舌上如胎③者，以丹田④有热，胸
上有寒《伤寒论》胸上作胸中。渴欲得饮，而不能饮，则口燥烦⑤也。

【注释】

①被覆——盖上被子等物。

②哕——同呃逆。

③舌上胎——舌上附着苔样物。胎同苔。

④丹田——位于脐下二寸之处，也叫石门。多纪元坚认为这里所说的
丹田指下焦，同关元。多纪元简、浅田宗伯等认为丹田有热为丹田有寒的
误记、胸上有寒为胸上有热的误记，出现了寒热颠倒的错误。另一方，山
田业广在《九折堂读书记》里引用《素问》《医心方》的内容认为并没有
必要改为丹田有寒、胸上有热，他说："今暂从经文，不敢妄改，盖以尊
古也。"

⑤燥烦——同烦燥，虽然口干欲饮水，却又喝不下去，因而烦。

【解读】

本条论述寒湿位于体表而不能发为黄疸的情况。该证应发汗，却误用泻
下剂，以致发生呃逆样症状。或出现胸中满，小便尿出不利，舌上附着有
苔，这是因为脐下有热、胸有寒的缘故，虽咽喉干渴却咽不下去。所以咽喉
干渴而苦。

这样的症状在老人多见。老人诉无唾液，口中干燥，粗糙不适，如果不
以水润口则舌头不能转动，但并不是口渴，浅田宗伯曰其为上热下寒，即丹
田有寒胸上有热。

【原文】

濕家下之，額上汗出①，微喘②，小便利—云不利者死，若下利
不止者亦死。

【注释】

①额上汗出——俗语所称的脂汗从额头而出。即脱汗。

②微喘——此为精气上脱所致微喘，与《伤寒论》大承气汤条"微喘
直视"的场合相同。

【解读】

湿家误下，额头流脂汗、呼吸紊乱而有喘鸣、小便出多者死。如果出现腹泻不止者，也随着体液损耗而至死亡。

我考虑，在《伤寒论》《金匮要略》中，有关死、不死等言及预后之处，多为后人的注释或追加论述，但浅井贞庵的著作对这些追加论述也进行了善意的解说，是很好的书，但我仅有这些书的一部分。

【原文】

風濕相搏[①]，一身盡疼痛，法當汗出而解，值天陰雨不止，醫云，此可發汗，汗之病不愈者，何也？蓋發其汗，汗大出者，但風氣去，濕氣在，是故不愈也。若治風濕者，發其汗，但微微似欲出汗者，風濕俱去也。

【注释】

搏——搏，有打、扣、敲、捉、抓紧、扭打、扭成一团等意思。搏，有揉成团、打、用手掌拍打等意思。版本的不同，或作搏，或作搏，本书取搏意。风和湿扭结成团的说法很有意思。湿为素有的水毒，在此基础上又进入了外邪之风。

【解读】

该患者因风气缠络于素有的湿邪，身体中疼痛。这种场合发汗则宜。降雨不止天气阴晦湿漉时，医者说道，此种情况发汗则可，但即使发汗后病仍不愈，这是什么缘故。因为是大量汗出，仅风邪去而湿邪仍残留。为将风邪与湿邪一起去除，则应使汗出如渗出程度即可。《伤寒论》中也屡屡指导提示应取如"微似汗"的样子。

实际上，类风湿性关节炎等，若皮肤渗出程度的微微汗出，症状会缓解。

【原文】

濕家病，身疼發熱，面黃而喘，頭痛鼻塞而煩，其脈大，自能飲食，腹中和無病。病^①在頭中寒濕，故鼻塞，內藥鼻中則愈。

【注释】

病——以下九字为后人注文。

【解读】

平素有湿之人，身体疼痛，发热，面色黄，有喘鸣，苦于头痛鼻塞，诊其脉为大，饮食良好，该腹中调和无疾病。此为病在头中，寒在湿中，因而鼻堵塞，所以向鼻腔吹入药即愈。

大概现在的副鼻窦炎等与该病相当吧。似乎用以瓜蒂为材料制作的外用药，如可以将瓜蒂和细辛研成粉末吹入鼻腔。

瓜蒂散具有去除水毒的作用，用于鼻涕流出不止，在江户时代用于鼻塞不通。但瓜蒂这味药物现在成为问题，栽培瓜的瓜蒂苦味大减、变甜，无效。

【原文】

濕家，身煩疼，可與麻黃加朮湯。發其汗爲宜，慎不可以火攻之。

麻黃加朮湯方

麻黃三兩，去節　桂枝二兩，去皮　甘草二兩，炙　杏仁^①七十個，去皮尖^②　白朮^③四兩

右五味，以水九升，先煮麻黃減二升，去上沫，內諸藥，煮取二升半，去滓，溫服八合。覆取微似汗。

【注释】

①杏仁——《药雅》论述其功效如下："杏仁，味甘苦，性冷，生则利肺，熬则润肠。杏仁生用以润上焦而利肺。治咳、上气。熬黑而生脂，则走下焦滑肠而通大便。"

②皮尖——皮，指种子的涩皮；尖，指胚芽。

③白术——《药雅》白术条论述如下："术，味辛，性温，燥湿，其性合于桂枝、附子而走表分托卫阳，配以人参、干姜则壮中气治胃寒。故能逐

水燥湿。"

【解读】

湿家身体疼痛时，宜给予麻黄加术汤。如果使用烧针等治疗可导致火逆，所以不宜使用以火攻邪的方法。

在《伤寒论》与《金匮要略》中，非常禁忌火攻，称之为火逆。这种情况下不可使用温灸、不可入浴，为什么呢，存有疑问。

麻黄加术汤方

麻黄 4.0g　桂枝 3.0g　甘草 3.0g　杏仁 4.0g　白术 5.0g

上五味，先将麻黄置入 1800mL 水中，煎煮，使减少 400mL，除去液面的泡沫，再放入其他药物，煮取 500mL，去滓，温服 160mL。覆盖被子等使汗如渗出状。

如条文提示的那样对药物进行去节、去皮等炮制虽然必要，但一般并没有这么做。另外，用量也依随一般的惯例。还有，一般也并不将麻黄先煎。

【应用】

该方的麻黄汤去风、白术去湿。据我的经验，使用该方治疗腱鞘炎，两三日可好转。也可用于急性关节炎。

【原文】

病者一身尽疼，发热，日晡所①剧者，名风湿。此病伤于汗出当风，或久伤取冷所致也。可与麻黄杏仁薏苡甘草汤。

麻黄杏仁薏苡甘草汤方

麻黄去節，半兩，湯泡②，外台③作四兩，无湯泡二字　甘草一兩，炙，外台作二兩　薏苡仁④半兩，外台作半升　杏仁十個，去皮尖，炒，《外台》作二兩，炒作碎

右剉麻豆大，每服四錢匕，水盞半，煮八分，去滓，温服。有微汗避風。《外台》作右四味㕮咀，以水五升煮取二升，分再服。汗出則愈。

【注释】

①日晡所——日暮时。

②汤泡——大概指煎煮麻黄时的泡沫吧。

③外台——唐王焘著《外台秘要》的略称。

④薏苡仁——《药雅》论述其功效如下："薏苡仁，性微寒，味甘，开痹通瘀。痹者闭也，而痹之成因为何。痹于胸者，浊水停饮，痞滞而痛。《灵枢·本脏篇》曰，肺大者多饮，善病胸痹、喉痹、逆气。故云其关节痹阻者，湿邪重著，血凝气壅，一身烦疼。"

【解读】

病人身体此处彼处疼痛，发热，日暮时分则病状加剧者，病名为风湿。该病的形成，或因汗出时却当风吹，或因长时间冷浸等原因。对此宜给予麻黄杏仁薏苡甘草汤。

麻黄杏仁薏苡甘草汤的用量和煎煮方法似宋代的内容，我认为根据《外台秘要》进行订正为好，遂从之。

麻黄 5.0g　甘草 3.0g　薏苡仁 4.0g　杏仁 3.0g

将以上四味药物，细切，置于 1000mL 水中煎煮至 400mL，去滓，分二次服。汗出即可痊愈。

【应用】

麻杏薏甘汤可用于神经痛、类风湿性关节炎、疣、脚气等疾病。对于俗称为脚气的汗疱状白癣轻症者效果较好，但对因感染出现的化脓症并不适宜。该方对于儿童手等处出现的俗称的水疣、寻常性疣赘、青年性扁平疣赘等疗效较好。

曾有一名高热患者，使用冰枕约七日，热退后撤去冰枕，但项部剧烈疼痛、不得活动，先以为用葛根汤可愈，但并无效果，后以"久伤取冷所致"为指征使用麻杏薏甘汤取得明显效果。另有一脚气患者，夏季不发病，至冬季则脚气发作很重，这便是"取冷所致"。使用麻杏薏甘汤便很快治愈。这是我经历的医案，麻杏薏甘汤当以"取冷所致"为应用指征吧。

另有《明医指掌》薏苡仁汤的药方，我常用于类风湿性关节炎，为麻杏薏甘汤去杏仁加当归、桂枝、芍药、白术，是一个颇具妙意的药方。

【原文】

風濕，脈浮，身重，汗出惡風者，防己黃芪湯主之。

防己^①黃芪^②湯方

防己一兩，《千金》《外台》作四兩　甘草半兩，炒，《千金》作二兩，《外台》同，炒作炙　白尤七錢半，《千金》《外台》作三兩　黃芪一兩一分，去蘆^③，《千金》作五兩

右剉麻豆大，每抄^④五錢匕^⑤，生薑四片，大棗一枚，水盞半^⑥，煎八分，去滓，溫服。良久再服。《外台》用大棗十二枚劈、生薑三兩，右剉以下作右六味㕮咀，以水六升，煮取二升，分爲三服。喘者加麻黃半兩，胃中不和者加芍藥三分，氣上衝^⑦者加桂枝三分，下有陳寒^⑧者加細辛^⑨三分。服後當如蟲行皮中，從腰下如冰，後坐被上^⑩，又以一被繞腰下，溫令微汗差^⑪。

【注释】

①防己——在日本，称为汉防己，根形似木通，皮粗呈黑灰色，截面有菊花纹，肉为黄褐色者佳。《古方药品考》引用《名医别录》云："防己味苦，温，无毒，疗水肿、风肿，去膀胱之热。"并记述道："察之，其根及茎俱贯细孔能通水气，其味苦凉，故能泻尿道以消散支饮、喘满、水肿等。"

②黄芪——《古方药品考》记述道："黄芪，益元，固实卫分。《本经》曰：黄芪味甘微温，治痈疽，久败疮，排脓止痛，补虚，主小儿百病。"

③芦——同芦头，在黄芪根与茎交界处。

④每抄——盛起切碎的东西一次量。

⑤五钱匕——用汉代货币的五铢钱抄盛起散末而使不零落的程度，为一钱匕，五钱匕则为其五倍。将一钱匕折合成现在的1.0g，五钱匕则为5.0g。

⑥盏半——盏，指酒杯，分大、中、小。将其折算为：一大盏约一升，一中盏约五合，一小盏约二合。盏半，未指明大、中、小何种类型。

⑦气上冲——气上升冲出现头痛或悸动等症状。

⑧下陈寒——素有下半身寒凉的疾病。

⑨细辛——《古方药品考》论述道："细辛温里除痰利水。《本经》曰：细辛，味辛，温，治咳逆头痛，百节拘挛，利九窍。"

⑩被上——被，指被子、睡衣等。被上，指被子上面。

⑪差——同痊愈。

【解读】

风湿之病，脉浮，身体重而易汗出，遇风则有不适感，为防己黄芪汤主治之证。

防己黄芪汤的剂量过小，根据《千金方》《外台秘要》等订正为宜。

防己 5.0g　甘草 2.5g　白术 4.0g　黄芪 5.5g　生姜、大枣各 4.0g

以下加味药物的剂量，分量亦过少，于使用时应增加剂量。

有喘鸣者加麻黄 0.7g，胃肠机能不调者加芍药 1.0g，素有下半身寒凉疾病者加细辛 1.0g。服用药物后，会有虫在皮下爬行的感觉。因腰以下有冰冷的感觉，可坐于被子上，再于腰以下裹上睡衣，使身体取暖，有少许汗出即可痊愈。

方后药物加用方法推测为后人所追加的内容，但据此可了解药物的作用。

但服药后如虫行皮中等内容，虽然不能说不是瞑眩反应，但这种变化没有经历过。是否其他证候混入该条文，存有疑问。

【应用】

①该方对于皮肤色白而肥胖的妇人，夏天汗出如流，大腿内侧出满汗疹而瘙痒或糜烂者有显著疗效。

②对五十岁以上肥胖妇人的膝关节疼痛有效，其多为变形性膝关节病。对于膝关节积液者也有良效，即使非水湿型肥胖者。水液积聚可以看做是皮水证吧。

③亦适宜于肥胖而具有易疲劳、气短、多汗、盗汗等症状者。

④对结节性红斑有一定效果。

⑤该证患者多诉身体沉重。

【参考】

关于该方应用指征。

先师汤本求真先生不喜欢用黄芪和地黄，在其药柜里连装这两味药的抽斗都没有，所以我从先师那里基本上没有得到过关于使用含有黄芪方剂的知识。但现在我经常使用防己黄芪汤，打开我眼界的是和久田叔虎（？—1833，日本江户时代医家，译者注）著作《腹证奇览翼》，其中指出黄芪对于水湿型肥胖的女性有效。现将给予我启蒙的一段文字引用于下，切望能够熟读它。

"防己黄芪汤，治水在皮肤如肿或身肿。此方虽以防己为君，黄芪、白术为臣，然其伍黄芪之缘由并非寻常。其意专使正气健运，使浮行之水气回降（巡回、降泻），并无其他如和解气血瘀滞之意，故不伍以桂芍。

其诊表虚水气之法，病人肌肤肥白，扪（捻、拈）之其肉软虚，松弛无力。是以正气未旺于表而浮水泛滥，虽未可言其肿但以其表虚而有水气。

此证虽不拘男女老少均可见之，但多发于室女（女儿）许嫁（订婚、未婚妻）年龄往上至二十岁前后，卒然肥满，冲逆（逆上）气盛，两颊泛红，经水短少，心气郁而不开，即有此证。其肥满，虽当其发育成长之际似可视为如常，但其实则属表虚，不可以为佳候。医者若见经行不利，而误投以通经破血之剂，非徒不奏效，反启祸端。

又尝记云，一男子患痼冷经年，夏月亦重衣着布袜（足袋），曾遍服温热之剂但未获寸效，至京师延请名医诊治亦未见效。有一医，深思考之，给予此方，服一月许，宿痼痊愈无遗"。

【原文】

伤寒①八九日，风湿相搏②，身体疼烦，不能自转侧，不呕③不渴，脉浮虚而涩④者，桂枝附子汤主之。若大便坚，小便自利⑤者，去桂加白术汤主之。

桂枝附子汤方

桂枝四两，去皮　生姜三两，切　附子⑥三枚，炮，去皮，破八片　甘草二两，炙　大枣十二枚，擘

右五味，以水六升，煮取二升，去滓，分温三服。

白术附子汤方

白术二两　附子一枚半，炮，去皮　甘草一两，炙　生姜一两半，切
大枣六枚

右五味，以水三升，煮取一升，去滓，分温三服。一服觉身痹⑦，半日许再服。三服都尽，其人如冒状。勿怪。即是术、附并走皮中，逐水气，未得除故耳。《伤寒论》用白术四两、附子三枚、生姜三两、大枣十二枚擘。三升作六升，一升作二升。

【注释】

①伤寒——本条与下条可能是引用《伤寒论》太阳病下篇的内容。称为伤寒的疾病大概分两类，此处则为"太阳病，或已发热，或未发热，必恶寒，体痛，呕逆，脉阴阳俱紧，名为伤寒"的场合。中风在《伤寒论》和《金匮要略》中不同，《伤寒论》的中风为"太阳病，发热汗出，恶风，脉缓者，名为中风"，与此相对的是伤寒。中风为良性轻症，伤寒为恶性重症，相对于中风之病变停留于体表，伤寒之病变已及里。对于中风与伤寒的关系，宇津木昆台有如下论述："中风，犹如风吹窗户，可以摇动窗户的套板，但变化只在风吹到的地方，房屋的里面没有异常。但在伤寒，犹如即使关严窗户，但寒气却透彻了屋内的各个角落。"

②风湿相搏——外来风邪与体内固有之湿邪互相交合，因而引起疼痛。

③不呕——"不能自转侧，不呕"之证候，与少阳病柴胡加龙骨牡蛎汤证相似，与三阳合病的白虎汤证也相似，但条文讲到并无少阳病所见之呕吐和阳明病所见之口渴，是在叙述与这两首方剂的不同之处。

④脉浮虚而涩——脉浮无力而涩，浮，示病在体表。虚而涩，意味着里虚。据此可知病证跨及表与里。

⑤小便自利——小便较多。

⑥附子——《古方药品考》论述其功效如下："附子，达肢，温经，疗痿。《本经》曰：附子，味辛温，有大毒，治风寒，咳逆，邪气，温中，破癥坚、积聚、血瘕，寒湿，痿躄，拘挛膝痛不能步行。察之，附子即乌头之枝，故能通达四肢。其气味辛大温，故能温经脉，通气血，以疗痿痹及骨节疼痛、手足厥冷等。附子，炮，去皮。"炮制方法为以纸包之，埋于热灰，取出后去皮。如此炮制而减弱其毒力。

⑦一服觉身痹——这是在讲述附子的中毒症状。虽云"勿怪"，但附子中毒会出现感觉麻木、头痛、心悸、呕吐、痉挛等症状，甚至有引起呼吸麻痹而死亡的可能，所以必须慎重使用。

【解读】

患伤寒，八九日后，在多数的场合表证会消失，但该患者因外在之风邪与素有之水毒络结，身体疼痛，不能自由转侧。这种状态与少阳病柴胡加龙骨牡蛎汤证相似，与三阳合病的白虎汤证也相似，但既无呕吐亦无口渴，脉虚涩而无力，由此可以判断，该患者既非少阳病，也不是三阳合病，而是体表尚有邪气残存，在里已虚变成阴证。对此证可使用桂枝附子汤。但是如果出现大便硬而小便较多的情况，则为适于去桂加白术汤治疗的状态。

桂枝附子汤方

桂枝 5.0g（去粗皮）　生姜 4.0g（切）　附子 1.5g（炮，去皮，破八片）　甘草 3.0g（炙）　大枣 4.0g

将上五味药物，置于 1200mL 水中，煎煮至 400mL，去滓，分三次温服。

白术附子汤方

白术 3.0g　附子 0.8g（炮，去皮）　甘草 1.5g（炙）　生姜 2.0g（切）　大枣 2.0g

将上五味药物，以水 600mL 煎煮至 200mL，去滓，分三次温服。服药一次后，身体感觉麻木。半日后服用第二次，三次服用完后，头部犹如被扣上一件东西般茫然无适，不要觉得不可思议，这是白术与附子合在一起，驱逐水气但尚未得除的缘故。

【应用】

白术附子汤方后记述附子瞑眩的情况。古人似乎不太惧怕附子，在《千金方》中可以看到到处使用附子，让人担心其副作用。过去的附子与我们现在使用的附子是同一种东西吗？也无法判断。

该方与下面的甘草附子汤均可用于风湿性关节炎。均以急性期疼痛程度严重为应用指征，但对于亚急性和慢性者也有效。在门诊，也适宜于能够行走来就诊这种疼痛程度并不太严重者。

去桂加白术汤即白术附子汤，另在"中风历节病"篇的附方里，有《近效方》术附汤，其药物剂量略有不同，但为同一处方，其使用方法可参考本方。

【原文】

風濕相搏，骨節疼煩，掣痛不得屈伸，近之則痛劇，汗出短氣，小便不利，惡風不欲去衣，或身微腫者，甘草附子湯主之。

甘草附子湯方

甘草二兩，炙　附子二枚，炮，去皮　白朮二兩　桂枝四兩，去皮

右四味，以水六升，煮取三升，去滓，溫服一升，日三服，初服得微汗則解，能食汗出復煩者，服五合，恐一升多者，服六七合爲妙。

【解读】

继前条之后，论述疼痛更剧，病症进一步加重的情况。

该场合亦为风与湿相合，关节更加拘曲而不能屈伸。疼痛处即使用手稍加抚摸也会非常疼痛，自然汗出，呼吸迫促，小便量减少，恶风，不愿脱去衣服。或者有时出现身体微肿。这是甘草附子汤主治之证。

甘草附子汤方

甘草 3.0g（炙）　附子 1.0g（炮，去皮）　白术 3.0g　桂枝 5.0g（去皮）

将上四味药物置于 1200mL 水中，煎煮至 600mL，去滓，温服 200mL。一日服三次。第一次服后如果少许汗出则会好转。如果大量进食而汗出，又出现疼痛样症状者，服用 100mL。如果担心 200mL 也许会多者可服用 120mL 或 140mL 为宜。

该方中无芍药，感到很有意思，芍药似有类似船锚的作用，无芍药则如无刹车，有一种迅速径直前往的感觉。

【原文】

太陽中暍，發熱惡寒，身重而疼痛，其脈弦細芤遲[①]。小便已洒洒然[②]毛聳，手足逆冷。小有勞，身即熱，口前開板齒燥[③]《傷寒論》《玉函》作口開前板齒燥。若發其汗則其惡寒甚。加溫針則發熱甚，數下之則淋甚[④]。

【注释】

①芤遲——芤脉为中空而外硬的脉象，如用手指触按葱的切口样感觉。虚劳篇中说，芤迟为清谷亡血，于体液损耗变成虚证时出现。因中暑而汗流如注时易形成芤脉。

②洒洒然——寒冷而哆嗦的样子。

③口开前板齿燥——原文为"口前开板齿燥"，据《伤寒论》改为"口开前板齿燥"。

④淋甚——小便淋漓而出不畅快的状态，这也是体液损耗所致。

【解读】

本条论述中暑的症状。因为体液损耗变成了虚证，即使有发热、恶风、身重、疼痛等症状，也不能或发汗，或施温针取汗。脉象或弦细、或芤迟，均为虚脉。小便结束时，身体发冷而哆嗦，汗毛竖起。手足冷，如果略活动身体，则会发热，口张开可见前齿干燥。如果使用发汗剂则恶寒加重，加温针则发热加重。如果屡次泻下，则小便淋漓越来越重。

【原文】

太陽中熱者，暍是也。汗出惡寒，身熱而渴，白虎加人參湯①主之。

白虎加人參湯方

知母②六兩　　石膏③一斤，碎　　甘草二兩　　　粳米④六合　　人參⑤三兩

右五味，以水一斗，煮米熟，湯成，去滓，溫服一升。日三服。

【注释】

①白虎加人参汤——因该药液色白，假借西方守护神白虎神之名而取名白虎吧。

②知母——《古方药品考》云："知母，润渴，清泻热结。《本经》曰：知母，味苦，除消渴、热中之邪气，主补不足、益气。考之，其性甚滋润，曝之于日而不能使干燥。味苦甘，故善润燥渴、清泻热结。"

③石膏——《古方药品考》云："石膏，逐热，清胃，止渴。《别录》曰：石膏，味甘大寒。除时气头痛、三焦大热、胃肠中结气，止消渴、烦逆、喘息。"

④粳米——《古方药品考》引用《名医别录》云："粳米，味甘苦平，无毒，主益气止烦止泄。"

⑤人参——《古方药品考》论述其功效如下："人参，生滋温补虚羸。《本经》曰：人参，味甘微寒。主补五脏，安精神，定魂魄，止惊悸，除邪气，主明目开心益智。"

【解读】

中暑病，汗出而恶寒，有身热而口渴，为白虎加人参汤主治之证。

白虎加人参汤方

知母 8.0g　石膏 20.0g（破碎）　甘草 3.0g　粳米 15.0g　人参 4.0g

将上五味药物置于 2000mL 水中，煎煮至米熟，去滓，温服 200mL。一日服三次。

【应用】

虽然不到中暑的程度，但经常有夏天孩子们海水浴后出现高热的情况，多数适宜使用该药方。其状态就像本条文的描述，会出现恶寒，所以有时会误诊为太阳病而给予葛根汤。

该药方具有使高度兴奋状态镇静的作用，曾用于精神狂乱而又外阴瘙痒的妇人获得了明显的效果。另外用于湿疹，身体燥热如火燃一般，瘙痒严重时却又恶寒，也获得显著效果。

【原文】

太陽中暍，身熱疼重，而脈微弱，此以夏月傷冷水，水行皮中所致也，一物瓜蒂湯主之。

一物瓜蒂湯方

瓜蒂①二七個

右剉，以水一升，煮取五合，去滓，頓服。

【解读】

瓜蒂——具有用吐剂脱去水分的效果。现在得不到可以作为吐剂使用的瓜蒂，现在的真桑瓜（甜瓜）的蒂没有药效。

百合狐惑陰陽毒病脈證并治第三原脱脈并二字，今補

論一首　脈證三條原脱脈字，今依俞本補，三當作二　　方十二首

百合病、狐惑和阴阳毒三种疾病，推测其均为伤寒治愈后坏病之发病，所以在该篇集中论述。

【原文】

論曰①：百合病者，百脈一宗②，悉致其病也。意欲食，復不能食，常默然③，欲臥不能臥，欲行不能行，飲食或有美時，或有不用聞食臭④時。如寒無寒，如熱無熱，口苦，小便赤，諸藥不能治。得藥則劇吐利，如有神靈⑤者，身形⑥如和，其脈微數，每溺時頭痛者，六十日乃愈。若溺時，頭不痛淅然⑦者，四十日愈。若溺快然，但頭眩者，二十日愈。其證或未病而預見，或病四五日而出，或病二十日、或一月微見者，各隨證治之。《千金》，微見作後見，《外台》作復見。

【注释】

①论曰——可以推测是从曾经存在过的"论"中引用的内容吧。但是此"论"为何种书籍不明确。

②百脉一宗——百脉，指许多经脉。一宗，一齐之意。宗，同姓曰宗。《诸病源候论》《千金要方》云："百合病者，谓无经络，百脉一宗，悉致病也"，其意为不论经脉、络脉，一齐为病。

③默然——默默之意，指保持沉默、一言不发的状态。

④不用闻食臭——厌恶闻到饮食物的气味。

⑤神灵——神灵附体。

⑥身形——身体的外观。

⑦淅然——发冷打哆嗦的样子。

【解读】

论中所述如下。百合病为不分经脉络脉、多数经络均为病的状态。其病

状为，即使想进饮食也不能吃，总是沉默不语。想卧于床也不能卧，想行走也不能行走，有时能感觉到饮食物的美味，有时则闻到饮食物气味即止。像恶寒的感觉却又没有恶寒，像发热的感觉却又没有发热，口苦，小便赤，使用多种药物治疗却不能治愈。服用药物则会出现呕吐和腹泻，好像神灵附体似的很奇怪的样子，但身体外观上与一般的人并无二样。脉诊时，脉象幽微无力而频数。小便时头痛者，经六十日可愈。如果小便时头不痛却发冷打哆嗦者，经四十日可愈。如果小便排出畅快，只是头晕者，经二十日可愈。此处所说的六十日、四十日、二十日，并非严格限定的天数，是在叙述轻重的差别。其病证，或尚未病前已经出现，或已病四五日而出现，或已病二十日、一个月而略微出现。这些情况宜各随其证而治疗。

"其证"以下的意义并不明了，下面引用浅田宗伯《杂病论识》的论述作为对这段文字说明的补充。

"其证或未病而预先表现出来者，伤寒差后，尚未了了之际，先见百合之一二证。或四五日，或二十日，或一月而可见者，前病之剧易不同，而后病所发有迟速。曰各自随证而治之。此属百合之坏病，益以足证"。

百合病似乎在明代未见记述，《本草纲目》中也未见到，似乎是一种过去存在的疾病，而近代渐渐消失了。读本篇内容，百合病可以说是一种伤寒的后遗症吧，具有精神病样症状。寻找各家记述，只有中神琴溪的《生生堂杂话》记载了百合病方药的验案，感到很有意思。后世方有百合固金汤，用于喉头结核病喑哑，发不出声音，可以改善症状，现在常用于治疗喑哑，尚未发现效果更好的药方。去年用于全然发不出声音的病例，有数例效果很好。一位学校老师，喑哑而影响工作，多处治疗一个月无效而至，使用百合固金汤后很快痊愈，非常高兴。

【参考】

《备急千金要方》中有论述如下："百合病者，谓无经络，百脉一宗，悉致病也。皆因伤寒虚劳大病，已后不平复，变成斯病。其状恶寒而呕者，病在上焦也，二十三日当愈。其状腹满微喘，大便坚，三四日一大便，时复小溏者，病在中焦也，六十三日当愈。其状小便淋漓难者，病在下焦也，三十三日当愈。各随其证以治之。"

【原文】

百合病，發汗後者，百合知母湯主之。

百合知母湯方

百合七枚，擘　知母三兩，切

右先以水洗百合[①]，漬一宿，當白沫出，去其水，更以泉水二升，煎取一升，去滓，別以泉水二升，煎知母，取一升，去滓，後合和，煎取一升五合，分溫再服。

【注释】

百合——《神农本草经》记载："百合，味甘平，主邪气、腹胀、心痛。利大小便，补中益气。"关于用百合治疗百合病，《金匮要略述义》中有如下论述："按，先兄曰：宋吴曾《能改斋漫录》曰，王原叔内翰云，医药治病，或以意类取。至如百合治病，似取其名。呕血用胭脂红花，似取其色。淋沥滞结，则以灯心、木通，似取其类。意类相假，变化感通，不可不知其旨也。此说与魏意稍近。又朱氏《格致余论》曰，本草药之命名，以能而名者，百合、当归、升麻、防风、滑石之类，是也，此说矣。"

【解读】

因百合病而发汗治疗后者，为百合知母汤主治之证。百合、知母均有滋润、强壮的功效，发汗后处于体液损耗的状态，所以使用本方。

百合知母汤方

百合 15.0g（擘）　知母 4.0g（切）

将上二味药物先洗百合，置于水中浸渍一晚，因出白色泡沫，则将水弃去，以泉水 400mL 煎煮，取 200mL，去滓。另以泉水 400mL 煎煮知母，取 200mL，去滓。然后合和一起，煎煮取 300mL，分二次温服。

本方与下面的三个方剂均将应为"煮"字处使用"煎"字，对于此，浅田宗伯按曰："本方以下三方服法中用煎字，盖采用后人改动之处。外台作煮，应从之。"

【原文】

百合病，下之後者，滑石代赭湯主之。《外台》滑石上有百合二字。

滑石代赭湯方

百合七枚，擘　滑石①三兩，碎，綿②裹　代赭石③如彈丸大一枚，碎，綿裹

右先以水洗百合，漬一宿，當白沫出，去其水，更以泉水二升，煎取一升，去滓，別以泉水二升，煎滑石、代赭，取一升，去滓，後合和，重煎取一升五合，分溫服。

【注释】

①滑石——汉方医学的滑石为天然陶土的含水硅酸铝，日本药局方滑石为taruku（含水硅酸镁），并非同一物质。

《古方药品考》论述其功效如下："滑石，滑达能通留结，（一名脱石）。《别录》云：滑石大寒，无毒，通九窍六腑之津液，去留结，止渴，利中。按，其体重，性滑降、清凉。故能利尿道，以通留结，以治淋漓、小便不利等。"另外对药材又做了以下记述："滑石有数品，药铺有称旧船者，以色白质滑泽而软者为佳。又近来有舶来品者，质硬色淡红或带淡绿，不堪药用。邦产亦有优劣之分，凡色白、质软而光滑者最适用。河州、纪州、信州所产者为胜。又肥州、石州、备前、越前等处虽亦出产，但俱为下品。又称为水飞滑石者，欠滑泽有土臭，系赝品。"

②绵——非植物之棉，为绢。

③代赭石——《古方药品考》论述其功效如下："代赭，体重，镇坠惊动，（一名血师）。《别录》云：代赭石，味甘，无毒。除五脏血脉中之热。除血痹、瘀血、惊气入腹。按，其体重沉降，故能镇泻惊动及逆气，以治噫气、反胃、吐血等。"并对其药材记述以下："代赭，本代郡出产者为胜，故名代赭。其舶来品质硬，外面起瘤，以紫赤带铁色光泽者为佳。又邦产品形色与舶来品略同。凡体重、紫赤色、染爪甲者均可用。浓州、尾州、远州、越后等处出产。"

【解读】

因患百合病而泻下后，为滑石代赭汤主治之证。

滑石代赭汤方

百合15.0g（擘）　滑石4.0g（碎，绵裹）　代赭10.0g（碎，绵裹）

先以水洗百合，置于水中浸渍一晚，因出白色泡沫，则将水弃去，以新

泉水 400mL 煎煮，取 200mL，去滓。另以泉水 400mL 煎煮滑石代赭石，取 200mL，去滓。然后合和一起，再煎煮取 300mL，将其分次温服。

【原文】

百合病，吐之後者，用後方主之。

百合雞子湯方

百合七枚，擘　雞子黃[①]一枚

右先以水洗百合。漬一宿，當白沫出，去其水，更以泉水二升，煎取一升去滓。內雞子黃攪勻[②]煎五分。溫服。

【注释】

①鸡子黄——鸡卵黄，《古方药品考》论述道："鸡子黄，血肉之精。其味甘厚，故能补虚损。"

②搅匀——搅拌混匀。

【解读】

百合病，吐后，使用百合鸡子汤。

百合鸡子汤方

百合 15.0g（擘）　鸡子黄 1 个

先用水洗百合，渍于水中一晚，因出白色泡沫，去水，用新泉水 400mL 煎取 200mL，去滓，放入卵黄，搅拌混匀，略加煎煮，温服。

【原文】

百合病，不經吐下發汗，病形如初者，百合地黃湯主之。

百合地黃湯方

百合七枚，擘　生地黃汁[①]一升

右以水洗百合，漬一宿，當白沫出，去其水，更以泉水二升，煎取一升，去滓，內地黃汁，煎取一升五合，分溫再服。中病勿更服。大便常如漆。趙本常作當。

【注释】

生地黄——地黄有生地黄、干地黄、熟地黄之别。生地黄为生品，干地黄为蒸过者，熟地黄为干地黄洒酒后蒸、晒过者。生地黄汁为用生地黄所取之汁。

《古方药品考》对于生地黄与生地黄汁论述如下："生地黄滋补，解热，消瘀。《药性论》曰：生地黄味甘平，无毒。解诸热，通月水，消瘀血，对虚而多热者，宜加用之。按：'其性能耐炎热，恶冷气。味甘，滋润、凉降，故其能滋渴、补虚、解诸热、消瘀血。'生地黄汁，清凉血腑。《别录》云：生地黄汁大寒，止妇人崩中血及产后血上逆而薄于心、闷绝、伤身、胎动。下血而不坠胎。主堕坠跳折、瘀血、留血、鼻衄、吐血。皆捣而饮之。"

【解读】

百合病，未经发汗、吐、下，即使病程较长，但病状仍如初始者，为百合地黄汤主治之证。

百合地黄汤方

百合 15.0g（擘）　　生地黄汁 200mL

上述药物，用水洗百合，浸渍一晚，出白色泡沫后，弃其水，再用新泉水 400mL，煎煮取 200mL 去滓，入地黄汁，煎煮取 300mL，分二次温服。若药物如矢中的而获效，其后不可再服药。大便会因地黄汁的缘故而变成如漆一样的黑色。

【参考】

对于本条文，云林院了作在《金匮要略国字解》中作如下论述："此病所现，不经吐下发汗，病形如初起状，乃病始初起时如寒无寒如热无热之状。此为平素气血虚受邪而成。是以随经脉流行于脏腑而出现诸证。若拘于证而治其证，则其药至此，而邪往彼，未必取效。何况若因吐下发汗而得者，此者不应责为偏阴偏阳。不须守其证必治其经，但和其心营肺卫之病源而俟其源清则病自退。故所用百合之味苦而气凉，入肺清气热，生地黄入心补血，而凉血热，与泉水相同补阴而抑阳。阴阳和，积热并瘀血自从大便而去，故云当如漆。"

【原文】

百合病，一月不解，變成渴者，百合洗方主之。

百合洗方

右以百合一升，以水一斗，漬之一宿。以洗身，洗已，食煮餅①。勿以鹽豉②也。

【注释】

①煮饼——小麦粉做的水煮面丸、面条、馒头样食物等。
②盐豉——盐腌制的豆豉。

【解读】

百合病，经一月而未痊愈，变成诉口渴的情况，为百合洗方的主治之证。

百合洗方

如上，将百合一合，用2000mL水浸渍，使用该水洗身体，洗后食用面条等。不可食用盐制咸豆豉。

【原文】

百合病，渴不差者，栝樓牡蠣散主之。

栝樓牡蠣散方

栝樓根　牡蠣①熬，等分
右爲細末，飲服方寸匕。日三服。

【注释】

牡蛎——《神农本草经》云："牡蛎，味咸，平。主伤寒寒热、温疟洒洒、惊恚、怒气。除拘缓、鼠瘘、女子带下、赤白。久服强筋骨、杀邪鬼，延年。一名蛎蛤。"洒洒，指因寒冷而哆嗦的样子。拘，为拘挛、挛缩之意。缓，指松懈、疲软。鼠瘘，指溃疡、瘘孔。

【解读】

百合病出现渴的症状，使用百合洗方治疗而无效者，为栝楼牡蛎散治疗

— 60 —

之证。

栝楼牡蛎散方

栝楼根与牡蛎熬制后，各等分，为细末，一次服用约 2.0g，一日三次。

【原文】

百合病，變發熱者，百合滑石散主之。

百合滑石散方

百合一兩，炙　滑石三兩

右爲散，飲服方寸匕，日三服，當微利者止服。熱則除。

【解读】

百合病而发热者，为百合滑石散主治之证。

百合滑石散方

百合 1.5g（炙）　滑石 4.0g

将上二味药物制成粉末，一次服用约 2.0g，一日三次。如果出现轻微腹泻，应停止服用。即可去热。

【原文】

百合病，見於陰者，以陽法①救之。見於陽者，以陰法②救之。見陽攻陰，復發其汗。此爲逆。見陰攻陽，乃復下之。此亦爲逆。

【注释】

①阳法——使用温药进行治疗。

②阴法——使用寒药进行治疗。

本条的阴阳与《伤寒论》正文中的阴阳在概念上不同，可以说，与《伤寒论·伤寒例》中"夫阳盛阴虚，汗之则死，下之则愈。阳虚阴盛，汗之则愈，下之则死"一条的阴阳概念是一致的。推测为后人的追论。

【解读】

百合病表现出阴的场合，使用加入温药的方药来救治。表现出阳的场合，使用加入寒药的方药来救治。如果对于表现出阳者进行攻阴发汗治疗，属于逆治。对于表现出阴者进行攻阳泻下治疗，亦属于逆治。

【原文】

狐惑①之爲病，狀如傷寒，默默欲眠，目不得閉，臥起不安，蝕於喉爲惑，蝕于陰爲狐，不欲飲食，惡聞食臭，其面目乍赤乍黑乍白，蝕於上部則聲喝②—作嗄，甘草瀉心湯主之。

甘草瀉心湯方

甘草四兩　黃芩③人參　乾薑④各三兩　黃連⑤—兩　大棗十二枚

半夏⑥半升

右七味，水一斗，煮取六升，去滓再煎，溫服一升。日三服。

《傷寒論》再煎下有取三升三字。

【注释】

①狐惑——浅田宗伯在其所著《杂病论识》中论述道："狐与蛊通，《左传》有三去之余获其雄狐，夫狐蛊云云。另外，蛊与蛄通，《医心方》引《小品》治吐血方中蛊毒作蛄毒。李时珍云古为瓜和蛄同音。应以狐蛊蛄相通。"又曰："盖蛊惑原为热淫惑乱之义，今假之以名热毒上下伤害。其状如伤寒者，即指如寒无寒、如热无热、口苦、小便赤等证而言。默默而欲眠，但目不得闭，卧起不安，以及不欲饮食、恶闻食臭，亦与百合证相似。此为二病并论之所以。《金鉴》云：狐惑，牙疳、下疳等疮之古名也，近时惟以疳呼之。下疳即狐也，蚀烂肛阴；牙疳即惑也。"

②喝——喝、嗄均指音哑。

③黄芩——《古方药品考》论述如下："黄芩，清凉宜利膀胱。《本经》云：黄芩，味苦，平。主诸热、黄疸、肠澼、泄痢，逐水，下血闭。《别录》云：大寒，无毒。痰热，胃中热，小腹绞痛，消谷，利小肠，疗女子血闭。按，其根性自下降。气味苦寒，故能清凉实热，通利膀胱，以治下利。"

④干姜——《古方药品考》曰："干姜宣通，温中逐寒。《本经》云：味辛温。主胸满，咳逆，上气，温中，止血，出汗，逐风，湿痹，肠澼、下利。"

⑤黄连——《古方药品考》论述如下："黄连，寒长，解心脏之热。《本经》云：黄连，味苦寒。主热气，目痛，眦伤，泣出，肠澼，腹痛，下

利。元素曰，其用有六，泻心脏之火者其一，去中焦湿热者其二，诸疮必用者其三，去风湿者其四，赤眼暴发者其五，止中部见血者其六。张仲景治九种心下痞，五等泻心汤皆用之。按，其性生于寒湿阴地。根经年不朽。味极苦寒降。故其能胜血热，泻心脏实火。以治谵语、烦乱、吐血、衄血。"

⑥半夏——《古方药品考》论述如下："半夏，利喉，除咳逆、呕。《本经》曰：半夏，味辛，平，有毒。主伤寒，寒热，心下坚，胸胀，咳逆，头眩，咽喉肿痛，肠鸣，下气，止汗。按，其味辛，辣嗓咽，有毒，质滑降，故能泻水气，利咽喉，以除咳逆呕吐。生者刺人喉舌，故服散者须炒而用之。肘后方如救卒死法者，非生者则无即效。（以半夏末吹鼻中则苏）"

【解读】

狐惑病的病状与伤寒相似，沉默，虽欲睡但目不得闭，或卧或起，不安定。于咽喉部形成溃疡者称为惑，在阴部形成溃疡者称为狐。不欲饮食，闻到食臭则引起厌恶感，颜面或红赤，或黑，或白。上部即咽喉部溃疡形成时则会出现喑哑。此为甘草泻心汤主治之证。

本条中的"蚀于喉为惑，蚀于阴为狐"与"其面目乍赤乍黑乍白，蚀于上部则声喝"二句可考虑为后人的注文，将其删除后方为原本的条文。所以，本条应为：

"狐惑之为病，状如伤寒，默默欲眠，目不得闭，卧起不安，不欲饮食，恶闻食臭，甘草泻心汤主之。"

甘草泻心汤方

甘草 5.5g 黄芩、人参、干姜各 3.5g 黄连 1.3g 大枣 3.5g 半夏 5.0g

将上七味药物置于 2000mL 水中，煎煮取 1200mL，去滓，再煎煮取 600mL，一次服 200mL，一日三服。

【应用】

《伤寒论》中的甘草泻心汤用于心下痞硬而腹泻之证，在此则用于狐惑病的治疗，二者不同。我将该方剂用于心下痞硬、溃疡性口腔炎反复发作的患者。我自身从小学生五年级至三十岁的时候，常被这种溃疡性口腔炎困扰，后用该方治愈。我从少年时代就一直有胃肠虚弱、经常腹泻的情况，此后变得每天大便正常通畅。

和田东郭记述该方可用于强中病，即阴茎长举不萎，阳强病。但从条文中看不出这个意思。

中神琴溪将该方用于梦游病而获得显著效果。琴溪的患者的女儿，到了议嫁的年龄，但几乎每天半夜要起来一会儿跳舞，看上去舞跳得很好，但第二天对自己的行为却毫无所知。出嫁后如果这样会很麻烦，其父亲很担心，便延请琴溪诊治，即用该方，霍然而愈。甘草泻心汤真是一个很有意思的药方。

另外，该方对失眠症也有效。

【原文】

蚀於下部則咽乾，苦參湯①洗之。《脈經》《千金》，湯下有淹字。

【注释】

苦参汤——苦参一味煎汤，洗涤或温湿敷。据说因尝之味苦难耐而致频眨眼，所以名为眩草。《古方药品考》论述如下："苦参，清热，除烦，排窒。《本经》曰：苦参，味苦，寒。主心腹结气，癥瘕、积聚、黄疸。《别录》曰：养肝胆之气，安五脏，定志，益精，利九窍，除伏热肠癖。按，其根直降入土甚深，经年不朽。气味极苦，凉降。故能除伏热，开痞塞，以疗烦热及小便难。"

【解读】

下部，即阴部溃疡形成则咽中干燥。此时宜用苦参汤外洗，或温湿敷。

【应用】

苦参汤有消炎、收敛的功效，所以可用于急性乳腺炎、淋巴腺炎等，温湿外敷有效。对褥疮，可用苦参汤洗涤后，涂以紫云膏，可快速治愈。另外，对于出汗症也可用以温湿外敷，有效。

可以说苦参汤两千年前发明的外用药，至今仍用于临床，感到很有意思。

【原文】

蚀於肛者，雄黄熏之。《千金》《外台》，肛下有外字。

雄黄^①熏方

右一味，爲末，筒瓦二枚合之燒。向肛熏之。《脈經》云，病人或從呼吸，上蝕其咽，或從下焦，蝕其肛陰。蝕上为惑，蝕下为狐，狐惑病者，猪苓散主之。

【注释】

雄黄——《古方药品考》论述如下："雄黄，杀虫，解疮毒之痛。《别录》曰：雄黄，味甘大温，有毒。疗疥虫匿疮、目痛、鼻中息肉。杀诸蛇虫之毒。按，杀百虫热毒，解疮毒之疼痛者，其性纯阳，以有硫黄之气而胜毒。"

【解读】

肛门的溃疡，可用雄黄烟对患部而熏之。该方将雄黄粉碎成末，用二枚筒状的瓦合在一起，使其直立，于瓦的下面烧雄黄，取坐势于瓦上方，使烟对向肛门。

【应用】

可用于治疗蛲虫。用干艾叶将雄黄末包裹住，如柱香状，点燃后使烟雾对向肛门。每次五分钟左右，一日熏两三次。但如果肛门处不用药物涂抹，会干燥不适，所以我一般于治疗后涂以紫云膏。

【原文】

病者脈數，無熱微煩，默默但欲臥，汗出。初得之三四日，目赤如鳩眼。七八日，目四眥^①黑。若能食者膿已成也。赤小豆當歸散主之。

赤小豆當歸散方

赤小豆^②三升，浸令芽出，曝乾　當歸^③三兩，原本欠銖兩。古本及俞橋本作十兩，按《千金》《外台》作三兩。

右二味杵爲散，漿水^④服方寸匕。日三服。

【注释】

①四眦——四个眼角，内眼角和外眼角。

②赤小豆——《古方药品考》论述如下："赤豆，逆行。煮可利肿胀。《本经》曰：赤小豆，味甘酸，平。主下水，排痈肿脓血。《药性论》曰：治水肿、皮肤胀满。按，其生者味腥臭而滑，故可致逆行涌吐。又煮后味甘美，而沉降，故能利蓄水肿胀。"

③当归——《古方药品考》论述如下："当归，温达而调和气血。《别录》曰：当归，味辛，大温，温中止痛，除客血内寒。陈承曰：气血昏乱者，服之即定。能使气血各归其所。故名曰当归。按，其根味甘辛，气大温芳发，故能温达经脉，调和气血。古人认为其功同芎劳而用之，疗妇人产后、气血不足、腹痛及痈疽，排脓，止痛。"

④浆水——用粟、米类酿造的醋。

【解读】

病人脉快速，无发热，胸中烦苦，沉默不语只是欲睡，汗出。如此状态经过三四日，眼睛变红如鸠眼样，七八日时，四个眼角变黑。如果食欲旺者是已经化脓。对此，宜给予赤小豆当归散治疗。

赤小豆当归散方

赤小豆三合（浸于水，出芽后，置日光下晒干）　　当归4.0g（从千金、外台的三两剂量折合为4.0g）

上二味药物制成粉末，用醋服用，一次2.0g，一日三次。

我曾将该方用于痔疮出血。赤小豆如果不充分干燥较难制成粉末。

【原文】

陽毒之爲病，面赤斑斑如錦文，咽喉痛，唾膿血。五日可治。七日不可治。升麻鱉甲湯主之。

陰毒之爲病，面目青，身痛如被杖，咽喉痛。五日可治。七日不可治。升麻鱉甲湯去雄黃蜀椒主之。

升麻鱉甲湯方

升麻①二兩　當歸一兩　蜀椒②一兩，炒去汗③　甘草二兩　鱉甲④手指大一片，炙　雄黃半兩，研

右六味以水四升，煮取一升，頓服之。老小再服，取汗。《肘後》《千金方》，陽毒用升麻湯，無鱉甲，有桂，陰毒用甘草湯，無雄黃。

【注释】

①升麻——《古方药品考》论述如下："升麻功用亦为胃热、喉肿。《别录》曰：升麻，味甘，平微寒。解百毒，辟瘟疫，瘴气，邪毒。主中恶，腹痛，时气，毒疬，头痛，寒热，风肿，诸毒，口疮。按，此物生于深山、寒阴地，其根块，色紫黑，气味苦，收，凉降，故其功用清胃中郁热解咽喉肿痛等。"

②蜀椒——《古方药品考》论述如下："蜀椒，温中，征克蛔虫。《本经》曰：蜀椒，味辛温。主邪气咳逆，温中，逐骨节皮肤死肌，寒湿痹痛，下气。《别录》曰：大热，有毒。除寒湿，温疟，心腹留饮宿食，杀虫鱼毒。按，其果实成熟于晚秋，（极阳之月）其壳及树皮皆味辛辣，但其核及中木，淡薄更无辛味，此为精气皆外在。乃纯阳之质，味辛热，芳烈而有外发之力。故能散寒淫、温胃中、征克蛔虫。以疗大寒痛、食谷不和等。用时炒去毒。"

③去汗——炒去脂肪成分，谓之出汗。

④鳖甲——鳖科动物鳖的甲壳。《古方药品考》论述如下："鳖甲，散结专除劳热。《本经》曰：鳖甲，味咸平，主去心腹之癥瘕，坚积，寒热，痔。《药性论》记载：主宿食，癥块，痃癖气，冷瘕，劳瘦。下气，除骨节间劳热。按，鳖甲即外骨，其性温，浮越阳气。故能散癥结及腰脚之冷痛，专除骨节间劳热。醋炙使呈黄色，捣末。"

【解读】

所谓阳毒病，颜面红赤，有斑点犹如锦缎的花纹，咽喉疼痛，唾液混杂脓血。发病五日内可治，七日以上不可治。此为升麻鳖甲汤主治之证。

阴毒病，面目青，身体如疼痛犹如被木杖击打一样，咽喉痛，发病五日内可治，七日以上不可治。对此可用升麻鳖甲汤去雄黄、蜀椒治疗。

升麻鳖甲汤方

升麻 3.0g　当归 1.5g　蜀椒 1.5g（炙，去油气）　甘草 3.0g　鳖甲手指大小一片（炙）　雄黄 0.7g（研碎）

将上六味药物置于 800mL 水中，煮取 200mL 顿服。老人、小儿分两次服，使汗出。

原南阳的乙字汤是否从该方得到些启发，乙字汤配伍有升麻、当归和甘草。

【参考】

对于本条出现的百合病、狐惑病、阴阳毒病，浅田宗伯在《杂病论识》中进行了如下论述，认为这些疾病自宋唐以降已不可见。

"以上三病，灵素（《灵枢》《素问》）亦未尝论及，唯自此书始见之。并且巢源（《病源候论》）、千金、外台等述之更详。及降，至宋明之际，已无一人复议之。因而思之，该病莫非于两汉前后始见，而经两晋至隋唐，乃绝迹。盖于疾病之人亦仅为造化。不应以今之所无而惘古之所有，故姑且疏其义，以期后世。岂能谓必亲验实论乎"。

瘧病脈證并治第四

脈證二条　方六首

虐，在江户时代念作 okori，现在称疟疾 malaria。《说文解字》云：虐，寒热休作。《释名》云：虐，酷虐也。

【原文】

師曰：瘧脈自弦。弦數者多熱，弦遲者多寒。弦小緊者下之差。弦遲者可溫之。弦緊者可發汗鍼灸也。浮大者可吐之。弦數者風發也。以飲食消息止之。《外台》風發作風疾。

【解读】

本条论述根据脉证进行虐病治疗及治疗基准。疟病之脉基本上以弦为原则和常规。该病为半表半里之病，具有表里之证，呈往来寒热的病状。虽然《伤寒论》少阳病的小柴胡汤证将汗、吐、下视为禁忌，但在虐病的场合却不同。脉弦而频数者，热多，为白虎加桂枝汤证、柴胡去半夏加栝楼汤证。脉弦小紧者，下之则愈，为鳖甲煎丸证。脉弦迟者，宜温之，为柴胡桂枝干姜汤证。脉弦紧者应发汗，为牡蛎汤证。脉浮大者应吐，为蜀漆散证。脉弦数者，从风邪所发而多热，用饮食养生的方法治疗。

【原文】

病瘧以月一日發，當以十五日愈。設不差，當月盡解。如其不差，當云何？師曰：此結爲癥瘕①，名曰瘧母。急治之宜鱉甲煎丸。

鱉甲煎丸方

鱉甲十二分，炙　烏扇②三分，燒　黃芩三分　柴胡③六分　鼠婦④三分，熬　乾薑三分　大黃三分　芍藥五分　桂枝三分　葶藶⑤一分，熬　石葦⑥三分，去毛　厚朴三分　牡丹⑦五分，去心　瞿麥⑧二分　紫葳⑨三分　半夏一分　人參一分　䗪蟲⑩五分，熬　阿膠⑪三分，炙　蜂窠⑫四分，炙　赤硝⑬十二分　蜣蜋⑭六分，熬　桃仁⑮二分右二十三味，爲末，取鍛竈下灰⑯一斗清酒一斛五斗浸灰，候酒盡一半着鱉甲於中。煮令泛爛如膠漆，絞取汁内諸藥。煎爲丸。如梧子大。空心服七丸，日三服。

【注釋】

①癥瘕——腹中的肿物。

②乌扇——同射干。《古方药品考》记载如下："射干，能解咳逆喉痹。《本经》曰：射干，味苦，平，主咳逆上气，喉痹咽痛，散结气。"

③柴胡——《古方药品考》论述如下："柴胡，利气，御表，和里。《本经》曰：柴胡，味苦，平，去心腹胃肠中结气。主饮食积聚，寒热邪气，推陈致新。按，该草好生于阳地，其根经年而不死。气味苦辛，芳散。故善泄利结气，防表和里。以治往来寒热，胸胁苦满，微烦瘀热等。"

④鼠妇——《古方药品考》论述如下："鼠妇，破结，仿佛同䗪虫。《本经》曰：鼠妇，味酸，温。主气癃（小便闭），不得小便。主妇人经闭，血瘕，痫痉，利水道。按，其物伏于阴湿之下，其性破里分之结闭，效若䗪虫。"

⑤葶苈——《古方药品考》论述如下："葶苈，主治喘满，短气。《本经》曰：葶苈，味苦，寒。主癥瘕，积聚，结气，破坚，逐邪，通利水道。按，其味辛，苦，故能治痰喘，咳逆，水气。"

⑥石韦——《古方药品考》论述如下："石韦，消热，通利尿道。《本经》曰：石韦，味苦，平。主劳热，邪气，五癃闭，利小便水道。（癃，指小便不利）按，其性生于幽谷石上，味淡涩，下降，故用此则消散邪热能通利尿道。"

⑦牡丹——《古方药品考》记载如下："牡丹，活血，清凉烦热。《本经》曰：牡丹，味辛，寒。除癥坚，瘀血，安五脏，疗痈疮。时珍曰：和血，凉血，治血中伏火，除烦热。"

⑧瞿麦——《古方药品考》言其功效如下："瞿麦，泻尿逐膀胱之邪。《别录》曰：瞿麦，味苦辛，无毒。主养肾气，逐膀胱邪逆。按，其味微苦微辛，能通泻尿道，逐膀胱湿邪，以治小便不利及淋漓等。"

⑨紫葳——《古方药品考》云："紫葳，破瘀，补气血之虚。《本经》曰：紫葳，味酸，微寒。主妇人产乳余疾，崩中，癥瘕，血闭，寒热，赢瘦。按，其花气味苦甘微涩。故能破瘀血，补气血之虚损。"

⑩䗪虫——《古方药品考》云:"䗪虫,专泻蓄血,癥结。《本经》曰:䗪虫,味咸,寒,有毒。主心腹寒热洗洗,血积,癥瘕。破坚,下血闭,生子。按,其性伏于中土,能穿穴隙。其味淡甘有毒。故专泻,除积结,破血块。"

⑪阿胶——从牛、马、驴、羊等动物皮制得的胶。《古方药品考》云:"阿胶,补益,固卫血液。《本经》曰:阿胶,味甘,平。治心腹内崩,劳极。主洒洒如虐状,腰腹痛,四肢酸疼,女子下血,安胎。《别录》曰:疗丈夫小腹痛,虚劳羸瘦,阴气不足。按,皮性能固卫血液,味淡甘专主补益,故疗虚劳、虚烦及下血、吐血、血虚等。"

⑫蜂窠——露蜂房,《古方药品考》云:"蜂窠,开郁,专疗癫疾。《本经》曰:露蜂房,味苦,平。主惊痫,瘈疭(痉挛),寒热邪气,癫疾。"

⑬赤硝——即赤山之朴硝之意,同朴硝。《古方药品考》云:"朴硝,降泄宿食,烦热。《本经》曰:朴硝,味苦,寒。主百病,除寒热邪气,逐积聚,结固。"

⑭蜣螂——《古方药品考》记载:"蜣螂,能散毒结。《本经》曰:蜣螂,味咸,寒。主小儿惊痫,瘈疭,腹胀,寒热。主大人癫疾,狂易。按,其质昼伏于粪土,夜飞行。其性寒阴,有毒。故能解热毒。"

⑮桃仁——《古方药品考》记载:"桃仁,血分,润通大便。《本经》曰:桃核仁,味苦甘,平。主瘀血,血闭,癥瘕邪气。"

⑯锻灶——锻铁炉灶中的灰。

【解读】

患疟疾病,如果于当月一日发病,则应于十五日时治愈。如果此时不能治愈,则于月末治愈。如果即使这样也不能治愈的话,应该如何是好?老师回答说,疟疾病形成瘀积,腹部出现肿块,其名为疟母。应当尽快治疗,宜给予鳖甲煎丸。

鳖甲煎丸方

鳖甲十二分(炙)　乌扇三分(烧)　黄芩三分　柴胡六分　鼠妇三分(熬)　干姜三分　大黄三分　芍药五分　桂枝三分　葶苈一分(熬)　石韦三分(去毛)　厚朴三分　牡丹五分(去心)　瞿麦二分　紫葳三分　半夏一分　人参一分　䗪虫五分(熬)　阿胶三分(炙)　蜂窠四分(炙)　赤硝十二分　蜣螂六分(熬)　桃仁二分

将上二十三味药物除鳖甲外的二十二味制成粉末，按以上的比例混合。另取炉灶灰一升，以清酒一斗五升，浸灰，待酒变成一半时，将鳖甲渍于其中，煮至黏稠，如胶如漆状，绞取汁，然后将二十二味置入，煎制成丸，如梧桐子大小。空腹时服用七丸，日服三次。

本条论述了慢性疟疾病明显脾肿大者的治疗，但现代临床实用性减弱，药材的收集也很困难。该方整体上治疗瘀血的药物较多，对于其祛瘀血作用来说，并不限于疟疾，用于有肿物形成的疾病则更有意义。

【原文】

师曰：陰氣孤絕，陽氣獨發，則熱而少氣①煩冤②，手足熱而欲嘔，名曰癉瘧③。若但熱不寒者，邪氣內藏於心，外舍分肉之間，令人消鑠④肌肉。宋本、俞本、赵本，肌作脱。

【注释】

①少气——浅表呼吸。不能进行深呼吸，呼吸动作浅。

②烦冤——痛苦而烦闷。

③癉疟——癉，有热和黄疸两个意思，这里为热之意。癉虐同下条温疟。

④消铄——消融，融化。

【解读】

阴气与阳气不能很好地调和，阴气不与阳气相交，阳气离开阴气，仅仅阳气发动起来，呼吸变浅，烦闷而痛苦，手指发热，将脚从被子里伸出去，恶心欲呕，这种情况为癉疟。如果仅现发热而无恶寒者，为邪气隐藏于作为阳脏的心中，热邪妄行而充寓于皮肉之间，夺取营养，消损肌肉，而使其瘦，成为非常衰弱的状态。

【原文】

溫瘧①者，其脈如平②，身無寒，但熱，骨節疼煩，時嘔。白虎加桂枝湯主之。

白虎加桂枝湯方

知母六兩　甘草二兩，炙　石膏一斤　粳米二合，《千金》作六合，据《傷寒論》作六合爲是　桂枝三兩，去皮，原脱枝字，今補

右剉，每五錢，水一盞半③，煎至八分，去滓，溫服，汗出愈。《千金》作右四味㕮咀，以水一斗二升，煮米爛，去滓，加桂心三兩，煎取三升，分三服，覆令汗，先寒發熱汗出者愈。

【注释】

①温疟——五牛道人在《金匮要略方析义》中论述道："《素问》云：温疟者，先热后寒。此处曰无寒但热。两说似抵牾而不相容。窃以为，此处所言温疟，并非问初始时热之先后有无。唯特言其热从内而出行于外，故得此名耳。如温病之义。盖若出则阳盛，故热。若衰则复入里，入则阳虚。阳虚则寒，故先热而后寒。此曰无寒但热者，谓其不因热寒而发也。与前条但热不寒者语义自殊。盖《素问》审其证而陈其状，并未现其异处。壮热微寒者，为温疟之候，尤应可证。"

②脉如平——脉象似乎平稳，但因疟脉当弦，故有弦之迹象。故曰如平。痰饮篇中其脉平者，乃非弦脉之意，与此处脉如平略有不同。

③水一盞半——盞有大、中、小之分。一大盞约一升（日本的一合），一中盞约五合（日本的五勺），一小盞约三合（日本的三勺）。

【解读】

被称为温疟的疟疾病，因为从脉象上看无寒，所以带有弦象而略近似平，仅有发热，关节疼痛，有时恶心，此为白虎加桂枝汤主治之证。骨节疼烦是加入桂枝的指征吧。如果无骨节疼烦，白虎汤或白虎加人参汤即可。结合上条，应当是对于热邪"内藏于心"配以白虎汤，对于"外舍皮肉之间"配以桂枝，所以，以此而去除表里之热。

白虎加桂枝汤方

知母 8.0g　甘草 2.0g（炙）　石膏 20.0g　粳米 5.0g（现据《千金》《伤寒论》作 15.0g）　桂枝 4.0g（去粗皮）

原文的煎煮法并不实用，所以参酌《千金方》，将桂枝以外的四味药物置于 2400mL 水中，煎煮至粳米烂熟，再加入桂枝，煎至 600mL，去滓，分三次服用。

我曾将该方去桂枝加黄连用于治疗湿疹，为慢性湿疹，重度瘙痒，体温未升高，口咽很渴而欲饮水，这意味着有内热。湿疹分布在颜面连及颈部，较为干燥，非常痒。湿疹有外热时会很痒，可以说是一种心绪烦狂程度的瘙痒。

【原文】

瘧多寒者，名曰牡瘧[①]。蜀漆散主之。

蜀漆散方

蜀漆[②]燒去腥　雲母[③]燒二日夜　龍骨[④]等分

右三味，杵爲散，未發前，以漿水[⑤]服半錢。溫瘧加蜀漆半分，臨發時，服一錢匕。一方雲母作雲實。

【注释】

①牡疟——牡乃雄，为阳，为热。牝乃雌，为阴，为寒。所以此处牡须为牝。《外台秘要》作牝疟。

②蜀漆——用作截疟剂，于疟疾发热前顿服。有催吐作用。《神农本草经》有"蜀漆，味辛平，主疟及咳逆，寒热，腹中癥坚，痞结积聚"的记载。

③云母——一本作云实。《名医别录》载："云母，味甘平，下气，坚肌，续绝补中，治五劳，七伤，虚损，少气，止痢。"《神农本草经》有"云实，味辛温，治泄利，肠癖，止痛，除寒热"的记载。

④龙骨——史前哺乳动物的化石。《名医别录》载："白龙骨，微寒，疗心腹烦满，夜卧自惊，养精神，安五脏。又治梦寐泄精，小便泄精。"

⑤浆水——米醋。炊熟粟米，投于冷水中，浸五六日后，味变酸，生出白花。

【解读】

疟疾病其恶寒程度重者称为牝疟。此为蜀漆散主治之证。推测牡字为牝字之误。

蜀漆散方

蜀漆（洗去生臭气）　云母（烧二昼夜）　　龙骨　以上各药等分

将上三味药物制成粉末，于疟疾发作前，用米醋服 0.5g。对温疟再加蜀漆半分左右，发作时服用 10.0g。（另有一方以云实代替云母）

【原文】

附外台秘要方

牡蠣湯，治牡瘧。

牡蠣四兩，熬　麻黃四兩，去節　甘草二兩　蜀漆三兩

右四味，以水八升，先煮蜀漆、麻黃，去上沫，得六升，內諸藥，煮取二升，溫服一升。若吐則勿更服。

【解读】

恶寒少而发热剧的温疟（牡疟）为牡蛎汤的主治之证。从该牡蛎汤以下，系宋林亿等于唐代《外台秘要》中推测为仲景方药而采用的。

牡蛎 5.0g（熬）　麻黄 5.0g（去节）　甘草 2.5g　蜀漆 4.0g

将上四味药物置于 1600mL 水中，先煮蜀漆和麻黄，去除浮于表面的泡沫，煎煮至 1200mL，将其他药物放入，煎煮至 400mL，温服 200mL。

服药后如果出现呕吐，可停止后服。

【原文】

柴胡去半夏加栝樓湯，治瘧病發渴者。亦治勞瘧[①]。

柴胡八兩　人參　黃芩　甘草各三兩　栝樓根四兩　生薑二兩，《千金》《外台》作三兩　大棗十二枚

右七味，以水一斗二升，煮取六升，去滓，再煎取三升，溫服一升。日二服。趙本，二服作三服。

【注释】

劳疟——虚劳之劳，衰弱的疟病患者。

【解读】

柴胡去半夏加栝楼汤，治疗疟疾病患者诉口渴者。另外还用于长期患疟疾病而衰弱者。

柴胡 10.0g　人参、黄芩、甘草各 4.0g　栝楼根 5.0g　生姜 3.0g（《千金》《外台》4.0g）　大枣 4.0g

将上七味药物置于 2400mL 水中，煎煮至 1200mL，去滓，再煎煮至 600mL，温服 200mL。一日服二次。（赵本作三次）

【应用】

我没有用该方药治疗疟疾病的经验。但对于肺结核不愈，长期持续发热而衰弱者，我看做是劳疟，经常使用该方。该方为小柴胡去半夏加栝楼根。

【原文】

柴胡桂姜湯，治瘧寒多，微有熱，或但寒不熱，服一劑如神。

柴胡半斤　桂枝三兩，去皮　乾薑二兩　栝樓根四兩　黃芩三兩

牡蠣二兩，熬　甘草二兩，炙

右七味，以水一斗二升，煮取六升，去滓再煎，取三升，溫服一升，日三服。初服微煩，復服汗出便愈。

【解读】

柴胡桂姜汤（柴胡桂枝干姜汤）主治疟疾病，恶寒多发热少者，或者仅恶寒而不发热者。服用一剂如神，恐为后人的注释文字吧。

柴胡 10.0g　桂枝 4.0g（去粗皮）　干姜 2.5g　栝楼根 5.0g　黄芩 4.0g　牡蛎 3.0g（熬）　甘草 2.5g（炙）

将上七味药物置于 2400mL 水中，煎煮至 1200mL，去渣，再煎煮至 600mL，温服 200mL。一日服三次。

【应用】

柴胡桂枝干姜汤是在《伤寒论》《金匮要略》的柴胡剂中最接近于阴证的药方。流行性感冒、肺炎等，恶寒甚者，有该方的适应证。另外可用于一般杂病中作为柴胡加龙骨牡蛎汤虚证者。

【参考】

和田东郭在《蕉窗方意解》中，对该方药说明如下："该方为小柴胡汤之变方，其证多为蓄饮。故柴胡、黄芩透疏两胁心下，桂枝、干姜走上下左

右，温缓蓄饮使其下降，即合力于柴胡、黄芩。遂成既有右四味弛缓两胁心下，又以栝楼根之苦味推动胸中、牡蛎甘草将蓄饮消导于小水之意。不用人参因胃气未有亏损，不用半夏、生姜因无呕气，不用大枣因该方组合尽为使蓄饮畅利之疏通剂也，不可不知。（以下略，译者注）"

中風歷節病脈證並治第五

論一首　脈證三条三當作七　方十二首

该篇论述中风和历节病的证候与治疗。《伤寒论》的中风，相当于现在的感冒，《金匮要略》的中风相当于现在以半身不遂为主诉的脑出血、脑软化症、脑梗塞等疾病。历节，即关节。

【原文】

夫風之爲病，當半身不遂①。或但臂不遂者，此爲痹②。脈微而數③。中風使然。

【注释】

①不遂——遂，服从意志之意，不遂，指不顺从意志。
②痹——痹，指闭而无用。有麻痹之意。
③脉微而数——微为正气虚，数为邪气胜正气之意。

【解读】

所谓中风，指引起半身不遂的疾病。也有仅为臂膊不能动者，此非中风，仅为臂膊麻痹。中风，脉象应当微而数。

【原文】

寸口脈，浮而緊。緊①則爲寒，浮②則爲虚。寒虚相搏，邪在皮膚。浮者血虚，絡③脈空虚，賊邪不瀉④。或左或右，邪氣反緩⑤，正氣即急，正氣引邪，喎僻⑥不遂。邪在於絡，肌膚不仁。邪在於經，即重不勝。邪入於腑，即不識人。邪入于臟，舌即難言，口吐涎。

【注释】

①緊——感染风寒初始时所见脉象。
②浮——血气虚衰之状。

③络——血管。

④不泻——邪气不能去除。

⑤缓——有邪气的一方肌肉弛缓。

⑥㖞僻——口歪为㖞，身体偏倚曰僻。

【解读】

本条以紧脉为主、中风而偏于寒者为例，论述邪气由外而入，渐渐深入的过程。关于将脑出血和脑软化考虑为外来邪气侵入而发病的想法，可读《金匮要略》"脏腑经络先后病"篇的"夫人禀五常"一章，当可理解。

寸口脉紧而浮。紧，意味着寒邪，浮，意味着里虚。这种紧与浮合而为一表现出来，为邪在皮肤。脉象浮表示血管处于虚的状态，为此邪气不得祛除。病邪存在于左或者右的半身，有邪气的半身弛缓，无病邪的半身痉挛。这是因为正气牵引邪气的缘故，出现口歪，肢体偏瘫，活动不随意。邪气在络时，皮肤麻痹，邪气在经时，身体重滞，邪气入于腑，则意识丧失，邪气入于脏，则难于言语，口流涎水。虽然言络、言经、言腑、言脏，分别叙述各自症状，但其语义深浅仅至论述病情轻重而已，并非另有深意。

【原文】

侯氏黑散①，治大風②四肢煩重，心中惡寒不足③者。《外台》治風癲④

菊花⑤四十分 白朮十分 細辛⑥三分 茯苓⑦三分 牡蠣三分 桔梗⑧八分 防風⑨十分 人參三分 礬石⑩三分 黃芩五分 當歸三分 乾薑三分 芎藭⑪三分 桂枝三分

右十四味，杵爲散。酒服方寸匕，日一服。初服二十日，溫酒調服。禁一切魚肉大蒜，常宜冷食。六十日止。即藥積在腹中不下也。熱食即下矣。冷食自能助藥力。原本自謂曰今正。

【注释】

①侯氏黑散——隋代《诸病源候论》中有"于仲景之经，有侯氏黑散"之语，推测该黑散为魏晋至隋代间流行的五石寒食散之类吧。

②大风——《素问·生气通天论》曰："虽有大风苛毒，弗之能害"，指风邪大者，而在《素问·长刺节论》有"病大风，骨节重，须眉堕，名

曰大风"的记载。鉴于本条中有四肢烦重,据此推测应为后者。

③心中恶寒不足——大概是心中不足恶寒之意吧。

④风癫——《诸病源候论》曰:"风癫者,由血气虚,邪入于阴经故也。人有血气少,则心虚而精神离散,魂魄妄行。因为风邪所伤,故邪入于阴,则为癫疾。"

⑤菊花——《神农本草经》记载:"菊花,味苦无毒。主诸风,头眩,肿痛,目欲脱,泪出。"对于药材,内藤尚贤在《古方药品考》中作以下论述:"菊花,有数百种。但其中称为甘菊者最为适用。其真品花色黄,瓣长,味微苦。宜于家中制备。药铺所贩卖者伪杂品甚多,须选择而用。且陈久者不堪用。"

⑥细辛——《神农本草经》记载:"细辛,味辛温,主咳逆,头痛,百节拘挛,利九窍。"《名医别录》曰:"温中,下气,破痰利水道,开胸中滞结,除喉痹。"

⑦茯苓——《神农本草经》记载:"茯苓,味甘,无毒。主胸胁逆气,恐悸,心下结痛,寒热烦满,咳逆,口焦舌干。利小便。"《名医别录》曰:"止消渴,胸中痰水,水肿,淋结。"

⑧桔梗——《神农本草经》记载:"桔梗,味辛,微温,主胸胁痛如刀刺,腹满,肠鸣。"《名医别录》曰:"利五脏,胃肠,补血气,除寒热风痹,温中消谷,疗咽喉痛。"

⑨防风——《古方药品考》中作以下论述:"防风,逐风,散骨节疼痛,《本经》曰:防风,味甘,温。主大风(犹言中风),头眩痛,恶风,风行周身,骨节疼痛。按,其性能耐暑热,恶寒冷。其根直,入土甚深。味甘温,滋润,故其能逐寒湿,浮散骨节间滞气,除疼痛。夏月易蛀,须曝干。防风药材有数种,该称种防风者(或称为藤助防风),根形如大指,长一尺五七寸,留芦头仅二寸,味甘温滋润者佳。此为享保(日本江户时代年号,享保元年为1716年,译者注)年中,始移栽汉种,今出于和州宇陀。又江户防风(或称为真防风),其根微屈曲,长五七寸,黄褐色,味淡苦,此为石防风,出于佐州、羽州。又伊吹防风,形如鼠尾,长五七寸,亦留芦头。(故或称笔防风)此为邪蒿之根,出于江州的伊吹。又五岛防风,形肥大如独活,削粗皮。(故称削防风)此为防葵之根。又濑户防风,形似种防风,白褐色,味淡薄,此为滨防风之根。一并非真品。又,今有舶来品者,形色与伊吹防风相似。此为杂于其他药物而混入者,不足为信。"从以上诸

说我们可以知道，自江户时代开始，防风药材就有很多问题，现在一般市售者为滨防风。真防风也勉强可以得到。

⑩矾石——也称白矾，即现在的明矾。《神农本草经》记载："矾石，味酸，寒。主寒热泄利，白沃，阴蚀，恶疮，目痛。坚骨齿。"

⑪川芎——《古方药品考》中记载："川芎，上达，破瘀，顺血。《本经》曰：川芎，味辛，温。主中风，入脑，头痛，寒痹，筋挛，缓急，金疮，妇人血闭无子。《大明本草》曰：破癥结，宿血，消瘀血。按，其气味辛，温，芳烈。故上能达头脑，下亦可破瘀血而顺气血。以疗头痛，腹中疠痛，经闭，诸疮之毒。"

【解读】

侯氏黑散出现在中风篇有些奇怪。在《外台秘要》中记载侯氏黑散治疗风癫。风癫与中风是完全不同的疾病。

后藤慕庵在其所著《金匮要略方析义》论述道："此方疑是寒食散类而非中风家治方。《外台秘要》收录于风癫部之中。按此书的体裁，证在前而方在后，未尝有方在前而证在后者。此方及下项的风引、地黄二方更无证具，夫复无疑。因而推断曰：《伤寒杂病论》本有中风之治方，相传既久，以致证存而方亡失。宋代林亿等，认为癫痫并属风病，遂以其方附焉，如此而已。此方绝不可为中风之套药。"这段论述值得倾听。

侯氏黑散，治疗大风病而四肢重滞、情绪不良、精神不安定及恶寒者有效果。（《外台秘要》记载治疗风癫）

菊花13.2g　白术3.3g　细辛1.0g　茯苓1.0g　牡蛎1.0g　桔梗2.6g　防风3.3g　人参1.0g　矾石1.0g　黄芩1.6g　当归1.0g　干姜1.0g　川芎1.0g　桂枝1.0g

将上十四味药物，杵为粉末，按照上述比例混合，用酒服用2.0g，一日服一次。在最初的二十日用温酒送服。禁食一切鱼肉、大蒜。宜常食冷食。服用六十日则停止。于是药物积于腹中而不下。此时食用热食则下。食用冷食可以助药力。

【参考】

鲁迅著有《魏晋风度及文章与药及酒之关系》，其中有关于"五石寒食散"的很有趣味的文章，日本有佐藤春夫和增田涉的译本。现引用如下：

"何晏有两件事我们是知道的。第一，他喜欢空谈，是空谈的祖师；第二，他喜欢吃药，是吃药的祖师。此外，他也喜欢谈名理。他身子不好，因此不能不服药。他吃的不是寻常的药，是一种名叫'五石散'的药。

'五石散'是一种毒药，是何晏吃开头的。汉时，大家还不敢吃，何晏或者将药方略加改变，便吃开头了。五石散的基本，大概是五样药：钟乳石、石硫黄、白石英、紫石英、赤石脂，另外怕还配点别样的药。但现在也不必细细研究它，我想各位都是不想吃它的。

从书上看起来，这种药是很好的，人吃了能转弱为强。因此之故，何晏有钱，他吃起来了，大家也跟着吃。那时五石散的流毒就同清末的鸦片的流毒差不多，看吃药与否以分阔气与否的。现在由隋巢元方做的《诸病源候论》的里面可以看到一些。据此书，可知吃这药是非常麻烦的，穷人不能吃，假使吃了之后，一不小心，就会毒死。先吃下去的时候，倒不怎样的，后来药的效验既显，名曰'散发'。倘若没有'散发'，就有弊而无利。因此吃了之后不能休息，非走路不可，因走路才能'散发'，所以走路名曰'散发'。比方我们看六朝人的诗，有云'至城东行散'，就是此意。后来作诗的人不知其故，以为'行散'即步行之意，所以不服药也以'行散'二字入诗，这是很笑话的。

走了之后，全身发烧，发烧之后又发冷。普通发冷宜多穿衣，吃热的东西。但吃药后的发冷刚刚要相反：衣少，冷食，以冷水浇身。倘穿衣多而食热物，那就非死不可。因此五食散一名寒食散。只有一样不必冷吃的，就是酒。

吃了散之后，衣服要脱掉，用冷水浇身，吃冷东西，饮热酒。这样看起来，五石散吃的人多，穿厚衣的人就少，比方在广东提倡，一年以后，穿西装的人就没有了。因为皮肉发烧之故，不能穿窄衣。为预防皮肤被衣服擦伤，就非穿宽大的衣服不可。现在有许多人以为晋人轻裘缓带，宽衣，在当时是人们高逸的表现，其实不知他们是吃药的缘故。一班名人都吃药，穿的衣都宽大，于是不吃药的也跟着名人，把衣服宽大起来了。

还有，吃药之后，因皮肤易于磨破，穿鞋也不方便，故不穿鞋袜而穿屐。所以我们看晋人的画像和那时的文章，见他衣服宽大，不鞋而屐，以为他一定是很舒服，很飘逸的了，其实他心里都是很苦的。

更因皮肤易破，不能穿新的而宜于穿旧的，衣服便不能常洗。因不洗，便多虱。所以在文章上，虱子的地位很高，'扪虱而谈'，当时竟传为美事。

到东晋以后，作假的人就很多，在街旁睡倒，说是'散发'以示阔气。"

【原文】

寸口脈遲而緩，遲則爲寒，緩則爲虛。榮緩則爲亡血，衛緩則爲中風①。邪氣中經②，則身癢而癮疹③。心氣不足④，邪氣入中，則胸滿而短氣。

【注释】

①荣缓、卫缓——《伤寒论》有"荣行脉中，卫行脉外"之语，由此可以知道，荣为活动于血中之气，卫为护卫体表之力。

②经——与脏腑相对应的是经脉，这里指体表。

③癮疹——指荨麻疹样疾病。

④心气不足——有观点认为"足"为"定"字之误，故为心气不定。

【解读】

本条举出荣缓、卫缓，论述荣缓为贫血，卫缓为中风。从"寸口脉"至"为虚"为宾语。

如果寸口脉迟而缓，迟脉为寒，缓脉为虚，所以在血中产生作用的荣如果出现缓，则意味着贫血，护卫体表的卫如果出现缓，则意味着中风。邪气中于表，身体出现瘙痒性荨麻疹样疾病。精神方面不安定，邪气进入体内，则出现胸胀满，呼吸迫促。

【原文】

風引湯，除熱癱癇①。據《幼幼新書》，癱當作癲。

大黃　乾薑　龍骨各四兩　桂枝三兩　甘草　牡蠣各二兩　寒水石②　滑石　赤石脂③　白石脂④　紫石英⑤　石膏各六兩

右十二味，杵，粗篩，以韋囊⑥盛之，取三指撮，井花水⑦三升，煮三沸，溫服一升。治大人風引⑧，少小⑨驚癇⑩瘈瘲⑪，日數十發，醫所不療，除熱方，巢氏⑫云，腳氣宜風引湯。

【注释】

①瘫痫——痫，指发作性痉挛。瘫，瘫风、瘫痪同义语，为肌肉痉挛，四肢麻痹、难以活动的疾病。

②寒水石——称为寒水石者，有两个不同的种类，一种为方解石，另一种为盐卤凝固后的产物。这里指后者。《古方药品考》记载："寒水石，除肠间热。苦盐石。别名凝水石。《本经》曰：凝水石，辛寒，主身热腹中积聚，邪气。"

③赤石脂——亦称桃花石，为含一定程度氧化石的白石脂，即白陶土。《神农本草经》曰："赤石脂，主黄疸，泄利，肠澼，脓血，阴蚀，下血赤白。"

④白石脂——白陶土，即含水硅酸钙。功效同赤石脂。

⑤紫石英——《神农本草经》曰："紫石英，味甘，温，主心腹咳逆邪气，补不足。"

⑥韦囊——鞣皮（熟皮）制成的袋子。

⑦井花水——早晨最先汲取的水。《古方药品考》记载："井花水，凉，宜于煮诸药。《别录》曰：井华水，味甘，平，主九窍大惊出血，以水浇面。按，平旦，真阳之气浮于水面。先吸之，曰井花水。宜煮补心、除热之诸药。"

⑧风引——指因瘫痫病等出现的四肢肌肉抽搐痉挛。

⑨少小——指少年。少，指十八岁以下。小，指六岁以下。

⑩惊痫——以惊为原因引起的痫。痫为惊、癫、狂的总称，兼有的意思较广。

⑪瘈疭——抽搐痉挛的疾病。

⑫巢方——巢元方的《诸病源候论》。

【解读】

风引汤有治疗热性瘫痫的功效。（《幼幼新书》中瘫作癫，宜从之而改作癫）

大黄、干姜、龙骨各 5.0g　桂枝 4.0g　甘草、牡蛎各 3.0g　寒水石、滑石、赤石脂、白石脂、紫石英、石膏各 8.0g

将上十二味药物杵为粉末，粗筛之，置于皮囊中，取三指撮量，用清晨汲取之水 600mL 煎煮，使其略沸腾后温服 200mL。

该方用于成人风引、小儿癫痫，抽搐痉挛一日发作数十次而医治无效者，为祛热的方药。此处之"热"，并非体温上升，而是指新陈代谢亢进状态，相对于寒而言。巢元方的方药记载宜于脚气病，此处的脚气病，指腿脚的麻木、痹痛、活动不利等，包括所有腿脚方面的疾病，甚至因脊髓疾病而致腿脚活动不利者，并非现在所说的脚气。

【应用】

我曾一度制作该药用于治疗难治性癫痫，很有效，感到惊奇。患者癫痫频繁发作，多方治疗无效。于是想用迄今患者尚未服用过的药物，找到风引汤，如条文所示制作，使服用，患者病状大有好转。后来仍想用该方，但药材凑不齐便未再使用。寻找不到白石脂、紫石英等，并且制作粉末也很费事。但该方是有试用价值的药方，用法也有多种。

有持桂里（1758—1835，日本江户时代医家，译者注）在所著《方舆輗》记载了使用该方的经验，很有意义。根据有持桂里的说法，寒水石为凝水石，为盐的苦水凝固之物，而药铺将方解石当作寒水石，无效。在此引用出版本《校正方舆輗》内容，与出版以前的抄写本内容略有不同。手抄本的内容见于杂志《活》连载中的风引汤内容。

"热瘫痫者为奇疾，当然应有奇药以疗之。即所谓詹公之钓，千岁之鲤不能避。（詹公，古得道而善钓者，有精术，故能得千载之鲤。见于《淮南子》）

余尝治洛西一士人，年弱冠余，患此症已久。头面歪斜，手足挛缩，其状异形奇态恰如傀儡，二三年来群医尽其技而未瘥。最后请余诊治，即予此汤。十余日其制引半减，四五十日，诸症尽去，恢复如常，人皆惊叹。用此方救活小人惊痫、瘛疭日数十次发者不知几何人矣。此方于汉土名医书中间有记载，但于吾邦尚未闻有一人举用者。越前奥村翁自幼嗜好医方，始于吐剂，凡百方药，尚未使用于人者，采掇而一一试之。其例先试于己，次验于家人，后博施于众。其用心仁而勤，即如该方亦出于翁之试验。嗟乎，奥村氏继往启来，其功莫大焉。"

【原文】

防己地黄湯，治病如狂狀，妄行獨語①不休，無寒熱，其脉浮。

　　防己一分　桂枝三分　防风三分　甘草一分

　　右四味，以酒一杯渍之一宿，绞取汁。生地黄二斤，㕮咀，蒸之如斗米饭②久，以铜器③盛其汁，更绞地黄汁，和分再服。

【注释】

①妄行独语——胡言乱语，荒唐的行为。

②斗米饭——指炊一斗米饭的时间。

③铜器——地黄忌铁，所以用铜器。

【解读】

防己地黄汤，治疗如精神病样，不停地出现荒唐反常的动作，自言自语，无恶寒和发热，脉浮的病状。

防己 0.3g　桂枝 1.0g　防风 1.0g　甘草 0.3g

将上四味药物置于 200mL 酒中，浸渍一晚，挤榨取汁液。另取生地黄 40.0g，切碎，用约炊一升米的时间，蒸生地黄。将先前榨取的汁液用铜器盛装，另将蒸好的地黄，挤榨取汁液，将二者混合，分二次服用。

【评论】

该方同前二方，先出方，而后出症状，这一点是与《伤寒论》《金匮要略》古文的不同之处。《伤寒论》《金匮要略》为证候在前，而后为"〇〇汤主之"，但《千金方》为先出药方，为"治……"

多纪元坚《金匮要略述义》云：按，据千金方眩门，此方系徐嗣伯之方。同是元坚著《金匮剳记》云："此方似非仲景原方，故诸家云宋人之附方。"

【原文】

頭風摩散方

大附子一枚，炮　鹽等分

右二味，爲散，沐了。以方寸匕。已摩①疢上，令藥力行。《千金》《外台》無已字。

【注释】

已摩——《千金方》里仅有"摩"字，无已字。"己"字为"自己"

"本人"的意思，在此意义不通。所以取"已"字为"强烈、剧烈"之意，已摩则可解释为用力摩擦之意。

【解读】

头风摩散方

大附子一枚，炮　盐等分

将上二味制成粉末，混合，头洗后，取粉末 2.0g 于疼痛处用力摩擦，使药物吸收进去。

头风应当是"头痛"病吧。这种外用药物的适应证是怎样的头痛呢？有一种头痛，即使触摸到疼痛处的头发也会出现头痛，若使用麻黄细辛附子汤可很快治愈，如果使用头风摩散也会有效的吧。

《金匮剳记》云："此方不可视为仲景原方，附子、盐二味为散痛之意。已字当无，摩者外擦药，附子逐表之风寒湿三气。"

【原文】

　　寸口脉沉而弱，沉即主骨，弱即主筋。沉①即爲肾，弱②即爲肝。汗出入水中，如水伤心③，歷節黄汗出。故曰歷節。

【注释】

①沉——为表示肾气不足之脉，肾主骨。

②弱——意味着肝血不足，肝主筋。

③心——大概为表字之误。

【解读】

· 本条如果按照字面来读则意义难以明了。在此试以浅田宗伯的《杂病论识》相应内容进行解说。

本条论述了历节（关节疼痛的疾病）病的纲领，但含义难解，推测有错简存在。根据《脉经》记载，"弱即为肝"后与提前出现的"味酸则伤筋"条相接而成为一条，而无"汗出"以下十八字。如此则意义犹可通，似以服从《脉经》为宜。推测心字为表字之误。历节，指全部关节疼痛的疾病。黄汗，指汗色如黄柏煎汁。在水气病篇中，黄汗病为汗出入水中洗浴，水从汗孔入而发病。现在将这两篇内容进行比较考察，历节与黄汗为同

— 87 —

源而异流。黄汗由上焦郁滞所致，历节为筋骨同时受累而起病。二者同为邪气所伤，但病分上下，此为不相同之处。阅读后面相关章节便会明白，这一类疾病并非全部由外邪引起，饮酒、湿邪侵入、汗出当风，或风与湿邪内外俱存，合络搏结而成痹。发病之机制多种多样。

后世将历节称为痛风。痛风这一病名第一次出现是在《百一选方》中，但是并非仅指历节病。

【原文】

跌陽脈浮而滑，滑則穀氣實，浮則汗自出。

【解读】

足背动脉的搏动出现浮而滑，滑则意味着胃肠机能的充实，浮则表示汗自然而出。这里"浮则汗自出"以下可能有错简存在，其意义欠通。

【原文】

少陰脈①浮而弱，弱則血不足，浮則爲風。風血相搏，即疼痛如掣。盛人，脈澀小，短氣，自汗出，歷節疼不可屈伸。此皆飲酒汗出當風所致。原本自謂血，今正。

【注释】

少阴脉——足内踝下的脉搏，诊断肾之机能。

【解读】

少阴之脉浮而弱，弱脉意味着亡血，浮为外邪之候。亡血与外邪纠缠搏结，关节出现抽掣样疼痛。身体强壮之人，如果出现脉涩而小，呼吸迫促，自然汗出，关节疼痛不能屈伸。这是因为饮酒而汗出、当风所引起的。

本条连续的脉象描述，像是后人附加上的内容，但是浅田宗伯认为这些是重要的内容。

【原文】

諸肢節疼痛，身體魁羸①，脚腫如脱②，頭眩短氣，温温欲吐，桂枝芍藥知母湯主之。赵本，魁作魁。《脈經》及《醫方類聚》，魁羸作魁瘰。

　　桂枝芍藥知母湯方

　　桂枝四兩　芍藥三兩　甘草二兩　麻黃二兩　生薑五兩　白朮五兩
知母四兩　防風四兩　附子二兩，炮，赵本作二枚

　　右九味，以水七升，煮取二升，溫服七合，日三服。

【注释】

　　①魁羸——《脉经》中作魁瘰。魁瘰，指疼痛局部如岩石块或树根一样，变大凸起的部分。即指类风湿性关节炎关节肿胀而言。《金匮要略述义》引《尔雅》曰：魁瘰，谓树木丛生根枝之节目盘结块磊。由此看来，魁羸意义难通。

　　②如脱——甚为疼痛的状态。另有一说，指关节肿胀乏力，行走时摇摇晃晃的样子。

【解读】

　　各个关节疼痛，身体瘦弱，脚肿而疼痛剧烈，眩晕，呼吸迫促，恶心欲吐，此为桂枝芍药知母汤主治之证。因为魁瘰指关节肿大如同有凹凸的岩石的样子，所以认为还是魁瘰一词表现得更为恰当。

　　桂枝芍药知母汤

　　桂枝 5.0g　芍药 4.0g　甘草 2.5g　麻黄 2.5g　生姜 6.5g　白术 6.5g
知母 5.0g　防风 5.0g　附子 2.5g，炮（赵本为二枚）

　　将上九味药置于 1400mL 水中，煎煮至 400mL，温服 140mL，一日服三次。

【应用】

　　该方用于关节慢性风湿性疾病，以身体瘦弱、病患关节肿胀如树瘤者为指征。恶心欲吐这一症状，就我个人经验来说，多不具备，没必要列为应用指征。关节风湿性疾病可见从心内膜炎变成心脏瓣膜病者，身体活动后可出现呼吸迫促的主诉。

　　该方如果以茯苓代麻黄，去知母、防风，加大枣，则成桂枝加苓术附汤，所以我认为在觉得桂枝加苓术附汤药力弱的情况下可使用该方。

　　该方与桂枝加术附汤相似，考虑到麻黄的因素，我对于胃肠弱者使用桂

枝加术附汤，在无恶心、食欲不振等症状的场合使用该方，这样来区别二方的使用。

该方之证与大防风汤证相似，我对于一些比大防风汤证更虚的病例使用该方。大防风汤也是用于慢性类风湿性关节炎的药方，适宜于皮肤干燥粗糙，失于滋润的场合使用，大防风汤与桂枝芍药知母汤的不同之处在于皮肤的营养与光泽，以此来选方。虽然条文记述为关节重度肿胀不可屈伸时使用，实际上病情不到如此严重地步使用也有良效。

【原文】

　　味酸則傷筋，筋傷則緩，名曰泄。鹹則傷骨，骨傷則痿，名曰枯。枯泄相搏，名曰斷泄[①]。榮氣不通，衛不獨行。榮衛俱微，三焦無所御。四屬[②]斷絕，身體羸瘦，獨足腫大。黃汗出，脛冷。假令發熱，便爲歷節也。

【注释】

①断泻——同断绝。《医宗金鉴》作断绝。
②四属——成无己《注解伤寒论》的平脉法篇中将四属注解为皮肉脂髓，但我认为解释成四肢为宜。

【解读】

在《脉经》中，本条位于"寸口脉沉而弱……弱即为肝"之下，继续论述桂枝芍药知母汤的脉证。根据五行配属关系，酸伤肝，因肝主筋，所以酸亦伤筋。筋被伤则处于弛缓状态，称之为泄。咸伤肾，因肾主骨，骨被伤则变得痿弱，称之为枯。枯，为枯槁之意，指瘦弱而色泽不佳。枯与泄合在一起称为断泄。断泄，即断绝。断绝状态下，营养血液的营气循行阻滞，营气循行阻滞，则护卫于体表的卫气不能独自循行。因此营卫的功能活动变得微弱，全身元气之力衰退，四肢变得晃荡无力，身体瘦弱，仅足的患部肿胀。这种状态的患者，下肢冷，出黄汗，不畏寒，发热，则为历节。

【原文】

　　病歷節不可屈伸，疼痛，烏頭湯主之。

烏頭湯方，治腳氣疼痛不可屈伸。

麻黃　芍藥　黃芪各三兩　甘草三兩，炙　川烏五枚，㕮咀，以蜜二

升，煎取一升，即出烏頭

右五味，㕮咀四味，以水三升，煮取一升。去滓，內蜜煎中，

更煎之，服七合。不知，盡服之。

【解读】

患关节炎，疼痛而不能屈伸者，为乌头汤主治之证。

乌头汤方治疗脚痛、不能屈伸者有效。此处所指脚气并非现在的脚气病，而是一种下肢疼痛、麻木的疾病，即脚部疾病，应当包括神经性疼痛、关节炎等疾病吧。

麻黄、芍药、黄芪各 4.0g　甘草 4.0g（炙）　川乌 5 枚（细切，置于 400mL 蜜中煎煮至 200mL，取出乌头）

川乌，即四川省出产的乌头。乌头大小不一，难以确定五枚乌头相当于现在的几克。据《本草序例》记载，一枚去皮的乌头为半两，五枚约相当于 3.0g。

将右五味药物中的四味细切，以 600mL 水，煮取 200mL，去滓，入于蜜煎中，再煎煮之，服用 140mL。如未见效果，可全部服用。

麻黄、黄芪、乌头组合在一起镇痛作用显著，该方对于神经痛、关节炎之剧烈疼痛者有效，对疼痛程度并非如此严重者也有效。

应用该方药时，一定不能忘记使用蜂蜜。蜂蜜具有使药物吸收缓慢、预防乌头中毒的作用。条文中的煎服法是一种慎重的方法。

《伤寒论》中出现的均为附子，未见乌头，《金匮要略》中出现乌头。乌头是以镇痛为目的使用的，但附子则并非仅为镇痛。附子也有效，并非必须用乌头。对乌头和附子的用法应该充分注意，否则会出现危险。我在家里把白河附子再焙炒一遍才使用，这样会放心一些。因为人们一般会认为汉方药吃多少也没有副作用，有人会把一日药量一次服用。

【原文】

礬石湯，治腳氣衝心。

礬石二兩

右一味，以漿水一斗五升，煎三五沸，浸脚良。

【解读】

矾石汤治疗脚气病引起严重心悸者。

矾石（明矾）4.0g

将上一味药物置于浆水（将粟、米炊熟后乘热置入冷水中，经五六日，可有醋味出，水面可见白色水花，即为浆水）3000mL 中，略煎煮，浸脚则宜。

我没有使用该方的经验。

【原文】

附方

古今錄驗續命湯，治中風，痱，身體不能自收，口不能言，冒昧不知痛處，《外台》，冒昧下有不識人三字，或拘急不得轉側。姚云，与大續命同，兼治婦人產后去血者及老人小兒。

麻黃　桂枝　當歸　人參　石膏　乾薑　甘草各三兩　芎藭原欠銖兩，《外台》用一兩，《千金》用三兩　杏仁四十枚

右九味，以水一斗，煮取四升，溫服一升。當小汗，薄覆脊，憑幾坐。汗出則愈。不汗更服。無所禁。勿當風。并治但伏不得臥，欬逆上氣，面目浮腫。

【解读】

《古今录验》记载的续命汤治疗中风（半身不遂）、痱（有持桂里认为痱是中风的古名，但在此欲取"痹"之意，在本篇开始有"但臂不遂者此为痹"的记述）、身体不能随意活动、言语不利、头脑茫然不清晰、连身体何处疼痛也不清楚（《外台秘要》载：不能认识人）或者身体拘挛、不能翻身。（姚曰：该方同大续命汤，兼治妇人产后出血贫血和老人、小儿疾病）

麻黄　桂枝　当归　人参　石膏　干姜　甘草各4.0g　川芎（原方未注明剂量，《外台秘要》用1.0g略多，《千金要方》用4.0g）　杏仁12.0g

将上九味药物置于 2000mL 水中，煎煮取 800mL，温服 200mL。以稍稍发汗为宜，略以衣物覆盖脊背，倚靠桌子而坐。汗出则愈，如果不出汗则宜

再服用。避免受风。该方也用于治疗仅伏于床而不能横卧平躺、咳嗽、呼吸迫促、颜面浮肿之证。

服用该方后发汗而治愈的情况，符合支气管哮喘等疾病的场合，但与半身不遂的临床治疗状态有差异。

【应用】

《勿误药室方函口诀》论述道："此方用于偏枯之初起有效，其他可用于产后中风身体疼痛，或者风湿涉血分疼痛不止，或者后世五积散适应证而热势剧者。"

偏枯即半身不遂，这就是说即使是脑出血后遗症，若早期使用也是有效的。但实际上，该方对发病数月至一年，甚至经过了五六年的病例也有效，不应一定拘泥于初期。

有持桂里举出脉浮数和有舌苔二项为该方的应用指征。藤平健氏在"高血压与续命汤"一文中，结合六例验案，对该方的应用指征论述如下：

"在自觉症状中，项背拘凝的症状为六例共有，是压倒性多数。他觉症状中，脉弦紧者四例，弦迟和弦者各一例，弦脉为共通征候。舌候，在六例表现为干燥的厚或中等程度的白苔及白黄苔。腹力，中等程度者三例，比中等程度更充实者三例，均呈现实证的腹状。心窝部的抵抗及压痛，在全六例均确认为中等程度。无胸胁苦满者，六例中仅有一例。从以上描述基本上可以明白，本方奏效的六个案例，均表现出近似于大柴胡汤的症状。因此而知，使用大柴胡汤不奏效者，为本方的适应证。"

这是一个应用范围非常广泛的药方，用于实证中风证，如近似于大柴胡汤证者，帮助恢复语言、帮助下肢恢复功能等均有效果。

该续命汤不仅用于治疗脑出血、脑软化症等引起的半身不遂，对颜面神经麻痹、支气管哮喘、支气管炎也有效。

在《千金方》中，除大续命汤外，还有小续命汤、西州续命汤等。与古今录验续命汤相比较，西州续命汤无人参有黄芩，其他相同。大续命汤与古今录验续命汤相同。多个续命汤，其中必定配伍以麻黄，并且以麻黄为主药。有时会觉得麻黄因含有麻黄素而对高血压不利，但续命汤，即延长生命药方的主药却是麻黄，为什么麻黄会成为延长生命的药物呢？有必要深入考虑。在麻黄醇酒汤中，麻黄成为肝脏疾病的药物，用于治疗黄疸，另外麻黄连轺赤小豆汤也用于黄疸，看来麻黄不是一个简单的药物。

一种药物可能同时具有截然相反的作用，这一点很有意思。如八味肾气丸既用于小便不出，也对小便过多有效。所以，麻黄也许同时具有降压的作用呢。

十年前开始看病的一位近八十岁的老太太，说孙子去了美国，她一定要活到看见孙子回来。因有高血压、关节炎和哮喘病，给予续命汤加大黄，持续服药。于是喘息治愈，血压下降，大便也正常了，身体状态一直很好，快九十岁了，最近说孙子要回来了，很高兴。续命汤如此长期服用也未出现问题。

该续命汤为大青龙汤的加减方，所不同的是加入了人参、当归、川芎，对因脑软化症及哮喘症所致失眠者有益。

【原文】

千金三黄湯，治中風手足拘急，百節疼痛，煩熱[①]心亂，惡寒，經日不欲飲食。

麻黄五分　獨活[②]四分　細辛二分　黃芪二分　黃芩三分

右五味，以水六升，煮取二升，分溫三服。一服小汗，二服大汗。心熱加大黃二分，腹滿加枳實一枚，氣逆加人參三分，悸加牡蠣三分，渴加栝蔞根三分，先有寒加附子一枚。

【注释】

①烦热——感觉不佳的温热感。
②独活——独活的老根。

【解读】

《千金要方》的三黄汤，治疗中风病而出现的手足拘挛，多处关节疼痛，身体有感觉不佳的温热感，精神方面欠安定，恶寒，发病后连续多日不欲饮食。

麻黄1.6g　独活1.3g　细辛0.6g　黄芪0.6g　黄芩1.0g

将上五味药物置于1200mL水中，煎煮至400mL，分三次温服。一服后微发汗，二服则大发汗。心热，是否为里热难以判断，因加大黄，也许没有身热。

【原文】

近效方①尤附湯，治風虛②頭重眩，苦極③，不知食味，暖肌，補中，益精氣。

白尤二兩　附子一枚半，炮，去皮　甘草一兩，炙

右三味，剉，每五錢匕，姜五片，大棗一枚，水盞半，煎七分，去滓，溫服。

【注释】

①近效方——该书目被《古今医统》等引用，但著者为何人尚不明确。

②风虚——风邪乘脏腑虚而侵入人体，出现头重眩等症状。

③苦极——极其痛苦。

【解读】

《近效方》的术附汤，治疗外邪乘虚而侵入，头重，眩晕，非常痛苦，不知食物味道之证，对于这样的患者，该方具有在外温煦改善肌肉的血行，在内补益脾肾增加元气的功效。

白术 2.5g　附子 0.7g（炮，去皮）　　甘草 1.3g（炙）

将上三味药物细切，混合后取 5.0g，加入生姜五片和大枣一个，以半碗水煎煮至七成，去滓，温服。

该方的药味同《伤寒论》的桂枝附子去桂加术汤，但观其分量和煎煮方法等，则可以认为是宋代的东西，并非与《伤寒论》《金匮要略》同一时代之物。因该方为林亿等所附加，唐代的《外台秘要》在其下面列出了甘草附子汤。

多纪元简论述道："《外台》风头眩门所载近效白术附子汤，有桂枝而无生姜、大枣。曰：右四味，切，以水六升煮取三升，分为三服，日三，初服若得微汗即解，能食复烦者，服五合以上可愈。即为仲景伤寒论方之甘草附子汤。而于此处所载去桂加术附子汤，其煎法及分量及宋人改动之处，不知为何差缪如此。盖孙奇等于此而失之不检也。"

现在将该方依据《伤寒论》的分量，用于血色不佳、无气力者的头重、眩晕证，有效。

【原文】

崔氏①八味丸,治脚氣②上入,少腹③不仁④。

乾地黄⑤八兩　山茱萸⑥　薯蕷⑦各四兩　澤瀉⑧　茯苓　牡丹皮

各三兩　桂枝　附子炮,各一兩

右八味,末之,煉蜜⑨和丸梧子大⑩,酒下十五丸,日再服。

【注释】

①崔氏——即崔知悌。《旧唐书·经籍志》载:《崔氏纂要方》十卷,崔知悌撰。在《外台秘要》脚气不随门中,出现五条崔氏方,第四条为"若脚气上入少腹,少腹不仁,即服张仲景八味丸"。

②脚气——这里所指的脚气,并非仅指现代的脚气病,其广泛地指以下肢的疼痛、麻痹为主诉的一类疾病,也包括脊髓性病因者、间歇性跛行、神经痛等。

③少腹——下腹部,有时写作小腹。

④不仁——麻痹。

⑤干地黄——地黄分为生地黄、干地黄、熟地黄。干地黄为蒸后干燥者,具有止血、补血、强壮的功效。

⑥山茱萸——《神农本草经》曰:"主心下邪气,寒热,温中,逐寒湿痹。"具有强壮、强精的作用,也有祛湿止痛的功效。

⑦薯蕷——亦称山药,具有强壮、强精镇静的功效。

⑧泽泻——具有利尿强壮的功效。

⑨炼蜜——将蜂蜜加热,除去水分、增加黏稠度而得到的东西。

⑩梧子大——梧桐子大小。

【解读】

崔氏八味丸治疗脚气从足上至少腹,出现麻痹的证候。

干地黄 10.0g　山茱萸、薯蕷各 5.0g　泽泻、茯苓、牡丹皮各 4.0g　桂枝、附子各 1.3g

将上八味药物制成粉末,用炼蜜做成如梧桐子大药丸,用酒服十五丸,一日二次。

【应用】

将八味丸应用于下肢知觉麻痹、运动麻痹等疾病,其依据即本条内容。

临床应用范围不限于脚气病，而适宜于病因在脊髓的一类疾病。另外，经常用于老人下肢乏力、行走困难而有效。对于老人下肢动脉硬化所致长时间站立或行走时下肢疼痛、稍加休息后缓解、再继续行走时有感觉疼痛的间歇性跛行症也有良效。

这里必须注意的是，该方药对于胃肠功能弱者往往会引起食欲减退甚至消失。用酒服用该药等方法，其主要目的在于预防胃的弛缓。另，有人因服用八味丸而出现荨麻疹，我自身也出现过。

【原文】

千金方越婢加朮湯，治肉極[①]，熱則身體津脫，腠理開，汗大泄，厲風氣，下焦脚弱。

麻黃六兩　石膏半斤　生薑二兩，宋本、俞本、趙本作三兩　甘草二兩　白朮四兩　大棗十五枚

右六味，以水六升，先煮麻黃，去上沫，內諸藥，煮取三升，分溫三服。惡風加附子一枚，炮。

【注释】

肉极——《外台秘要》有肉极篇，有关论述道："脾应肉（《外台》中越婢作越脾），肉与脾合。若脾病则肉变色。汗大泄为脾风，阴动伤寒。寒则虚，虚则体重、怠堕、四肢不欲举。不欲饮食。食则咳，咳则右胁下痛，阴阴引肩背痛不可以动。名为厉风。"该病亦有下肢力弱行走困难症状。

【解读】

《千金方》越婢加术汤，治疗肉极。发热，身体津液漏泄，肌肤纹理开放，大量出汗，形成厉风的状态，下肢力量减弱。

麻黄 8.0g　石膏 10.0g　生姜 4.0g　甘草 2.5g　白术 5.0g　大枣 5.0g

将上六味药物，以水 1200mL，先煮麻黄，去除漂浮的泡沫，然后放入其他药物，煎煮取 600mL，分三次温服。恶风者，加炮附子一枚。

【应用】

越婢加术汤应用于下肢浮肿、变形性膝关节病。须与防己黄芪汤证进行鉴别。另外，还可用于结节性红斑、风湿性紫癜病、痛风病等。

血痹虚劳病脈證並治第六

論一首　脈證九条　方九首九當作十

本篇论述血痹与虚劳证。痹，闭阻之意。《灵枢》中有邪入阴分，血行涩滞，不能正常循行而成血痹的论述。本篇对于由血痹而引起的麻木、麻痹证和体力衰退以疲劳为主诉的虚劳证进行了论述。

【原文】

問曰：血痹病，從何得之？師曰：夫尊榮人①，骨弱，肌膚盛重②。因疲勞汗出，臥不時動搖，加被微風③，遂得之。但以脈自微濇在寸口④，關上小緊⑤，宜針引陽氣，令脈和，緊去則愈。《巢源》《千金》，无重字。

【注释】

①尊荣人——指不使身体活动而营养多者。
②骨弱肌肤盛——外观肥胖看似结实，而内里为虚的状态。
③微风——小邪。
④微涩在寸口——寸口脉微涩，表示阳气衰弱。
⑤关上小紧——关上脉小紧，表示里有寒。此处"关上"之后当有"尺中"二字吧。

【解读】

问道：血痹之病是如何发生的？老师回答道：尊贵的人、有钱人等，身体外观肥胖看似健康结实，但内脏虚弱，容易出现疲劳、汗出，卧床而不时地出现不自主的摇动，即使受到轻微外邪的侵袭也会发病。这样的患者，寸口脉微涩，阳气循行不畅，关上和尺中脉小紧，表示邪气已起于身体的某处，所以用针刺改善阳气的循行，使里邪去而愈。

巢元方的《诸病源候论》和孙思邈的《千金要方》中无盛重之"重"字。

多认为本条脉证的说明为后人的注文而非正文，所以正文至"遂得之"，其后可不做参考。

【原文】

　　血痹，陰陽俱微①，寸口關上微，尺中小緊②。外證身體不仁，如風痹③狀，黃芪桂枝五物湯主之。

　　黃芪桂枝五物湯方

　　黃芪三兩　芍藥三兩　桂枝三兩　生薑六兩　大棗十二枚

　　右五味，以水六升，煮取二升。溫服七合，日三服。一方有人參。

【注释】

　　①阴阳俱微——轻按和重按，即浮取与沉取，脉均为微。

　　②寸口关上微尺中小紧——推测此为衍文，以删去为宜。

　　③风痹——麻痹之上兼有疼痛。

【解读】

　　血痹证，脉象浮取与沉取，均为微。身体上下感觉麻痹而类似风痹证，为黄芪桂枝五物汤主治之证。

　　黄芪桂枝五物汤方

　　黄芪 4.0g　芍药 4.0g　桂枝 4.0g　生姜 8.0g　大枣 4.0g

　　将上五味药物，入于 1200mL 水中，煎煮取 400mL，温服 130mL，一日服用三次。另一方中有人参。

【应用】

　　可用于知（感）觉麻痹。在二三十年代，用于脚气病（维生素 B_1 缺乏症，译者注）而屡屡获得明显效果。也用于颜面神经麻痹。

【原文】

　　夫男子平人，脈大爲勞，極虛亦爲勞。

【解读】

　　即使并没有像病人那样特殊主诉的男子，若脉象大者，也是虚劳。若脉象呈极其虚的状态者也是虚劳。这样的大脉，属于散漫、不紧凑、力弱的脉象。这里特别指出男子，是因为有男子多肾虚的说法，但不必拘泥。

【原文】

男子面色薄者，主渴①及亡血②。卒喘悸，脉浮者，里虚也。

【注释】

①渴——体液缺失而口咽干渴。

②亡血——贫血。

【解读】

男子面色差，是因为体液减少而致口渴的存在、出血而致贫血的存在。突然出现喘鸣，发生动悸，脉象浮者，是因为体内虚的缘故。

【原文】

男子，脉虚沉弦，无寒热，短气里急①，小便不利，面色白，时目瞑，兼衄，少腹满，此为劳使之然。

【注释】

里急——腹部的皮肤撑胀。指腹直肌紧张的状态。

【解读】

男子脉虚，沉弦，无恶寒无发热，呼吸迫促，腹直肌紧张，小便少，面色白，时时眩晕，出鼻血，下腹胀满，此为由虚劳引起的病证。

本条与前条的"男子面色薄者"，可以作为使用小建中汤或黄芪建中汤的一个指征。

【原文】

劳之为病，其脉浮大，手足烦，春夏剧，秋冬瘥，阴寒精自出①，酸削②不能行。

【注释】

①阴寒精自出——外阴部发凉，精液自然漏泄。

②酸削——酸同痠。削，无力之义。酸削，指疼痛而无力。

【解读】

被称为虚劳的病人，其脉大而无力。手足有烦热，这种烦热春夏季严重，秋冬天轻快，外阴部发凉，精液自然漏泄，腿部疲惫而疼痛，行走艰难。此为小建中汤与桂枝加龙骨牡蛎汤等适应证。

【原文】

男子脈浮弱而濇，爲無子，精氣清冷。一作泠。

【解读】

《诸病源候论》中有"丈夫无子者，其精清如水，冷如冰铁，皆为无子之后"的论述，精，指精液。

男子，若脉浮弱而涩，则为不能生育子女的征兆，精液处于清冷的状态。泠，不同于冷字，为美丽之意。

【原文】

夫失精家①，少腹弦急②，陰頭寒，目眩一作目眶痛③，髮落，脈極虚④。芤遲⑤，爲清穀⑥亡血失精。脈得諸芤動⑦微緊，男子失精，女子夢交。桂枝龍骨牡蠣湯主之。《脈經》，龍骨上有加字。

桂枝加龍骨牡蠣湯方　《小品》云，虚弱浮热汗出者，除桂，加白薇⑧、附子各三分，故曰二加龙骨汤。

桂枝　芍藥　生薑各三兩　　甘草二兩　大棗十二枚　龍骨　牡蠣各三兩

右七味，以水七升，煮取三升，分溫三服。

【注释】

①失精家——损耗精液的人。肾虚之人。

②少腹弦急——下腹部的腹直肌拘挛而硬。

③目眶——眼睑。

④脉极虚——脉处于极虚的状态。

⑤芤迟——与大脉相似，脉幅宽、感觉外硬而中间空虚的脉象。古人形容像手指触抵葱的切口样感觉。

⑥清谷——腹泻完谷不化，食物尚未消化而排出。

⑦动——数脉的一种，《伤寒论·辨脉法第一》论述道："阴阳相搏，名曰动，阳动则汗出，阴动则发热。若数脉见于关上，上下无头尾，如豆大，厥厥动摇者，名曰动也。"

⑧白薇——具有清凉解郁热的功效。

【解读】

损耗精液而致肾虚的人，下腹部的腹直肌拘挛而硬，阴茎的龟头冷，眩晕（《诸病源候论》中有眼睑疼痛），头发脱落，脉处于极虚的状态。发生重度腹泻出血时的脉象表现为芤而迟。失精家之脉为芤动而略带有紧象。出现此种脉象者，在男子有梦精、遗精等，女子则表现为梦中与男子交合。此为桂枝加龙骨牡蛎汤主治之证。

条文中从"脉极虚"至"女子梦交"，为后人的注释文字，若将其删除则本条文更容易理解。

桂枝加龙骨牡蛎汤方（《小品方》中记载，对于脉浮虚有热、汗出者，去桂枝，加白薇、附子，称为二加龙骨汤）

桂枝、芍药、生姜各 3.5g　甘草 2.5g　大枣 3.5g　龙骨、牡蛎各 3.5g

将上七味药物，以 1400mL 煎煮，取 600mL，去滓，分为三次温服。

【应用】

据我个人的经验，对于阳痿、遗精者，桂枝加龙骨牡蛎汤比八味肾气丸获效更多。一例患者，近五十岁，削瘦高个，看上去就是虚弱的人，因全然无性欲而为难，前来就诊。诊察，有少腹弦急，脐下可触及格楞格楞感觉的条索状正中芯（正中芯：大塚敬节发现的腹诊体征，为位于腹正中线的纵向笔芯样条索状物，出现在脐下提示肾虚，脐上提示脾虚，译者注），于是给予桂枝加龙骨牡蛎汤。服药两周左右，患者告知：大夫，那个药还真有效呢。但是虽然对病证有效，却出现较重的泻利。由于泻利较重，便停用桂枝加龙骨牡蛎汤，而给予半夏泻心汤。这样又经过两周，胃肠痊愈，但先前的无性欲又出现了，只好将桂枝加龙骨牡蛎汤和半夏泻心汤，每日服用一个药方，隔日交换服用，于是病情好转，后来就无须药物了。原来药物还可以这样服用呢。

另有一例年轻的病人，诉虽然有性欲但性生活总是在尚未满足妻子要求时便结束，感觉到自己没用。于是给予桂枝加龙骨牡蛎汤，也出现腹泻，但不如前病例严重，嘱餐后服用，便不太出现腹泻，病情也痊愈了。

虽然说一般认为汉方药应在餐前服用，但餐后服用也没有问题。八味肾气丸也是这样。

今年有一个外地的病人，结婚后因性生活无能力，妻子跑回娘家了。于是给予桂枝加龙骨牡蛎汤，约一个月后好转，妻子也回来了，患者很高兴。但随即出现性欲亢进，也犯难。我告诉他，这也是疾病状态，过如不及，以前是不及，现在是过度，同是病态，继续服药便可以调整到恰好的程度。该患者其后便没有再来，应该痊愈了吧。

另外一种情况，是名高中学生，在备考某名校的医学部，其母亲来问，有没有少睡觉也不累，还让头脑好用的药物。因为没有有效药物，便给予桂枝加龙骨牡蛎汤试试。结果熬夜学习也不疲惫，终于被希望的名校录取，非常高兴。

关于桂枝加龙骨牡蛎汤的使用方法，可参考《类聚方广义》该方的栏外，会明白我为什么这样使用该方。

该方中龙骨很重要，如果是伪品，例如是滑石或其他东西则无效。用手指擦一下，如果过于滑溜而感觉奇怪，则可能是滑石加固后的东西。龙骨似有镇静作用，是一味很有意思的药物。手指骨折后肉芽生长不良时涂擦龙骨粉可以除去坏肉清理创口，女性带下不止时可以使用桂龙汤、柴龙汤多有效，从这些情况来考虑，龙骨似乎是一味具有重要作用的药物。

牡蛎的真品也较少，希望得到的真品应该是经历过数年风雨的牡蛎，价格较高。

桂枝加龙骨牡蛎汤对于病证并非剧烈、某种程度疲劳的虚劳证，也是有意义的药方。

另外该方也适宜于视力疲劳、脱发等症。

【原文】

天雄散方

天雄①三兩，炮　　白朮八兩　　桂枝六兩　　龍骨三兩

右四味，杵爲散，酒服半錢匕，日三服，不知，稍增之。

【注释】

天雄——对天雄有多种说法。有认为是不生长附子的乌头，也有人认为使用现在的乌头即可。《古方药品考》记述道："此药自古品目多。其母根为乌头。至冬，其傍生者为附子。与附子相连，所生小子为侧子，其中小者为漏篮子。又独生而大者为天雄。又有两岐如鸟嘴者为鸟喙。总之，其同属一物而又各自有异。方书中有熟附子、黑附子、白附子。熟附子谓炮制，黑附指皮色，但白附则为别种，形似川乌头，皮灰色肉白，有香附子气。附子的舶来品，大小混杂。大者如鸡子，小者如薤白。其大者，以十六七枚或二十四五枚而满一斤者，为最上。在药铺称此为本十六。又形状肥丰且无角者为天雄。大抵不拘大小，其充实而肉白者俱可用之。"

【解读】

该方仅有方而无证，推测是应用于失精家的强壮剂吧。熟悉本草学的某大学教授喜欢饮用此方，但还是因天雄散中毒而死亡。

天雄散方

天雄 4.0g（炮）　　白术 10.0g　桂枝 8.0g　龙骨 4.0g

将上四味药物制成粉末，混合，用酒服用，一次 0.5g，一日三次。若无效可稍增量。

天雄加热煎煮后，其中的乌头碱等有毒成分会分解，毒力便减低，但如果不煎煮而使用粉剂，并且用对呼吸有促进作用的酒服用，便有了引起中毒的危险。注意勿蹈那位大学教授的覆辙。

【原文】

男子平人，脉虚弱细微者，喜盗汗也。

【解读】

男子，即使是平素未有疾病者，若脉弱、小、无力，也会经常出现盗汗。

【原文】

人年五六十，其病脉大者，痹侠背行^①，若肠鸣马刀侠瘿^②者，皆爲勞得之。宋本、趙本，若作苦。

【注释】

①痹侠背行——麻木感在背部移动。
②马刀侠瘿——瘰疬，颈部淋巴腺肿。也可认为指甲状腺肿大。

【解读】

年纪五六十的人，患病，若脉大而无力，为虚劳之脉，这样的患者，或感觉有麻木感在背部移动，或腹中鸣响，或生出瘰疬，这些均为劳所引起的。

【原文】

脉沉小遲，名脫氣^①，其人疾行則喘喝^②。手足逆寒，腹满甚則溏泄^③，食不消化也。

【注释】

①脱气——指气力衰竭。
②喘喝——气息不畅，喘鸣。
③溏泄——腹泻。

【解读】

脉沉小而迟，为气血运行不良，称之为脱气。这样的人快速行走时，会出现喘鸣、呼吸困难。手足重度发凉，腹部胀满重则出现腹泻，这是因为饮食不能消化的缘故。

【原文】

脉弦而大，弦则爲减，大则爲芤，减则爲寒，芤则爲虚。虚寒相搏，此名爲革①。妇人则半産漏下，男子则亡血失精。

【注释】

革——指脉状，浅田宗伯认为是如指按鼓皮，外张而内里空虚的状态。

【解读】

弦大之脉，若见于妇人，或为半产而失血，或因子宫出血等某一种因素所致，若见于男子，或因出血而失血，或因丢失精液等某一种因素所致。本条文从"弦则为减"，至"此名为革"，为弦大脉的解说。浅田宗伯论道：本条亦见于并脉法、吐衄、妇人杂病。减、芤并非脉象名称，所指为脉的形状。弦脉重按时减弱者为减，大脉重按时减弱者为芤。减为寒，芤为虚。有减芤二象之脉则为革。

【原文】

虚劳裏急①，悸，衄，腹中痛，夢失精，四肢痠②疼，手足煩熱，咽乾口燥，小建中湯主之。

小建中湯方

桂枝三兩，去皮　甘草三兩，炙　大棗十二枚　芍藥六兩　生薑二兩
膠飴③一升

右六味，以水七升，煮取三升，去滓，內膠飴，更上微火消解。溫服一升，日三服。嘔家不可用建中湯，以甜故也。《千金》，療男女因積冷④氣滯，或大病後不復常，苦四肢沉重，骨肉痠疼，吸吸少氣，行動喘乏，胸滿氣急，腰背強痛，心中虛悸，咽乾唇燥，面體少色，或飲食無味，脅肋腹脹，頭重不舉，多臥少起，甚者積年，輕者百日，漸致瘦弱，五臟氣竭，則難可復常。六脈⑤俱不足，虛寒乏氣，少腹拘急，羸瘠百病，名曰黃芪建中湯。又有人參二兩。

【注释】

①里急——里，指腹里、腹内。里急，指腹部绷胀、硬直的感觉。腹直

肌的绷胀、硬直感觉也是里急的一种。

②疼——同痛。

③胶饴——用糯米制作的糖。《古方药品考》中对胶饴制法记述如下："蒸糯米一升，将大麦芽一合炒后制成粗粉，与糯米饭搅拌，再加入白开水一升，放在锅内，置于暖处。半日后，其饭成糜粥状，将其放入布袋中，绞取汁，以弱火煎之，炼熬而成。"该药有滋养强壮缓和的效果。

④积冷——指长期冷凉感。

⑤六脉——左右寸口部的寸口、关上、尺中三部脉。

【解读】

虚劳患者，出现腹部绷胀硬直、心悸、时时出鼻血、腹痛、梦中失精、四肢疼痛、手足烦热、口中干燥等，这是小建中汤主治之证。烦热，表现为长期手掌和足心有热感，心情差，即使冷敷发热部位，心情也不能改善。口中干燥，并非渴欲饮水，而是指唾液不足样的发干感觉。此为虚劳的证候。

小建中汤方

桂枝 4.0g（去粗皮）　　甘草 4.0g（炙）　　大枣 4.0g　芍药 8.0g　生姜 4.0g　胶饴 20.0mL

将上六味药物以 1400mL 水煎煮至 600mL，去滓，放入胶饴，再次加微火熔化，一次 200mL，一日三次服用。经常出现呕吐症状的人不可服用。

因为甜味而不可给予经常呕吐者，这种说法并不合实际吧。而从《千金方》引用的内容，可能是宋代校正时添加的吧。

《千金方》记载：男性或女性，或长期身体感觉寒冷，或气的循行不良，或大病之后，身体不能复原，手足重滞不适，骨、肉等疼痛，气息浅，活动则气短，胸胀满，呼吸紊乱喘促，从腰至背部强硬疼痛，胸中感觉悸动，咽喉口唇干燥，面色不佳，或饮食无滋味，从胸至腹胀满，头部沉重，卧床多而起床少，病情严重者，绵延数年，轻者也持续百日左右，渐渐消瘦，五脏机能重度衰退时，身体的恢复变得困难。六脉均不足，冷感，少气力，下腹拘挛，瘦弱诸病，治疗使用黄芪建中汤。亦有加入人参者。

【应用】

从本条看来，小建中汤应用范围很广泛，如小儿身体弱，经常会出现鼻出血的情况，虽然葛根汤亦可用于鼻出血，但对于身体虚弱、面色差的小儿的鼻出血还是小建中汤效果好。

另外，腹部还有一种情况，即外部未触及腹直肌，腹部全体软弱无力，如产后的腹部，一方面按之软弱易陷，另一方面肠中气体存留，咕噜咕噜地活动。大建中汤也可如此，小建中汤腹证也有同样的情况。如腹部手术后，发生粘连，气体不能通过，咕噜咕噜活动的状态。

对于便秘而属于泻下剂适应证的患者来说，如果三四天无大便则会出现腹部不适。但在现实生活中，有的人即使五十天甚至一百天没有大便也无所苦，对这样的人给予服用小建中汤，会确切地使大便通畅。古矢知白（生卒年不详，日本江户时代医家，译者注）是一位天才的医家，他记述了如下医案：一位很漂亮的姑娘，诉无大便已一个月以上，走路时感觉轻微呼吸不畅，其他没有任何不适症状。遂诊其脉，判断为阴阳交通不畅，即水火不交导致大便不出，给予小建中汤，大便遂通畅。

可以认为，出现便秘，但无其他任何症状时，应该是小建中汤及建中汤类，或者人参汤等不属于泻下剂类药方的使用指征。如果只要无大便就必须使用泻下剂的话，就没有必要学习汉方医学了。所以必须明白，即使大便不通，也有不可使用泻下剂的场合。

山田业广在《温知医谈》中记述了这样一件事。某时，高崎的执政官长期便秘，试用多个药方均无效。延请江户医学馆的多纪先生诊疗，大便仍然不通。有一位叫做盐田陈庵（1767—?，日本江户时代医家，译者注）的家臣，也是医生，但有些古怪。让盐田陈庵看看会怎么样呢，在半信半疑中还是请他来了。盐田陈庵在众医在场的情况下诊察了病人，然后说道："我的看法与诸位相反，即使说出来也不会被采用，所以我还是回去吧。"其他医者道："好了好了，还是说说吧。"盐田陈庵说："如果是我，就使用附子理中汤。"于是大家都说："那不是止泻的药物吗？"盐田陈庵说："所以我就说了，我的主意行不通。"但多种方法均不见效，不得已以试试看的态度使用了附子理中汤。结果，服药后大便得下，疾病痊愈。事后，盐田陈庵这么讲其中的道理："拼命往灶膛里塞劈柴，但只有劈柴也燃烧不起来，我用的附子理中汤就是把火点燃了。也就是说，肚子里灌满了泻下剂，但它们却丝毫发挥不了作用。这时由附子理中汤促使其动作起来，大便也就通畅了。"

这种思考方法对于汉方的治疗学是必要的。正如和田东郭所说，汉方的学习就在我们的日常生活当中，包含在吃饭、扫除、闭门开窗等生活活动中，实际上，任何事情都可以与汉方的学习联系起来。要想获得这些知识就必须读古人的书，当然经过自己的辛苦进行思考也是很重要的。

再讲一个话题，如对于严重口渴难以忍受的症状，有使用白虎汤、白虎加人参汤的时候，也有应当使用真武汤的场合，这是截然相反的情况。因为这种情况是存在的，所以当使用一个药方无效时，可以向正相反的方面考虑一下，例如，如果小柴胡汤无效时，不是想再去用柴胡桂枝汤，而必须明白因为小柴胡汤无效而应转向真武汤这样的思考方法的存在。这种做法，在临床实际的过程中会渐渐有所体会。

内藤希哲说道，病证也有真品与假货，只要能够区分真假，问题也就解决了。汉方的全部实际上就在类证的鉴别上。内藤希哲三十五岁早逝，是个了不起的人物，如果能够长生会成为大家的吧。

【参考】

内藤希哲的《医经解惑论》中有"仲景补虚枢要六方论"篇，列举小建中汤、理中汤、炙甘草汤、桂枝汤、肾气丸、四逆汤等六方，论述其要旨。对于小建中汤论述如下：

小建中汤，论曰，建中为建脾，夫脾为阴土，应中央，居于四脏之中。运化饮食，通行津液，生育营养，主滋养一身。若夫饥饱无时，劳役不节，脾气因之而衰。若饮食精气不盛则津液不能四布，营卫不能盛张，脏腑百体皆失其职。则易为内邪所伤，易被外邪侵犯，百痾蜂起。故仲景制此汤以补之。胶饴，甘温，为君，以生津液、健脾胃。芍药，酸寒，为臣，以收津液、益阴气。甘草、大枣，甘温，为佐，以养脾胃，缓里急。桂枝、生姜，辛热，为使，以行芍、甘、枣、饴等甘酸之滞，且鼓舞心胃，发扬阳气，以运津液、和营卫。作稼穑制甘为本味，急建其中气，增进饮食，旺其精微之液，以充血而生脉，恢复其真阴之气也。夫脾阴虚者，脉弦涩，腹中急痛，心中悸烦，衄血，遗精，四肢疼痛，手足烦热，口干咽燥，身体怠惰，腹中急缩，腹满时痛，四肢筋急，小便自利。凡诸病，见此症候一二者，勿问何病，即先用之，无不效者。后人鲁莽，多不识其旨，或作为一切伤寒、腹中急痛之主方，或作为一切脾虚中寒营卫不和之套方，遂使后学者非伤寒腹痛而不能用，莫胜其哀也。

【原文】

虚劳裏急，諸不足①，黃耆建中湯主之。

黄耆建中汤方

於小建中湯內，加黃耆一兩半。餘依上法。氣短胸滿者，加生薑，腹滿者，去棗加茯苓一兩半，及療肺虛損不足，補氣加半夏三兩。

【注释】

诸不足——诸虚百损。

【解读】

相对于小建中汤之以里急为应用指征，该方以表里之虚损为目标，加黄芪。临床以自汗、盗汗、瘘孔、下腿溃疡、损伤及术后肉芽生长不良等为应用指征。从"气短胸满"之后，为后人所加注释，无甚意义。

黄芪建中汤方

小建中汤加黄芪2.0g。余同小建中汤。

该方加当归为归芪建中汤，是华岗青州的药方，为外科所常用。

【原文】

虚劳腰痛，少腹拘急，小便不利者，八味肾气丸主之。

【解读】

因虚劳，腰痛、下腹拘挛、小便排出不利，此为八味肾气丸主治之证。病后、产后、老人等出现的腰痛、下腹部腹直肌绷突拘挛等，为八味丸主治证候。该方治疗范围不仅对于小便排出不利，还包括小便过多、小便失禁等。

老年性腰痛、膀胱炎、尿道炎、前列腺肥大、遗尿症、癃闭、肾炎、糖尿病等，均为该方的适应证。

【原文】

虚勞諸不足，風氣[①]百疾，薯蕷丸主之。

薯蕷丸方

薯蕷三十分　當歸　桂枝　麴《千金》作神麴[②]　乾地黃　豆黃卷

《千金》作大豆黄卷③各十分　甘草二十八分　人参七分　芎䓖　芍藥　白

朮　麥門冬④　杏仁各六分　柴胡　桔梗　茯苓各五分　阿膠七分

乾薑三分　白斂⑤二分　防風六分　大棗百枚，爲膏

右二十一味，末之，煉蜜和丸，如彈子大⑥。空腹酒服一丸，

一百丸爲劑。《千金》，一丸下有日三服三字。

【注释】

①风气——风状与气状，《唐书》中有张文仲谓风状一百二十四，气状八十的记载。《千金方》"风眩门"记载，该方更加黄芩，治头目眩冒，心中烦郁，惊悸，狂癫。

②曲——《名医别录》记载："曲，味甘，大缓，疗脏腑中风气，调中，下气，开胃，消宿食，除肠胃塞滞。用时炒香。"

③豆黄卷——《名医别录》记载："大豆黄卷，味甘，平。主五脏胃气结积，益气止毒，润泽皮毛。"

④麦门冬——《名医别录》记载："主心下支满，虚劳客热，口干燥渴，止呕吐，调中，定肺气。"

⑤白蔹——《神农本草经》记载："味苦，平，主痈肿疽疮，散结气，止痛。"

⑥弹子大——等于5~10个梧桐子的重量，约2.0g。

【解读】

虚劳的各种虚损，如风状、气状等种种疾病，为薯蓣丸主治之证。

所以，薯蓣丸应该是一种强壮剂，能够增补体力、治疗疾病，荒木性次先生喜用该方。龙野一雄先生非常勤勉，因过度劳累而病倒，疗养期间虽服用多种药物，身体状况一直未见好转，荒木性次先生去看望，认为是薯蓣丸证，随后制作薯蓣丸赠送，服用后大为改善。看来这是一个很有意思的药方。

薯蓣丸方

薯蓣9.0g　当归、桂枝、曲、干地黄、豆黄卷各3.0g　甘草8.4g　人参2.1g　川芎、芍药、白术、麦门冬、杏仁各1.8g　柴胡、桔梗、茯苓各1.5g　阿胶2.1g　干姜0.9g　白蔹0.6g　防风1.8g　大枣百个（为膏）

将上二十一味药物制成粉末，用炼蜜制成丸，每丸重约2.0g，空腹时用

酒送服一丸。此为制作一百丸之剂。《千金方》记载为日三服。

【原文】

虚勞，虚煩^①不得眠，酸棗湯主之。

酸棗湯方

酸棗仁^②二升　甘草一兩　知母二兩　茯苓二兩　芎藭二兩　深師有
生薑二兩

右五味，以水八升，煮酸棗仁，得六升，內諸藥，煮取三升，
分溫三服。

【注释】

①虚烦——空虚而烦之意。
②酸枣仁——《古方药品考》记载："酸枣能补疲疗不寐。"

【解读】

因虚劳，血虚营养差，对一些小事情放不下心而不眠，为酸枣汤主治
之证。

从酸枣仁先煎来看，该药成分不易煎出，所以制碎后再煎也许更好。酸
枣仁用量过大时有些患者出现腹泻，也许与其含油脂有关。服用酸枣仁汤，
有些患者睡眠时出汗的症状会随即停止，但对这种患者的失眠却无效。

吉益东洞说该方对嗜睡和失眠均有效，但我使用酸枣仁汤未得到显著
效果。

【原文】

五勞^①虚極^②，羸瘦腹滿，不能飲食，食傷，憂傷，飲傷，房
室傷，饑傷，勞傷，經絡榮衛氣傷^③，內有乾血^④，肌膚甲錯^⑤，兩
目黯黑^⑥，緩中補虛^⑦，大黃䗪蟲丸主之。

大黃䗪蟲丸方

大黃十分，蒸　黃芩二兩　甘草三兩　桃仁一升　杏仁一升　芍藥
四兩　乾地黃十兩　乾漆^⑧一兩　虻蟲^⑨一升　水蛭^⑩百枚　蠐螬^⑪一升

䗪蟲^⑫半升

右十二味，末之，煉蜜和丸小豆大，酒飲服五丸，日三服。

【注释】

①五劳——《诸病源候论》中有二种五劳，其一为肺劳、肝劳、心劳、脾劳、肾劳；另一为志劳、思劳、心劳、忧劳、瘦劳。如果概括地说，应该是全身疲劳导致的病证吧。

②虚极——虚之至极，甚虚。

③从食伤至气伤十九字，可能是后人的追论吧。

④干血——瘀血。

⑤肌肤甲错——皮肤失去光泽、干燥粗糙。

⑥黯黑——暗黑。

⑦缓中补虚——缓和腹中的急迫。

⑧干漆——《神农本草经》记载："干漆，味辛，温，无毒（清顾观光重辑本有'原有无毒二字依前后文例删与庐本合'组注），主绝伤，补中，续筋骨，填髓脑，安五脏，五缓六急，风寒湿痹。"《古方药品考》曰："其质大温，故益阳，疗诸内伤。"

⑨虻虫——为吸人畜血的虻虫，去除头足翅弱火轻炒，制成粉末。《神农本草经》名蜚虻，记载曰："味苦、微寒，主逐瘀血，破下血，积坚痞癥瘕寒热，通利血脉及九窍。"《名医别录》记载："有毒，主女子月水不通，积聚，除贼血在胸腹五脏者，及喉痹结塞。"

⑩水蛭——《神农本草经》记载："水蛭，味咸，平。主逐恶血，瘀血，月闭，破血瘕，积聚，无子，利水道。"

⑪蛴螬——《神农本草经》记载："味咸，微温，主恶血，瘀血，痹气，破折血在胁下，坚满痛，月闭。"

⑫䗪虫——《神农本草经》记载："味咸，寒，主心腹寒热洒洒，血积，癥瘕，破坚，下血闭。"

【解读】

全身重度衰弱，消瘦，腹部膨满，不欲饮食，皮肤失去光泽、干燥粗糙，眼睛视物不清，此种证候宜缓解腹中急迫、补虚。对于有陈久瘀血性病变存在，因此而致的虚劳证，宜予大黄䗪虫丸。

大黄 2.5g（蒸）　黄芩 2.0g　甘草 3.0g　桃仁 10.0g　杏仁 10.0g　芍药 4.0g　干地黄 10.0g　干漆 1.0g　虻虫 1.3g　水蛭 6.0g　蛴螬 4.0g　䗪虫 2.0g

上十二味，制成粉末，用炼蜜制成如小豆大药丸，用清酒送服，一次五丸，一日三次。

汤本求真先生撰写的《应用汉方医学解说》中对大黄䗪虫丸有详细记述，读该内容时非常想使用大黄䗪虫丸。感觉该方可用于结核性腹膜炎、结核病导致的视力下降等，但我很少使用该方，也未得到显著效果。

【原文】

附方

千金翼①炙甘草湯—云復脈湯，治虛勞不足，汗出而悶，脈結，悸②翼，悸上有心字行動如常，不出百日危，急者十一日死。翼，十一日作二十一日。

甘草四兩，炙　桂枝　生薑各三兩　麥門冬半升　麻仁③半升　人參　阿膠各二兩　大棗三十枚　生地黃一斤

右九味，以酒七升，水八升，先煮八味，取三升，去滓，內膠消盡，溫服一升，日三服。

【注释】

①《千金翼方》——孙思邈著，成书较《备急千金要方》晚约三十年左右，收集了在《千金要方》中未收集的《伤寒论》。

②脉结悸——《金匮玉函经》中为"脉结代心中惊悸"。

③麻仁——亦称麻子仁、大麻仁。《神农本草经》中记载名为麻子，味甘，平，主补中益气。《古方药品考》记载如下："麻子，益脾，润通便秘。炮制法，宗奭曰，麻子去壳极难，取麻子，帛包之，沸汤中浸，汤冷出之，垂井中一夜，勿令着水，次日日中曝干，就新瓦上按去壳，簸扬取仁，粒粒皆完。"

【解读】

《千金翼方》炙甘草汤，如又名复脉汤所言，具有使脉搏恢复正常的功

效。治疗体力衰弱，自然汗出，胸中苦，脉结滞而主诉心中悸动之病证。这种患者虽然看上去日常活动无明显异常，但在百日之内有生命危险，突然而剧烈出现的情况会在十一日死亡。（参考《千金翼方》，十一日改为二十一日）

甘草5.0g（炙）　桂枝、生薑各4.0g　麦门冬2.5g　麻仁2.5g　人参、阿胶各3.0g　大枣10.0g　生地黄20.0g

将上九味药物除阿胶外八味，以酒1400mL，水1600mL，煎煮至600mL，去滓，然后入阿胶溶化，一次200mL，一日三次，温服。

【应用】

该炙甘草汤以体力衰弱者的显著心中悸动和脉结滞为应用指征，脉之结滞并非必发症状。这里必须注意的是，患者自觉显著悸动是重要症候，仅仅脉搏次数多但无自觉悸动者并非该方适应证。

对于甲状腺功能亢进（巴塞罗病）、心悸亢进症、心脏瓣膜病等，有使用该方的机会。

【原文】

肘後①，獺肝散②治冷勞③又主鬼疰④一門相染。獺肝一具，炙乾末之，水服方寸匕，日三服。《肘後》炙作陰。

【注释】

①肘后——《肘后备急方》的略称。该书为晋代葛洪著，由八卷组成。最初书名《肘后卒救方》，梁陶弘景增补其阙，为一百零一首，名为《肘后百一方》。

②獺肝散——獺，即水獺。《金匮要略述义》记述如下：（朱）獺为阴邪之兽，而肝独应月增减。得此太阴之正气，其性独温，故宜于冷劳。又主鬼注一门相染者，以阴入阴，以邪逐邪，成同气相求之意。按，《本草》《图经》云，有张仲景治冷劳獺肝丸方。又主鬼注一门相染者，取肝一具，以火炙之，服方寸匕，日再。

③冷劳——相对于热劳而言，无热之意。《圣惠方》记述道：冷劳之人，气血枯竭，表里虚，阴阳不和，精气散失，生寒冷。

④鬼疰——即被称为传尸劳者。鬼，指阴邪。疰，即注，连续、流入之意。

【解读】

《肘后方》中的獭肝散，具有治疗冷劳的功效。还用于治疗被称为鬼疰、病气相传、致一家一门死灭的疾病。

取水獭肝一具，炙肝制成粉末，一次 20.0g，一日三次，以水送服。《名医别录》记载：獭肝，味甘，有毒，主治鬼疰蛊毒，却鱼鲠，止久嗽。

【参考】

在有持桂里所著《方舆輗》里有该方使用经验，现引用如下。

"肘后獭肝散治疗冷劳又主鬼注一门相染。虽言治冷劳但应不拘寒热，虽以传尸为目的，但并不限于传尸，亦可用于所有劳病。但若用迟则不达，非速用则不效。亦可用于小儿疳劳。此方在《金匮》中用散剂，但以丸剂为宜。獭亦宜使用全身，但却不易得到獭全身。因为在药店里总有獭肝出售，比较便利，所以多用，但应尽量使用獭全身的制品。

后世方书中此方亦用于热劳，方知对冷热均有效。但此方并无特定目的之症，应概而用之。传尸与劳不同之处多为无明显寒热，而为内虚者。獭用于传尸宜早，迟则不效。较之使用獭肝，使用獭全身更佳。华书中仅用獭肝而无使用獭全身者。角仓氏方使用獭全体，山胁氏等从而用之。传尸用灸无效。传尸病除獭肝丸外无治疗方法。亦可兼用獭全体，如此而不愈则死"。

肺痿肺癰欬嗽上氣病證治第七

論三首　脈證四条　方十五首

该篇论述肺痿、肺痈、咳嗽、上气的证治，但是其中咳嗽是否为咳逆之误呢，因为另有痰饮咳嗽篇，咳逆上气相当于肺胀，这里应当是肺痿肺痈肺胀病脉证治篇吧。肺胀、咳逆上气相当于现在的支气管炎及具有呼吸困难症状的疾病。肺痿相当于现在的肺结核或类似疾病，肺痿中有有热与无热类型。肺痈即现在的肺坏疽病。当然，并不一定要进行严格区分。

【原文】

問曰：熱在上焦^①者，因欬爲肺痿^②。肺痿之病，從何得之。
師曰：或從汗出，或從嘔吐，或從消渴^③，小便利數，或從便難，又被快藥^④下利，重亡津液，故得之。

【注释】

①上焦——胸。
②肺痿——《诸病源候论》作肺萎。萎，衰之意。这里所谓肺痿，相当于现在的肺结核及类似的病证，肺痿为燥，肺痈为湿。
③消渴——现在的糖尿病。
④快药——大黄。《本事方》云：大黄乃是快药，至尊年高，不可轻用。

【解读】

本条论述肺痿的成因。"五脏风寒积聚篇"也有"热在上焦，因咳为肺痿"一语，这句话大概是昔时的古语吧。这里先举出此语，然后问起肺痿是如何发生的。老师回答说，因体液损耗消亡而引起肺痿病的发生。例如，因发汗、因呕吐、因糖尿病、因小便频频而出、因便秘而被大黄类泻下药泻下等因素，重复累加损耗消亡体液，所以导致发生此病。

【原文】

曰：寸口脈數，其人欬，口中反有濁唾涎沫者何？《脈經》，曰上有问字。師曰：爲肺痿之病，若口中辟辟燥，欬即胸中隱隱痛，脈反滑數，此爲肺癰。欬唾膿血，脈數虛者，爲肺痿。數實者，爲肺癰《脈經》《千金》，欬唾以下爲別条。

【注释】

①浊唾涎沫——黏稠的痰。
②滑数——阳脉，属实。

【解读】

本条论述肺痿与肺痈的区别。原文中无"问"字，今据《脉经》应补充为"问曰"。请问，寸口脉频数，意味着上焦有热，其人出现咳嗽，与肺痿相反，口中有黏稠的痰，这是怎样的情况？老师说，肺痿，口中像干透了一样干燥，胸中疼痛，若脉速，指下如玉珠滚动样，此为肺痈。

"咳唾脓血"以下，在《脉经》《千金要方》为另一条。

吐脓、血者为肺痈，脉数而实。若脉虚弱者为肺痿。二者之差在于虚实的不同。

【原文】

問曰：病欬逆，脈之何以知此爲肺癰？當有膿血，吐之則死，其脈何類？師曰：寸口脈微而數，微則爲風，數則爲熱。微則汗出，數則惡寒。風中於衛，呼氣不入，熱過於榮，吸而不出。風傷皮毛，熱傷血脈。風舍於肺，其人則欬，口乾喘滿。咽燥不渴，多唾濁沫，時時振寒。熱之所過，血爲之凝滯，畜結癰膿，吐如米粥。始萌可救，膿成則死。

【解读】

本条内容为，问道：咳逆的病状，仅凭脉象而明白是肺痈吗？这里的"当有脓血，吐之则死"可以理解为病情严重或者有死亡的可能性，并非必定死亡。微脉，出现于身体表面受风的时候，数脉，出现于有热的时候，此处虽然将微、数分开叙述，但还是将微数连缀起来当作微数之脉考虑为宜。

"风中于卫，呼气不入，热过于荣，吸而不出"，卫为守卫方面，外邪与守卫的卫气相遇，亦即外邪与守卫身体表面的力量相遇，呼气不能进入，热经过荣气，则不能吸气，即因"呼气不入"与"吸而不出"而形成呼吸困难。二者不应分开解释，考虑为不能顺利地进行呼吸则宜。所以，风遇于卫气，热遇于荣气，形成呼吸困难。

然后，风邪，即来自身体表面的邪气，损伤身体的表面，热邪损伤深处的血脉。风邪滞留于肺而损伤肺，则出现咳嗽。形成口干、胸满、喘鸣、口中唾液减少而口咽干燥但并不欲饮水的病状，这样的证候在临床是可以见到的。并且有吐出大量痰，身体发抖。"热之所过"可考虑为热邪所到之处，即有热邪之处。有热邪之处，血的循行变差，并且蓄积痈脓。吐出如米粒样物，可见于肺脓疡的患者。"始萌"指开始形成之时，此时尚可救治，如果脓已形成，则治疗很困难。这是在说肺脓疡进展中的患者不易治愈。

本条理解起来很困难。现引用浅田宗伯《杂病论识》做参考。

"本条亦设问答，云肺痈原因为风热蓄结不解。咳逆，为咳而气上逆。出现呕吐则是因为咳逆而引起。当有脓血，吐之时则死，此二句应为答辞。《庄子》中有如此文法。前条云脉滑数，本条云微数，虽然看上去脉相反，但滑数为脓已成，微数为初期之脉。呼气不入，吸气不出，言呼吸迫促、入难、出亦难。两个过字，应考虑为至"。

【原文】

上氣①面浮腫，肩息，其脈浮大，不治。又加利尤甚。

【注释】

上气——指喘咳、呼吸迫促。

【解读】

喘咳、呼吸困难，可见颜面浮肿，用肩帮助呼吸，其脉若浮大者，难以治愈。如果再加上腹泻，则治愈更加困难。

《脉经》记载："夫病吐血、喘咳、上气，其脉数、有热、不得卧者死。"

我曾往诊诊察一位老人，患肺炎，出现呼吸困难。其脉象犹如散去状，也可以说是一种散大脉吧，非常大，但是好像是消散去的大脉。当时发热为37℃。当我诊察完刚回到家里，就接到患者家属的电话，告知病人已经死亡。我没有想到患者会死亡，那种脉象是趋向死亡的征象吧。汉方医一般很难接触到濒死的病人。永富独啸庵说医者如果不诊疗危重病人千人以上，便不能成为独立的医生，但我们现在达不到这一步。

【原文】

上氣喘而躁者，屬肺脹，欲作風水，發汗則愈。

【注释】

风水——水气病篇有："风水，其脉自浮，外证骨节疼痛、恶风。"

【解读】

喘鸣、呼吸迫促而痛苦，不能安静者，为肺胀之类。如果将要出现浮肿，发汗治疗可愈。应为小青龙汤、越婢加半夏汤等适应证吧。

【原文】

肺痿吐涎沫，而不欬者，其人不渴，必遺尿，小便數，所以然者，以上虛不能制下故也。此爲肺中冷，必眩，多涎唾，甘草乾薑湯以溫之。若服湯已渴者，屬消渴。

甘草乾薑湯方
甘草四兩，炙　乾薑二兩，炮
右㕮咀，以水三升，煮取一升五合，去滓。分溫再服。

【解读】

肺痿，吐稀薄如水样痰、唾液，不咳者，无诉口渴，尿失禁，小便频数。其原因为上焦虚，不能制御下焦所致。此因肺冷的缘故，眩晕，口中多蓄有唾液，宜用甘草干姜汤温之。如果服药后，诉口渴者，属于消渴。
甘草干姜汤方
甘草5.0g（炙）　干姜3.0g（炮）
将上药物细切，置于600mL水中，煎煮至300mL，去滓，分二次温服。

【应用】

吐多量、稀薄如水样痰液，为甘草干姜汤应用指征。

其小便多，恐以夜尿多为主。

甘草干姜汤加附子则为四逆汤，加人参、白术则为人参汤。无论四逆汤，还是人参汤，均可考虑用于多尿和足冷的状态。

【原文】

欬而上氣，喉中水雞①聲，射干麻黃湯主之。

射干麻黃湯方

射干②十三枚，一法三兩　　麻黃四兩　　生薑四兩　　細辛　　紫菀③

款冬花④各三兩　　五味子⑤半升　　大棗七枚　　半夏大者，洗，八枚，一法半升

右九味，以水一斗二升，先煮麻黃兩沸，去上沫，內諸藥，煮取三升，分溫三服。

【注释】

①水鸡——金袄子，雨蛙的一种。

②射干——《神农本草经》记载："射干，味苦，平，主咳逆上气，喉痹，咽痛，散结气。"

③紫菀——《神农本草经》记载："紫菀，味苦，温，主咳逆上气，胸中寒热结气。"《古方药品考》云："紫菀，其根味略苦，下肺气，治咳逆。"

④款冬花——《神农本草经》记载："款冬花，味辛，温，主咳逆上气，善喘，喉痹，诸惊痫，寒热邪气。"

⑤五味子——《古方药品考》云："五味润肠，镇泻肺脏，《本经》曰：五味子，味酸温，益气，主咳逆上气，劳伤，羸瘦，补不足。苏敬曰：五味，皮肉甘酸，核中辛苦，都有咸味。此则具有五味。按，其子，味酸咸，收降，故能润畅涸渴，镇泻肺气之上逆。以治咳嗽、喘息。捣碎用之最佳。五味子，其药材有数种。朝鲜产者，粒似胡椒小，黑色滋润，味酸，微甘，其核苦，香者为最上品。药铺称此为本朝鲜或黑五味子。时珍谓之者乃北五味子。试之其核如黄蜀葵子而赭色者为真。享保中，传来朝鲜种子，今民间

栽培之。其实秋熟呈红紫色，蒸干后色黑，与朝鲜产者无差别。尚未在药铺出售。又，邦产者（方言未都部左）其粒倍之朝鲜产者，色紫黑滋润，气味相似，但酸味不厚而次之，称为熟五味子，再蒸之者曰大蒸，凡黑色滋润者俱可用。其未熟者，呈淡赭色，滋味薄，为下品。生于和州宇多、纪州熊野。又，名护屋五味子，其粒同上，色紫赤，皮上白如霜。味酸咸，其滋润微者为下品。生于信州山谷，皆集于名护屋而制之，故得其名。此为市人取未熟粒小者，以醋制之，故发皮上霜，称为粉吹五味子。有以此伪称朝鲜五味子者。另有小蒸五味子，其粒小色黑味苦，此系南五味子而非真品。或有商人煎取乌梅汁染之，而酸且呈黑色者，不堪用。"

【解读】

出现咳嗽而呼吸迫促，喉中犹雨蛙鸣叫声者，此为射干麻黄汤主治之证。

射干麻黄汤

射干4.0g　麻黄5.0g　生薑5.0g　细辛、紫菀、款冬花各4.0g　五味子2.5g　大枣2.5g　半夏2.5g

将上九味药物置于2400mL水中，先煮麻黄沸腾二三次，去除浮出的泡沫，放入其他药物，煎煮至600mL，分三次温服。

【原文】

欬逆上氣，時時唾濁①，但坐不得眠，皂莢丸主之。

皂莢丸方

皂莢②八兩，刮去皮，用酥炙

右一味，末之，蜜丸梧子大③。以棗膏④和湯，服三丸，日三，夜一服。

【注释】

①唾浊——吐浓痰。

②皂荚——《古方药品考》记载如下："皂荚的主治，咳逆肺痿。一名皂角，日本产皂荚。《本经》曰：味辛咸，温。主风痹、死肌、邪气、头风、泪出，利九窍。《别录》曰：疗腹胀满，消谷，除咳嗽。按，其味辛辣

而温散，能治咳逆上气、肺痿、涎沫。但其气味猛烈，刺人喉舌。应轻剂散服，可用于救猝死之方。"

③梧子大——梧桐树子大。

④枣膏——大枣研碎如膏状者。

【解读】

咳嗽气逆，呼吸困难，时时吐浓痰，仅能坐位而不能横卧，此为皂荚丸主治之证。(《千金要方》中眠作卧)

曾采集皂荚如上法制作丸药，用于百日咳、喘息等，可有效地减轻症状。服用丸药没有出现问题，若制成仁丹粒大小药丸，无副作用。但是如果制成煎剂服用则有很强的刺激性，会出现喷嚏、清涕等。

制作皂荚丸比较困难，荒木性次学兄经验集《新古方药囊》中有皂荚条内容，引用如下。

"皂荚的果实，有日本产和中国产。日本的皂荚长六七寸，宽寸许。镶边荚，里外反翘，左右相拧。表面暗赤色有光泽，内容数个种子。有特异的臭气和苛烈的味道，皮薄无肉甚轻，其煮汁起泡如肥皂泡。

中国产皂荚呈半月形，两端尖，长一二寸至二三寸，宽二四分，肉厚，横断面呈椭圆形，两端有棱，表面为暗赤褐色有光泽，皮坚，内部为类褐色，与皮相较则不甚坚，有一种臭气和辛味，其外观类似猪牙者名曰猪牙皂荚。

药材，以中国产为上品，应尽量使用中国皂荚。日本产者虽不能说无效但力薄。

用法，皂荚应刮去有光泽的表皮，用新折的玻璃片刮去表皮尤为便利，去皮后，涂以酥，以火炙之，重复数次即可用。若不得不使用日本产皂荚时亦应采取此法操作。酥，即为现在牛乳奶油煮制去除水分所得之物"。

注意，最初应以一丸试服。枣膏，将大枣煮汁，煎至软膏程度而制成，或者将大枣煮后去核过滤后煎煮至软膏程度，但现在为便利则以大枣浓煎汁代之，亦可。具体方法：大枣10.0g，加水一合，煎煮至三勺，去渣，分三次，以此汁一勺送服药一丸。

【原文】

欬而脉浮①者，厚朴麻黄汤主之。

123

厚朴麻黃湯方

厚朴五兩　麻黃四兩　石膏雞子大②　杏仁半升　半夏半升　乾薑二兩　細辛二兩　小麥③一升　五味子半升

右九味，以水一斗二升，先煮小麥熟，去滓，內諸藥，煮取三升，溫服一升，日三服。

【注释】

①脉浮——这里的脉浮并非表示体表有邪，而是意味着水毒上逆。与本条进行对比，下一条的脉沉表示水毒的沉伏。

②鸡子大——鸡蛋大小。

③小麦——小麦粒。《名医别录》记载："小麦，味甘，微寒，无毒。主除热，止燥渴、咽干，利小便。"

【解读】

咳嗽，脉浮者，由水毒上逆所致，为厚朴麻黄汤主治之证。《千金要方》记述有："咳而大逆上气，胸满，咽中不利，如水鸡声，其脉浮者，厚朴麻黄汤主之。"

厚朴麻黄汤方

厚朴6.5g　麻黄5.0g　石膏10.0g　杏仁2.5g　半夏3.0g　干姜2.5g　细辛2.5g　小麦10.0g　五味子5.0g

上九味药物，先将小麦置于2400mL水中，充分煎煮至烂熟，然后去渣，再放入其他药物，煎煮至600mL，温服200mL。日三服。

【应用】

该方是一个有意思的药方，但从条文中抓不住清楚的应用指征。有些类似小青龙加石膏汤的用法，但从厚朴与麻黄的配伍来看，又与神秘汤相似，应该可用于喘息性疾病等。

我曾用该方治疗一名十二三岁男孩的喘证取得了明显效果。

【原文】

脉沉者，泽漆汤主之。

泽漆①汤方

半夏半升　紫参②五两，一作紫菀　泽漆三斤，以東流水③五斗，煮取

一斗五升　生薑五两　白前④五两　甘草　黃芩　人参　桂枝各三两

右九味，㕮咀，內泽漆汁中，煮取五升。溫服五合，至夜盡。

【注释】

①泽漆——《神农本草经》记载："泽漆，味苦，微寒，主皮肤热，大腹水气，四肢面目浮肿。"

②紫参——治气上逆，有利尿效果。

③东流水——《古方药品考》记载："东流水，为从西向东流动者。其得东方阳精之气，性趋速，宜煎通利之药。"另，长流水、急流水的功效与东流水相同。

④白前——《名医别录》记载："白前，味甘，微温，主胸胁逆气，咳嗽上气。"

【解读】

本条与前条可以看作是一个连续的条文。此种场合脉沉，为水液蓄积沉伏所致，所以使用该方。《千金方》《外台秘要》均作"上气脉沉者"。

脉沉提示阴阳的不同，该方为阴证，不含有麻黄，厚朴麻黄汤含有麻黄、石膏，应为阳证，如此区分使用很有意义。内藤尚贤在《古方药品考》中论述道："欲使用泽漆汤时，宜用麻黄细辛附子汤"，值得玩味。脉沉，为阴证，所以适宜麻黄细辛附子汤。古矢知白的《古家法则》中记载将麻黄细辛附子汤用于百日咳，喘息病用小青龙汤无效时使用麻黄细辛附子汤治愈。

泽漆汤方

半夏 2.5g　紫参 6.5g（一本为紫菀）　泽漆 60.0g，用流势好的水10000mL 煎煮取 3000mL　生薑 6.5g　白前 6.5g　甘草、黄芩、人参、桂枝各 4.0g

将上九味，细切，入泽漆汁中煎煮，取 1000mL，温服 100mL，至夜间服尽。

【原文】

大逆上氣，咽喉不利，止逆下氣者，麥門冬湯主之。《外台》无者字。

麥門冬湯方

麥門冬七升　半夏一升　人參二兩　甘草二兩　粳米三合　大棗十二枚

右六味，以水一斗二升，煮取六升，溫服一升，日三，夜一服。

【解读】

重度气上逆，咽喉欠润滑而咳嗽者，为麦门冬汤主治之证。"止逆下气者"为后人的注文，叙述麦门冬汤具有止上逆、下气的功效。《外台秘要》中无"者"字。

麦门冬汤方

麦门冬 35.0g　半夏 5.0g　人参 3.0g　甘草 4.0g　粳米 6.0g　大枣 4.0g

将上六味药物，置于 2400mL 水中，煎煮至 1200mL，温服 200mL，日中服三次，夜间服一次。

【应用】

我以咽喉不利为麦门冬汤使用指征。有力的、不断的咳嗽，痰黏难咯，咽喉中有被物缠堵的不快感，有时声哑而不易出，有时咽痛。这种场合服用麦门冬汤，会变得咽喉湿润、痰易咯出，咳嗽不断的情况消失，渐渐好转。

曾将麦门冬汤用于喉头结核、慢性咽炎等，效果不佳。而对于喑哑不出声者，我认为使用百合固金汤最有效，治愈过多少例自己也记不清了，但麦门冬汤并无此经验。

该方对支气管哮喘病有效，在本间枣轩（1804—1872，日本江户时代医家，译者注）的《内科秘录》中有记载。我模仿而用之，发现对于一些麻黄、厚朴无效的病人，麦门冬汤有效。以大逆上气为应用指征，可用于支气管哮喘、慢性支气管炎等疾病。我觉得，麦门冬与半夏配伍，具有使上逆之气降下的作用。钩藤散中有麦门冬与半夏的配伍，温经汤亦如此。这些药方的适应证中有眩晕、站不稳等症状，均有使上逆之气降下的作用。已故小出寿先生曾介绍说，对于中风而眩晕、身体摇晃、不能利索地迈步行走者，使用麦门冬汤加石膏有很好的效果。

【原文】

肺癰喘不得臥，葶藶大棗瀉肺湯主之。

葶藶大棗瀉肺湯方

葶藶熬令黃色，搗丸如彈丸大　大棗十二枚

右先以水三升，煮棗取二升，去棗，內葶藶，煮取一升，頓服。

【解读】

肺坏疽，喘鸣，呼吸困难，不能横卧，为葶苈大枣泻肺汤主治之证。

葶苈大枣泻肺汤方

葶苈炒至黄色后捣制成如十个桐子大丸药约 2.0g　大枣 4.0g

将上药物，以 600mL 水，先煎煮大枣，取 400mL，去枣，放入葶苈，煎煮至 200mL，一次服用。

【参考】

浅田宗伯认为该方用于肺痈脓将成的危急之际，所述如下："肺痈，口中辟辟干燥，胸中隐隐而痛，脉数实，而加喘不得卧者，此为成痈之候，较之前上气不得眠时更加危急。此为痈尚未成脓之前，用该方急泻而救之。若脓已成，吐出浊唾腥臭者，则为桔梗白散证。"

【原文】

欬而胸滿，振寒，脈數，咽乾不渴，時出濁唾腥臭，久久吐膿如米粥者，爲肺癰，桔梗湯主之。

桔梗湯方　亦治血痹。

桔梗一兩　甘草三兩

右二味，以水三升，煮取一升，分溫再服。則吐膿血也。

【解读】

出现咳嗽，胸部滞塞而胀满，哆哆嗦嗦而恶寒，脉频数，咽喉干燥但并不欲饮水，吐腥臭黏稠痰，为桔梗汤主治之证。经过较长时间，脓已成，吐米粥样脓痰，为肺痈，为桔梗白散主治之证。本条论述脓成或脓成前的治疗。

血痹二字，《千金》《外台》中均无，若将血痹作喉痹（咽喉肿胀阻塞，如扁桃体周围炎等），则意义可通。

桔梗汤方

桔梗 1.5g　甘草 3.0g

将上二味药物，置于 600mL 水中，煎煮至 200mL，分温再服。服用该药后则吐脓血。

【原文】

欬而上氣，此爲肺脹，其人喘，目如脫狀[①]，脈浮大者，越婢加半夏湯主之。

越婢加半夏湯方

麻黃六兩　石膏半斤　生薑三兩　大棗十五枚　甘草二兩　半夏半升

右六味，以水六升，先煮麻黃，去上沫，內諸藥，煮取三升，分溫三服。

【注释】

目脱状——因咳嗽、喘促，眼睑肿胀，看上去要脱落的样子。

【解读】

出现咳嗽，气上逆，喉咙有痰缠络，喘促，呼吸困难，此为肺胀。目肿胀如欲脱落状，脉浮大。此为越婢加半夏汤主治之证。

越婢加半夏汤方

麻黄 8.0g　石膏 10.0g　生薑 4.0g　大枣 4.0g　甘草 2.5g　半夏 3.0g

上六味药物，先以水 1200mL 煎煮麻黄，去除浮起的泡沫，放入其他药物，煎煮至 600mL，分三次温服。

【应用】

该方用于支气管哮喘、喘息性支气管炎，效果很好，对于较小青龙加石膏汤证等更严重者有效。

【原文】

肺胀欬而上氣，煩躁而喘，脈浮者，心下有水，小青龍加石膏湯主之。《千金》证治同，外更加胁下痛引欠盆。

小青龍加石膏湯方

麻黃 芍藥 桂枝 細辛 甘草 乾薑各三兩 五味子 半夏各半升 石膏二兩

右九味，以水一斗，先煮麻黃，去上沫，內諸藥，煮取三升。強人服一升，羸者減之，日三服，小兒服四合。

【解读】

此为痰饮咳嗽篇的小青龙汤，再加石膏。除与前一条相似的咳嗽、呼吸困难之外，还存在烦躁状态，这是因为心下停留水饮所致，此为小青龙加石膏汤的主治之证。加石膏是以烦躁为指征的。

小青龙加石膏汤

麻黄、芍药、桂枝、细辛、甘草、干姜各 4.0g 五味子、半夏各 5.0g 石膏 3.0g

上九味药物，先以水 2000mL 煎煮麻黄，去除浮在液面的泡沫，然后放入其他药物，煎煮至 600mL，身体强壮者服 200mL，瘦弱者减量。一日服三次。小儿服用 80mL。

该方与越婢加半夏汤方相比较，二者适应证有阴阳的不同。越婢加半夏汤证为阳，小青龙加石膏汤中加入细辛、干姜，内里有阴邪。

【原文】

附方

外台炙甘草汤，治肺痿，涎唾多，心中溫溫液液[①]者。方见虚劳中。

【注释】

温温液液——胸中不适、恶心欲吐的样子。

【解读】

附方是从《外台秘要》《千金要方》等采集的与《金匮要略》相适宜而追加的方剂。

《外台秘要》的炙甘草汤治疗肺痿而痰多、胸中不适、恶心欲吐者。方药出现在虚劳篇中。

【原文】

千金甘草汤

甘草

右一味，以水三升，煮减半，分温三服。

【解读】

该千金甘草汤的主治条文脱失。《千金方》中记载了与《外台秘要》的炙甘草汤主治相同的内容，仅于唾多下有"出血"二字。

甘草缺剂量。《肘后方》《千金要方》作二两。

【原文】

千金生薑甘草湯，治肺痿欬唾，涎沫不止，咽燥而渴。

生薑五两　人參三两　甘草四两　大棗十五枚

右四味，以水七升，煮取三升，分温三服。

【解读】

该方以肺痿频频吐痰，咽喉干燥而口渴者为应用指征。可以说，与甘草干姜汤证因肺中冷，咳嗽而不渴者相反，此为上焦有热而咳嗽、口渴者。

生薑 6.5g　人參 4.0g　甘草 5.0g　大枣 5.0g

将上四味药物，置于1400mL水中，煎煮至600mL，去滓，分三次服用。

【原文】

千金桂枝去芍藥加皂莢湯，治肺痿吐涎沫。

桂枝　生薑各三兩　甘草二兩　大棗十枚　皂莢乙枚，去皮子，炙焦

右五味，以水七升，微微火煮取三升，分溫三服。《千金》无微微火三字，《外台》作微火。

【解读】

该方对于脉促胸满的桂枝去芍药汤证，加皂荚，治疗痰阻滞于咽喉。

桂枝、生薑各4.0g　甘草2.5g　大枣3.0g　皂荚2.0g（参考皂荚丸条，炮制）

将上五味药物，置于1400mL水中，用弱火煎煮至600mL，分三次温服。《千金方》无微微火三字，《外台》作微火。

一本，乙作二，微微火作微火。

【原文】

外台桔梗白散，治咳而胸滿，振寒脈數，咽乾不渴，時出濁唾腥臭，久久吐膿如米粥者，爲肺癰。

桔梗　貝母①各三分　巴豆②一分，去皮，熬，研如脂

右三味，爲散，強人飲服半錢匕，羸者減之，病在膈上者吐膿血，膈下者瀉出，若下多不止，飲冷水一杯則定。

【注释】

①贝母——具有祛痰的功效。《名医别录》记载："疗腹中结实，心下满，洗洗恶风寒，目眩，项直，咳嗽上气，烦热渴。"

②巴豆——存放日久，所含脂肪减少，作用会减弱，所以应尽量使用新品。用时去涩皮，置于和纸上以弱火炙，会发出炒大豆样的香味，此时用研钵研碎，形成如油状。巴豆为峻烈药物，须注意用量。

【解读】

《外台秘要》的桔梗白散，治疗咳嗽，胸满，身体哆嗦恶寒，脉频数，咽喉干燥但不欲饮水。时时吐腥臭痰，经过较长时间，吐米粥样脓痰，此为

肺坏疽。

桔梗、贝母各 1.0g　巴豆 0.3g（去薄皮，熬，研碎成油状）

将上三味药物，制成粉末，充分混匀，身体强壮者服用 2.0g，虚弱的人减少剂量。病在横膈膜以上的场合，吐脓、血混杂物，病在横膈膜以下者，泻下从肛门排出。若腹泻过多不止时，饮冷水一杯可立即止住腹泻。

【应用】

桔梗白散中含有剧烈药物巴豆，一般服用后五分钟左右即发生作用，我使用该方的病例，其中一人四分钟，另一人五分钟即开始奏效。一患者为小儿，给予了 0.5g 的药量，约四分钟后祛除了喉头部位的白喉假膜。另一人患肺坏疽，胸部非常疼痛，服药后嗷嗷地吐了两三次，"嘭"地将一块肺组织块吐了出来，随即胸痛完全停止，约三十分钟后出现泻利不止，多为黏液，使饮水后立即泻止，后以苇茎汤善后痊愈，患者非常高兴。该方用于体力较强的患者，效果惊人。但对于体弱者也许有生命危险，必须注意。

【原文】

千金葶苈湯，治欬有微熱，煩滿，胸中甲錯①，是爲肺癰。
葶苈②二升　薏苡仁③半升　　桃仁五十枚　瓜瓣④半升
右四味，以水一斗，先煮葶苈，得五升，去滓，内諸藥，煮取二升，服一升，再服當吐如膿。

【注释】

①胸中甲错——营养不良皮肤干燥不润泽的状态。所谓胸中甲错应当是胸部皮肤的甲错。《千金方》胸中作胸心，《本草纲目》引《金匮》作心胸。据此应可将"胸中"理解为"胸心"或"心胸"的皮肤甲错吧。

②苇茎——《古方药品考》记载："苇茎降顺，清肺泻满。按，苇傍水而生，茎中空而性顺降，故能清肺气而泻水满。"

③薏苡仁——《神农本草经》记载："薏苡仁味甘，微寒，主筋急，拘挛，不得屈伸。风湿痹，下气。"

④瓜瓣——同瓜子，即冬瓜子。《神农本草经》记载："白瓜子，味甘，平，主令人悦泽，好颜色，益气，不饥。"

【解读】

《千金方》苇茎汤治疗咳嗽、发热而郁于里、胸中胀满不适、胸部皮肤枯燥失润泽之证。这种情况乃以桔梗白散挫其大热后而用该方，具有轻度驱祛瘀血的效用。

苇茎 3.0g　薏苡仁 10.0g　桃仁 4.0g　瓜瓣 7.0g

将上四味药物，以水 2000mL，先煎煮苇茎取 1000mL，去滓，放入其余药物，再煎煮取 400mL，一次服用 200mL。服用第二次时将吐出如脓状物。

【原文】

肺癰，胸滿脹，一身面目浮腫，鼻塞清涕①出，不聞香臭酸辛，欬逆上氣，喘鳴迫塞，葶藶大棗瀉肺湯主之。方見上，三日一劑，可至三四劑，此先服小青龍湯一劑，乃進，小青龍方，見欬嗽門中。

【注释】

清涕——清鼻涕。

【解读】

肺坏疽，胸中感觉撑胀而满，全身可见浮肿，鼻塞，流鼻涕，气味与味道均分辨不出，连续咳嗽，气息出入困难，喘促，呼吸犹如堵塞样痛苦，此为葶苈大枣泻肺汤主治之证。先服小青龙汤一剂等语，可见于《千金方》泻肺汤方之后，大概为孙思邈之言吧。

奔豚氣病脈證治第八

論二首　方三首

奔豚，相当于现在的歇斯底里症发作，是以剧烈悸动和冲逆为主诉的一类疾病。

【原文】

師曰：病有奔豚^①，有吐膿^②，有驚怖^③，有火邪^④，此四部病，皆從驚發得之。

師曰：奔豚病從少腹起，上衝咽喉，發作欲死^⑤復還止，皆從驚恐^⑥得之。趙本分爲二條。

【注释】

①奔豚——同奔遯、贲遁。奔与豚二字同义，为逃走、跑动之意。

②吐脓——脓字疑为传抄之误。

③惊怖——疑为惊悸之误。惊者，神经过敏而容易受到惊吓。

④火邪——《伤寒论》中有对火邪的论述："太阳病，以火熏之，不得汗，其人必躁，必清血，名为火邪。"

⑤欲死——苦闷之状。

⑥惊恐——惊、恐二字均提示精神不安的状态。

【解读】

本条疑有脱简、传抄等错误，以现在条文的状态，论述不甚明了。条文中出现了奔豚、吐脓、惊怖、火邪等四种病证，但对奔豚以外的三种病证未予论述，也未提示治疗方法及方药。

奔豚病，从下腹出现悸动，悸动向上冲突至咽喉，发作时甚至感到呼吸就要停止般痛苦，但发作停止后便又恢复如常。这些证候的原因多为精神紧张。

【原文】

奔豚氣上沖胸，腹痛，往來寒熱，奔豚湯主之。

奔豚湯方

甘草　芎藭　當歸各二兩　半夏四兩　黃芩二兩　生葛五兩　芍藥二兩　生薑四兩　甘李根白皮^①一升

右九味，以水二斗，煮取五升，溫服一升，日三，夜一服。

【注释】

甘李根白皮——《古方药品考》曰："李根，止渴，除逆烦热。别录曰：李根皮，味苦大寒，主消渴，止心烦逆奔气。"

【解读】

奔豚病发作，悸动逆上冲突至胸，腹痛，发热与恶寒往来出没，为奔豚汤主治之证。

奔豚汤方

甘草、川芎、当归各2.5g　半夏5.0g　黄芩2.5g　生葛根6.5g　芍药2.5g　生薑5.0g　甘李根白皮5.0g

上九味，以水4000mL煎煮，取1000mL，温服200mL。日服三次，夜服一次。

【应用】

有报道该方治疗自感呼吸困难、发热、晕厥倒地的男性患者，发作数次，症状大致相同，给予奔豚汤，刚服药时发作一次，其后二年未发作。方中李根白皮以桑白皮代之。

【原文】

發汗後，燒針令其汗，針處被寒，核起而赤者，必發賁豚，氣從少腹上至心《傷寒論》作上衝心者，灸其核上各一壯，與桂枝加桂湯主之。

桂枝加桂湯方

桂枝五兩　芍藥三兩　甘草二兩，灸　生薑三兩　大棗十二枚

右五味，以水七升，微火煮取三升，去滓，溫服一升。

【解读】

在《伤寒论》中本条已经出现，论述火邪、火逆，以及其他用火而攻之，因此而引起惊狂、卧起不安、躁、清血（血便）等症状，进一步发生奔豚病。但《伤寒论》中无"发汗后"三字，推测该三字为衍文。

使用烧针促使发汗时，在其针处外邪侵入，发起红肿者，必定发作奔豚，动气从下腹向上冲突至胸。此时，于针后肿起之处，每处各灸一壮，同时给予桂枝加桂汤。此处的"主之"二字，在《伤寒论》条文中并未见到，推测为后人所添加。

桂枝加桂汤方

桂枝 6.5g　芍药 4.0g　甘草 2.5g　生薑 4.0g　大枣 4.0g

上五味，置于 1400mL 水中，以弱火煮取 600mL，去滓，服 200mL。

【治疗】

曾治疗平素有头痛的患者，取得显著效果。使用该方以明显气上冲为应用指征，腹部悸动剧烈，并且呈向上冲突的状态。多为神经性因素，如果出现发作性重度疼痛，则脉象浮数。

【原文】

發汗後，臍下悸者，欲作賁豚，茯苓桂枝甘草大棗湯主之。

茯苓桂枝甘草大棗湯方

茯苓半斤　甘草二兩，灸　大棗十五枚　桂枝四兩

右四味，以甘爛水一斗，先煮茯苓減二升，內諸藥，煮取三升，去滓，溫服一升，日三服。

甘爛水法，取水二斗，置大盆內，以杓揚之，水上有珠子五六千顆相逐，取用之。

【解读】

虽然有发汗后三字，但并不是说必定是发汗后出现，发汗后、吐后、下后等叙述，着重具体说明该患者虚的状态。在如此虚证患者的脐下出现强烈悸动，为奔豚症发作的预兆。此为茯苓桂枝甘草大枣汤主治之证。《伤寒

论》中"发汗后"三字之后有"其人"二字。

　　茯苓桂枝甘草大枣汤方

　　茯苓 10.0g　甘草 2.5g　大枣 5.0g　桂枝 5.0g

　　上四味药物，以甘澜水 2000mL，先煎煮茯苓减去 400mL，然后加入其他药物，煎煮取 400mL，去滓，温服 200mL。一日服用三次。

　　制作甘澜水方法：将 4000mL 水置于大盆中，用勺子扬水，水面会浮出大量球状泡沫，相逐流动，取其水而煎煮药物。

　　甘澜水又名劳水，据说宜于用来煎煮补脾药物。

【应用】

　　茯苓桂枝甘草大枣汤，略称为苓桂草枣汤，用于歇斯底里症、精神神经刺激等引起的发作性心悸亢进、腹痛等病证，是一种使悸动静止的镇静剂，也用于小儿自体中毒症。

胸痹心痛短氣病脈證治第九

論一首　脈证一条　方十首

本篇论述胸痹、心痛和短气的症状和治疗。

后藤慕庵在《金匮要略方析义》中论述道："《灵枢·本脏》云肺大则善病胸痹。其状心中坚痞，忽肌中痛，苦于痹，绞急如刺，胸前皮皆痛，故名胸痹。心痛非独心脏痛，为心胸中皆痛，短气亦心胸间之事，病所在上焦者，其吸促。此三病皆在心胸间，故归为一篇"

【原文】

师曰：夫脉当取太过不及①，阳微阴弦②，即胸痹③而痛。所以然者④，责其极虚⑤也。今阳虚，知在上焦，所以胸痹心痛者，以其阴弦故也。

【注释】

①太过不及——太过，为过多。不及，为不足。脉象或大、或数、或小、或迟等各种表现均为确定治法的依据。

②阳微阴弦——阳微，指寸口之脉虚微，此为阳气之虚。阴弦，指尺中之脉弦，阴气盛的脉象，弦主痛。

③胸痹——胸，指整个胸廓，范围较广；痹，为堵塞、窒塞之意；胸痹，指胸部痹阻窒塞样疼痛，相当于现在所谓冠心病、心肌梗死和心源性哮喘等疾病。但是即使不是心脏发病，如胃的疾病，有时也包括在胸痹证里。

心，并非指心脏本身，而是相当于心口窝下之部位，所指范围应当比胸窄。但胸痹与心痛并未严格区分，治疗胸痹的药物可以治好心痛，用治疗心痛的药物也能够治疗胸痹。

④所以然者——所以然者以下为后人注释文句。

⑤责其极虚——原因在于极其虚弱的状态。

【解读】

老师说道，脉象之太过与不及均为病脉，应当以此为证，来进行治疗。

极其虚弱的状态是其原因。因上焦阳气虚，下焦阴气盛，所以阴气乘阳虚而上犯，形成胸痛、心痛。

寸口脉诊察上焦的变化，关脉诊察中焦的变化，尺中脉诊察下焦的变化，这种诊脉法在宇津木昆台的《国医医传》中有详细记载，在《千金方》中也有详述。

【原文】

平人^①無寒熱^②，短氣不足以息者實也。

【注释】

①平人——无疾病之人。

②无寒热——指无表证。

【解读】

普通的，看上去无疾病之人，亦无恶寒发热样表证，而出现呼吸迫促困难者，为寒邪积聚的状态。前条言虚，本条言实，但此处之实并非热实，而属寒实。

【原文】

胸痹之病，喘息欬唾，胸背痛，短氣，寸口脈沉而遲^①，關上小緊數^②，栝樓薤白白酒湯主之。

栝樓薤白白酒湯方

栝樓實^③一枚，搗　薤白^④半斤　白酒^⑤七升

右三味，同煮取二升，分溫再服。

【注释】

①寸口脉沉迟——提示阳气循行不良。

②关上小紧数——提示阳微。数字恐为误，因寸口脉沉迟，而旁边关上脉为数，似不合实际。小紧为阴脉，相当于阴弦。

③栝楼实——一般其种子以栝楼仁之名在市场贩卖。《古方药品考》云："栝楼实专疗结胸、气劳。《别录》曰：栝楼实，主胸痹，悦泽人面。

按，其瓤滑，味甜，微苦，其子味淡甘，微苦，多脂，俱滑泽顺降，故善疗胸痹、结胸，泄滞气、劳倦等。"

④薤白——《古方药品考》记载如下："薤白，温肠，善散结妨。别录曰：薤白味苦，温，除寒热，去水气，温中，散结。按，其根久在土中而不朽，日曝而不死。味辛甘，性大温，故能温导胃肠，以散结毒。去叶，用根。药材采集，二月与八月，采根洗去土，炒干即可。又，生者，最宜使用。药铺所贩卖者，多有伪杂，或系陈旧品，不堪用。"

⑤白酒——《古方药品考》记载如下："白酒，温养，通畅脾胃。按，白酒，味甘辛，性大温，故能养脾胃，和血脉，以致润畅。药材采集，酒有数十品种，凡入药者，须用米酒。其味甘辛、色美如琥珀者为清酒、淳酒，方书中称为黄酒、无灰酒，酒肆中叫做几左计。隔年者佳。又将初熟成者称为白酒。俱以京都产者佳。甜而有沫者，或辛烈、不醇者为下品。"

【解读】

胸痹之病，咳嗽如喘息，胸背疼痛，呼吸迫促，寸口脉沉迟，关上脉小紧者，为栝楼薤白白酒汤主治之证。

栝楼薤白白酒汤方

栝楼实（捣碎）20.0g　薤白10.0g　白酒1400mL

将上三味药物同时煎煮，取400mL，分二次温服。

【应用】

根据病情，可用于治疗心源性哮喘。

【原文】

胸痹不得卧，心痛徹背者，栝樓薤白半夏湯主之。

栝樓薤白半夏湯方

栝樓實一枚，捣　薤白三兩　半夏半斤　白酒一斗

右四味，同煮取四升。温服一升，日三服。

【解读】

胸痹病，表现出不能仰卧程度的痛苦状态，胸痛透彻及背，此为栝楼薤

白半夏汤主治之证。

　　栝楼薤白半夏汤方

　　栝楼实（捣碎）16.0g　薤白4.0g　半夏2.5g　白酒2000mL

　　将上四味药物同时煎煮，取800mL，温服200mL。日三次服。

【应用】

　　根据病情，可用于治疗冠心病、心肌梗死等疾病。此处两方相比较，栝楼薤白白酒汤的证候似乎更剧烈一些。

【原文】

　　胸痹心中痞①，留氣②結在胸，脅下逆搶心③。枳實薤白桂枝湯主之。人參湯亦主之。徐鎔本，作痞氣氣結在胸。

　　枳實薤白桂枝湯方

　　枳實四枚　厚樸四兩　薤白半斤　桂枝一兩　栝樓實一枚；搗

　　右五味，以水五升，先煮枳實厚朴，取二升，去滓，內諸藥，煮數沸，分溫三服。

　　人參湯方

　　人參　甘草　乾薑　白朮各三兩

　　右四味，以水八升，煮取三升，溫服一升，日三服。

【注释】

　　①心中痞——胸中窒塞感，以致出现呼吸困难。
　　②留气——气机循环不良，结聚于胸中。
　　③逆抢心——从心下向胸中，插入、嵌入般地痛苦不适。

【解读】

　　胸痹病，胸中气机阻滞，胸部满闷窒塞感，犹如从心窝部向胸中插入、嵌入般地痛苦不适，此为枳实薤白桂枝汤主治之证。从下往上冲胸的疼痛是桂枝的应用指征，该方具有破解积聚于胸中之结气的功效。但是，如果是因里寒、水毒聚于胸中所致的痛苦不适，则为人参汤的主治之证，取其温以散气。本条列举类似的证候，目的在于提示该二方有因气所致与由寒、水所致之完全不同。

枳实薤白桂枝汤方

枳实 3.0g　厚朴 5.0g　薤白 10.0g　桂枝 1.3g　栝楼实（捣碎）16.0g

将上五味药物，置于 1000mL 水中，先煎煮枳实、厚朴，取 400mL，去滓，再放入其他药物，使略加沸腾，分三次温服。

人参汤方

人参、甘草、干姜、白术各 4.0g

将上四味药物，置于 1600mL 水中，煎煮取 600mL，温服 200mL，日三次服。

【应用】

曾治疗一位怀疑为胸膜炎的瘦弱女性，主诉感觉从胃部插向胸部样疼痛，甚至影响呼吸，疼痛范围由左肩跨及胸部，腹肌绷张如棒状，非常痛苦。给予人参汤后很快得到缓解。由此明白了人参汤如何应用于胸痹证的场合。其病机应为胃中积聚的水、气上冲所致的吧。

枳实与厚朴均有缓解紧张的作用，所以，适宜使用该药的场合，以肌肉突出绷紧的状态多见。煎煮时先煎枳实、厚朴，意在煎煮时间长于其他药物。如葛根汤先煎葛根、麻黄亦为此意，而桂枝、生薑类含挥发性成分较多，推测煎煮时间过长则其成分容易挥发掉吧。

大体上，如胸痹证样胸部疼痛性疾病，其腹证为腹肌砰然绷张的状态。但在人参汤证，出现食欲不振、不伴有疼痛、溏便、恶心的状态时，腹部多软弱无力，并出现振水音。所以必须知道，人参汤腹证有腹部软弱无力与腹肌绷张的二种状态。也可以说八味肾气丸的腹证亦如此，这种情况也可以说是小建中汤与大建中汤腹证的比较。

【原文】

胸痹，胸中氣塞，短氣，茯苓杏仁甘草湯主之。橘枳薑湯亦主之。

茯苓杏仁甘草湯方

茯苓三兩　杏仁五十個　甘草一兩

右三味，以水一斗，煮取五升，溫服一升，日三服，不差更服。

橘皮枳實生薑湯方

橘皮^①一斤　枳實三兩　生薑半斤

右三味，以水五升，煮取二升，分溫再服。《肘後》《千金》云：
治胸痹，胸中幅幅^②如滿噎塞^③，習習^④如癢，喉中澀燥^⑤唾沫。

【注释】

①橘皮——曾就橘皮的原植物问题请教过相关专业的两位学者，但并未获得清晰的结论。神田北乘物街的岛谷金太郎氏，向汤本求真先生处提供药物，他的陈皮与普通陈皮略有不同，其将白色带甜味的肌层，仔细地一点儿一点儿地去除，苦味较一般陈皮明显增强。《金匮要略》中使用橘皮汤、橘皮竹茹汤治疗呃逆，其橘皮如果不是苦味强烈者不会奏效，偏甜的陈皮没有效果。《神农本草经》上品部有橘柚，曰："橘柚，味辛温，治胸中瘕热，逆气，利水谷，久服祛臭，下气，通神。一名橘皮。"《古方药品考》记载如下："橘皮健脾，靖降逆气。白轮橘。《本经》曰：'橘皮，味辛、温，治胸中瘕热，逆气，利水谷。'《名医别录》曰：'治脾不能消谷，气冲胸中，吐逆，霍乱。'按，其果之精气皆在皮，专主行脾肺之气。气味苦辛，发芳香，故其能降泄逆气。仲景氏将其与生薑同用，治干呕、呃逆、气塞等。炮制，应去白膜，切用。药材采集，橘皮有数种，以黄橘为佳。形如乳橘，肉质细而色黄，味苦辛发芳香者为真品。原出自远州白轮，今纪州、有田和州亦可见。药铺以乳橘及包橘充橘皮，又以蜜柑充之，通称为陈皮。方书中所谓之陈皮即陈橘皮，但乏缺时亦用柑皮，其新鲜色黄赤、肉质不粗、味苦辛、散发芳香者可用。或拘泥于陈字，偏以陈久者为佳，此误也。案其陈字，非古旧之谓，应指其成熟者也，犹如陈人与古人之别。舶来品中有橘皮，亦有柑皮，与国产者相同。勿用陈久而辛味薄者。又旧舶来品中有橘皮形似香橙皮大小，呈十字切状。应当使用其肉质细美而色黄、具有气味者。论中仅提及橘皮，但后世方中列有陈皮、橘红、红皮、青皮等名目。均为一物而仅仅名目不同，大体上可用其成熟者，但只有青皮取其未熟者。现所出之青皮皆为柑皮，因柑树结实甚多，土人俱于未熟时采之而作青皮。作十字切之，曰四花青皮。又有朱橘、绿橘、沙橘、山橘、枸橘等，其他橘柚之种类甚多。《图经》曰：'橘高一二丈，叶同枳无区别，出于刺茎间，夏初生

白花，六七月成实，至冬黄熟。乃可食。'"

②胸中幅幅——胸中窒塞状。

③噎塞——堵塞。

④习习——风吹微微摆动之状，形容发痒。又发痒如嚼蜀椒的感觉。

⑤涩燥——烦乱而干涩不出之状。

【解读】

胸痹病，胸中窒塞感，呼吸迫促者，为茯苓杏仁甘草汤主治之证，其重症者，橘枳姜汤主之。

茯苓杏仁甘草汤方

茯苓 4.0g　杏仁 15.0g　甘草 1.3g

将上五味药物，置于 2000mL 水中，煎煮取 1000mL，一次温服 200mL，日三次服。若无好转，则继续服用。

橘皮枳实生薑汤方

橘皮 20.0g　枳实 4.0g　生薑 10.0g

将上三味药物，置于 1000mL 水中，煎煮取 400mL，分二次温服。（在葛洪《肘后方》及孙思邈《千金要方》中，治疗因胸痹，胸部满闷样窒塞，咽喉如痒状，痰犹如被卡住，零碎断续而出的病状）

【应用】

茯苓杏仁甘草汤方虽然很简单，但用于忽因某事节奏改变，身体不适，呼吸困难，气息如窒塞状，使顿服，多奏效。该方无特殊气味，平淡易服用。

但橘皮枳实生薑汤却相反，味苦难以服用。橘皮枳实生薑汤抑降聚集于上之邪气，若以虚实而论，则该方为实证，茯苓杏仁甘草汤为虚证。前一条的人参汤与枳实薤白桂枝汤则为阴阳之别，这里则为虚实之别。橘皮枳实生薑汤加人参茯苓白术则成茯苓饮，茯苓饮用于胃部也有物堵塞感，气、水积聚，无食欲等证候时。

【原文】

胸痹①缓急者，薏苡仁附子散主之。

薏苡附子散方

薏苡仁十五两　大附子②十枚，炮

右二味，杵爲散，服方寸匕，日三服。

【注释】

①缓急——突然出现剧烈症状的情况。

②大附子——不是指附子大者，是否为特殊所指，尚未明了。是否存在一种毒力少的品种称为大附子，《千金方》里大附子一词多处出现。

【解读】

胸痹病，症状突然发作而剧烈者，为薏苡附子散主治之证。

薏苡附子散方

薏苡仁 19.5g　大附子（炮）5.0g

将上二味药物制成粉末，服用约 2.0g。日三次服。

【应用】

附子经热处理后，乌头碱分解，毒性会减轻，但如薏苡附子散，附子仅仅炮制而未加以煎煮，中毒的危险性较大，必须注意剂量。

汉方药方如果是一味、二味药味少的处方，多用于急性剧烈证候的顿服。

读古人书籍中，有该方于喘息等有效的记载，但我不明白使用方法，也未曾使用过。曾于三四年前用该方治疗一妇人胸痛，患者多方医治未见效果，胸痛的方式也罕见，不仅疼痛，还可以听到"嘎吱、嘎吱"的声音，似乎胸骨与肋骨分离的样子，不可思议。因服多种药物均无效，遂给予薏苡附子散。结果，患者说："大夫，服药后好了许多。"但并未完全治愈。由此感觉到，也存在适宜于薏苡附子散的胸痹证。

【原文】

心中痞，諸逆心懸痛①，桂枝生薑枳實湯主之。

桂枝生薑枳實湯方

桂枝　生薑各三兩　枳實五枚

右三味，以水六升，煮取三升，分温三服。

【注释】

诸逆心悬痛——因有形或无形之邪从下向上冲逆而导致的牵挂、拘挛样疼痛。

【解读】

胸部堵塞感，因各种邪气上逆而导致牵挂、拘挛样疼痛者，为桂枝生姜枳实汤主治之证。诸逆之证，应当包括所有从下而上冲的上逆、呃逆等证候，咳嗽、咯痰也可出现。

桂枝生姜枳实汤方

桂枝、生姜各 4.0g　枳实 6.5g

将上三味药物，置于 1200mL 水中，煎煮取 600mL，分三次温服。

【原文】

心痛彻背，背痛彻心，乌头赤石脂丸主之。

赤石脂丸方

蜀椒一两，一法二分　乌头一分，炮　附子半两，炮，一法一分　干姜一两，一法一分　赤石脂一两，一法二分

右五味，末之，蜜丸如梧子大，先食服一丸，日三服，不知稍加服。

【解读】

胸疼痛通透至背，背疼痛通透至胸，为乌头赤石脂丸主治之证。

乌头赤石脂丸方

蜀椒 0.6g　乌头（炮）0.3g　附子（炮）0.3g　干姜 0.3g　赤石脂 0.6g

将上五味药物制成粉末，以蜂蜜和为丸，如梧桐子大，食前服一丸，日三服，若无效则稍增量服用。

【应用】

该方治疗慢性阴性患者，里寒甚，胸背痛，疼痛剧烈而难以控制者，有

显著效果。我曾经治疗一位四十余岁妇人，血色极差，消瘦，患肢冷证，夏天也穿着布袜，暖炉不离身，主诉多年胸背痛，通透至背而剧烈，遂给予该丸，言服用十分钟、十五分钟后觉背部如火燃烧，约不到三十分钟，多年的胸背痛便无感觉了。

原南阳、津田玄仙经常使用该方药，原南阳有关于该方治疗类似真心痛（相当于现代的心肌梗死）胸痛有效的记载。单用该方即奏效，若合用当归汤则效果更好。排除胃疾患，对于冠心病心绞痛及肋间神经痛等可使用，以从上腹部跨及胸，堵塞感、疼痛、烦苦等为应用指征。

对于当归汤证患者，兼用该方，治疗难治性冠心病样症状而取得显著疗效。当归汤对确诊的冠心病也有效。

【参考】

原南阳在《丛桂亭医事小言》的心痛项，对《金匮要略》"胸痹心痛短气"篇中出现的病状与药方的记述颇有价值，引用如下。

"心痛，难治且又系急症。其人脉象多弦急。病分缓、急二种。急性者，呼唤人之际既已死亡，来不及救治。《金匮》所言之病状，与今之所见相符合。辨其证，背痛彻心心痛彻背，乃心背一时疼痛。心下部位手不可触近，轻轻触摸即疼痛不可忍。背部五俞处疼痛强烈。不能平卧，起而坐则痛苦。胸膈的疼痛，常因某症而异，并非皆为心痛，应仔细辨之。场合之不同，为其他疾病所致，亦不可大意。吐血症，心痛在鸠尾正中作痛，不向胁偏移。胸痹，言其如回响震动样麻痹样疼痛，抢心言其为胸膈间麻痹样疼痛，心下为呛痛。悬病，腹与胸分离异处样疼痛，不同于聚集一处的疼痛。心中饥指空腹感觉，给予食物、甘甜食物苦痛则消失。食而有愉快感为佳兆。有如食蒜状者，无出声呻吟但面显苦状。或有时痞证亦不可见。急症者，虽言朝发夕死，但即发即死者亦多。又时时可见吐血者，其胸痛而吐血者多见，所以属吐血症，但亦有一口血未吐出而即死者。一种，酒客之胸痛吐血后便忘记疼痛，见其病缓和者应可施救。其形皆发胸痹，心中痞塞悬痛，疼痛彻背，形同上述。肥人少，瘠人多，愚鲁偶然者少，性急智巧者多。痛甚以致四肢厥逆。如上述，大病而误识，甚似积痛。世俗之人亦知心痛之难症，若发心下痞痛，从众医惶惶私议听得心痛，状态越发恶化，手足冷自汗亦出。痞痛剧时颠倒而不得安卧，脉沉伏，易混同于心痛。只是积症喜抚摩，不放按者之手，此与心痛不同，是为鉴别。又积症之痛，发作则不得卧，忽而起坐，应知此亦为积症之恶形。心痛种类，虽有九种心痛，但无非一一分别而已。古方用栝楼薤白白酒汤、栝楼薤白半夏汤，有忌薤白之臭者，应当在意。胸中痞留气结，当胸而满，从下逆抢心者，用枳实薤白桂枝汤，又用人参汤。二方方意迥然而异，于缓急之处分别使用。白酒之论，载于丛桂偶记。无论如何，此病以温药为宜。用附子有效验。当考虑薏苡附子汤等证类而用之。亦有兼有呕逆者。考虑为真心痛者，日日疼痛之疾，宜至当归汤，亦可合用乌头赤石脂丸。急迫而痛者居半，宜当归建中汤。桂枝附子汤之甘草，当本目时多用亦为宜"。

【原文】

九痛丸，治九種[1]心痛。

附子三兩，炮　生狼牙[2]—兩，炙香　巴豆二兩，去皮心，熬研如脂

人參　乾薑　吳茱萸各—兩

右六味，末之，煉蜜丸如梧子大，酒下。強人初服三丸，日三服。弱者二丸。兼治卒中惡[3]，腹脹痛，口不能言，又治連年積冷，流注心胸痛[4]，並冷衝上氣[5]，落馬墜車血疾等，皆主之。忌口[6]如常法。

【注释】

①九种——九字，取其多种意义即可，不必拘泥于九种。一说九种心痛指虫心痛、注心痛、风心痛、悸心痛、食心痛、饮心痛、冷心痛、热心痛、去来心痛等，属空理，无实际意义。也有说法认为，九者久也，九痛者言其日久、长期之痛。九痛丸出自《千金方》，我未曾使用过该药方。

②生狼牙——《古方药品考》记载如下："狼牙，逐毒，平治胸腹。《本经》中另有一名为牙子，曰：'牙子，味苦，寒，有毒。治邪气，热气，疥疮，恶疡，痔疮，去白虫。'狼牙药材，舶来品中无此药，今以狼牙草（mitsumotoso）代之，亦非常态。又药铺中贩卖者均系水杨梅，非真品。狼牙，春生苗，叶似草莓而无刺，高一尺三五寸，夏季开小黄花，似蛇莓花。根色白，旧根带微黑色。"

③卒中恶——突然被恶气所袭，出现胸腹痛，呕吐、泻利等症状，以致人事不省状态，相当于现代原因不明性休克而引发的急性变化。

④积冷流注心胸痛——冷气交重积滞流注于胸而致疼痛。

⑤冷冲上气——指冷气之上冲。

⑥忌口——指饮食之养生。

【解读】

九痛丸，治疗种种原因导致的胸痛。

九痛丸方

附子（炮）4.0g　生狼牙（炙，生香气）1.3g　巴豆（去涩皮与胚芽，熬，研如脂状）1.3g　人参、干姜、吴茱萸各1.3g

将上六味药物制成粉末，以炼蜜和为丸，如梧桐子大，以酒送服，强壮者服三丸，日三次，虚弱者服二丸。该丸治疗卒中恶、腹满甚、不能言语。又治多年冷气流注于胸而痛、冷气上冲、车马坠落、瘀血所致等疾病，均有效。服用该药时，须施行饮食养生。

腹滿寒疝宿食病脈證治第十

論一首　脈证十六条・方十三首

本篇提示腹满、寒疝与宿食等表现于腹部的病状，论述其治疗。

【原文】

　　跌陽脈①微弦②，法當腹滿，不滿者，必便難③，兩胠④疼痛，此虛寒⑤從下上也，當以溫藥服之。

【注释】

①跌阳脉——足背部之脉，测胃气。

②微弦——阴脉。微，为胃肠功能虚弱；弦，提示阴气盛。

③不满者必便难——推测为后人注文。不满，为满字之误。

④两胠——腋下。

⑤虚寒——《金匮要略述义》云："按，此条之证，寒气壅闭，为大黄附子汤所主之证，宜称之为实。即如此虚寒之言，虚者犹如虚烦之虚，而非虚衰之虚。盖指无形之寒气，相对于水饮结聚之有形之寒邪而言。"

【解读】

　　跌阳之脉为微者，当然呈现腹满病状，腹满而左右胁下疼痛者，为无形之寒邪从下逆上所致，所以，服用温药为宜。可用人参汤等。

【原文】

　　病者腹滿，按之不痛爲虛，痛者爲實，可下之。舌黃未下者，下之黃自去。《玉函》，有宜大承氣湯五字。

【解读】

　　患者腹部呈现充满的状态，按压该部位，无疼痛主诉者，为虚证，不可使用泻下剂，如果该部位有压痛，则为实证，宜用泻下剂攻下。舌有黄苔，尚未使用泻下剂攻下者，若攻下之，黄苔可消去。这种黄苔的现象可见于大柴胡汤证。

对于本条内容的理解与接受，应当考虑适当的附加条件。虽然痛者为实、不痛者为虚是一种通行的说法，但许多临床现象却相反，不能完全符合。如果对于腹胀严重、气体蓄积的患者，或按之感觉良好，或按之感觉不适，多少对虚实的判断是有帮助的。但是对于腹膜炎等疾病患者，如果按之疼痛即判断为实证而给予攻下，却给临床治疗带来困惑。因为临床上存在即使腹部膨满而压痛，却禁用攻下的情况，也有无压痛却宜于攻下的情况。仅凭有无压痛而判断虚实的方法，可以说失于简单。

【原文】

腹滿時減，復如故，此爲寒，當與溫藥。

【解读】

腹部膨满，膨满程度时时自然减轻，但又自然地回复到原来膨满的状态，此为内里有寒的缘故。这种情况主要是因为气体蓄留于腹中所致，大体上属虚证。所以，给予诸如人参汤、四逆汤等温药温之，腹满会好转。但如果误施攻下，则腹满会越来越加重。

【原文】

病者痿黃①，躁②而不渴，胸中寒實③，而利不止者死。《千金》，痿黃躁作舌黃燥。

【注释】

①痿黃——痿，同萎。萎黄，指枯萎而黄的样子，由此可知非为热证的热黄，而属阴黄之类。

②躁——躁，推测为"燥"字之误。《医宗金鉴》中"燥而不渴"为正确。燥而渴者为热实证，燥而不渴者为寒实证。

③胸中寒实——胸中，推测为"胃中"之误。胃中寒实则下利，而无胸中寒实下利的情况。《脉经》呕吐下利篇中收有该条，胸中作胃中。

【解读】

该条出现在此处似欠妥当。另外，大凡《伤寒论》《金匮要略》中出现的"死""不治"等皆为后人之言。若患者为肤色不鲜明而晦暗的黄疸，口咽干燥而不渴者，为胃中寒邪积聚所致，如须用瓜蒂散吐之的状态。该证若出现下利不止则易死亡。

【原文】

寸口脉弦①者，即胁下拘急而痛，其人啬啬恶寒也。

【注释】

脉弦——弦，呈突张绷紧之象，为寒邪之脉，提示因外邪之故，阳气被郁闭于胁下不得伸展的状态。

【解读】

寸口脉弦，因外邪之故，阳气被郁闭于胁下不得伸展，出现胁下拘挛疼痛，恶寒而身体哆嗦的状态。

【原文】

夫中寒家①喜欠，其人清涕②出，發熱色③和者，善嚏④。

【注释】

①中寒家——腹中有寒而生疾病者。
②清涕——涕，指眼泪，但清涕则指鼻涕，即清鼻涕。
③色——推测为"气"之误，或为"气色"。
④嚏——喷嚏，阳气伸展时发生。感冒时，出现喷嚏则提示阳气驱逐邪气。

【解读】

腹中有寒而生疾病者，时时出现呵欠，流清鼻涕。发热，面色转佳者，因驱逐邪气，时时出现喷嚏，当为提示疾病向愈。

【原文】

中寒其人下利，以裹虚也。欲嚏不能，此人肚中寒。一云痛。

【解读】

腹中有寒而泻利者，因其里虚所致。喷嚏欲出而不得出者，因其腹中处于寒冷状态的缘故。《千金要方》作"腹中痛畏寒"。

【原文】

夫瘦人繞臍痛，必有風冷^①，穀氣不行^②，而反下之，其氣必衝。不衝者，心下則痞。

【注释】

①风冷——腹中的气体。
②谷气不行——谷气，指消化能力。谷气不行，指消化能力不充分。

【解读】

本条为寒疝的病例。身体瘦的人脐周疼痛，此系蓄积的气体所为，原因在于消化能力的虚弱。如果误施泻下，则其气上冲，出现或胸痛，或悸动的症状。这种情况亦出现于甘草泻心汤证。如果其气不上冲，则会窒塞于心窝部。本条可参考《伤寒论》太阴病篇的相关条文。

【原文】

病腹滿，發熱十日^①，脈浮而數，飲食如故，厚朴七物湯主之。

厚朴七物湯方

厚朴半斤　甘草　大黃各三兩　大棗十枚　枳實五枚　桂枝二兩
生薑五兩

右七味，以水一斗，煮取四升，溫服八合，日三服，《千金》一斗下有煮取五升，去滓，內大黃九字。嘔者，加半夏五合，下利，去大黃，寒多者加生薑至半斤。

【注释】

十日——《脉经》《千金要方》作"数十日"，似当从此说。

【解读】

病人腹胀，发热持续数十日，脉浮而频数，饮食如平素，此为厚朴七物汤主治之证。厚朴七物汤为厚朴三物汤与桂枝去芍药汤合方而成。我很少使用该方，不太明白使用方法，也就没有有意义的案例。

厚朴七物汤方

厚朴 10.0g　甘草、大黄各 4.0g　大枣 4.0g　枳实 4.0g　桂枝 2.7g　生姜 6.5g

将上七味药物置于 2000mL 水中，煎煮取 800mL，一次温服 160mL，日服三次（千金方中，2000mL 水后，为煎煮取 1000mL，去滓，入大黄）。呕吐者，加半夏 2.5g，泻利者去大黄。如呈寒冷状，加生姜至 10.0g。

【原文】

腹中寒气①，雷鸣切痛，胸胁逆满，呕吐，附子粳米汤主之。

附子粳米汤方

附子一枚,炮　半夏半升　甘草一两　大枣十枚　粳米半升

右五味，以水八升，煮米熟，汤成，去滓，温服一升，日三服。

【注释】

腹中寒气，雷鸣切痛——因寒气而导致腹中雷鸣、切痛之意。

【解读】

因腹中有寒气，气体与水积滞于胃肠，出现咕噜咕噜腹鸣，剧烈疼痛，从腹中向胸胁逆上冲突，发生呕吐，此为附子粳米汤主治之证。

附子粳米汤方

附子（炮）0.5g　半夏 2.5g　甘草 1.3g　大枣 3.0g　粳米 20.0g

将上五味药物置于 1600mL 水中煎煮，待粳米熟透后，去滓，温服 200mL，日服三次。

【应用】

从《漫游杂记》（日本江户时代医家永富独啸庵著，译者注）中选取验

案，译为现代文引用如下。

一位四十余岁妇人，持续腹泻，并有腰痛的慢性病，时时出现膝以下的轻度浮肿，脉沉而欲绝，有轻微喘鸣，经常在一定的时候出现发热，无食欲，腹中有块状物，并且当块状物出现动的感觉时，往往会出现意识丧失。

余曰：腹中块状物是其泻利的原因，并且长年蓄累的寒冷积宿于腰间，所以可给予附子粳米汤。但是必须节制酒、色，避免发生动气的感情波动，如果因酒色思虑而起病，则与余之诊治及药物无关。

于是服用附子粳米汤五十余日，病情好转八九分，但却得知其丈夫与家中女佣人有私情，嫉妒而愤恨，数日后，旧病复发，便又慌忙请余往诊。

余曰：愤怒是疾病再发的原因，怒气不消散，即使投药也无济于事。于是，便辞退了女佣人，再给予附子粳米汤，服用约百日，恢复了健康。

【原文】

痛而闭者，厚朴三物湯主之。

厚朴三物湯方

厚朴八兩　大黃四兩　枳實五枚

右三味，以水一斗二升，先煮二味，取五升，內大黃，煮取三升，溫服一升。以利爲度。

【解读】

如果按照顺序，本条应该排在厚朴七物汤之后。《脉经》中，本条接续在厚朴七物汤后与其成为一条。无须赘述，便秘而腹痛是厚朴三物汤主治之证。

厚朴三物汤方

厚朴 10.0g　大黄 5.0g　枳实 4.0g

将上三味药物置于 2400mL 水中，先煎煮厚朴、枳实，取 1000mL，入大黄，煎煮取 600mL，温服 200mL，以大便通为宜。

该厚朴三物汤与小承气汤药味相同，仅仅药物分量比例不同。

【原文】

按之心下滿痛者，此爲實也。當下之，宜大柴胡湯。

大柴胡湯方

柴胡半斤　黄芩三兩　　芍藥三兩　　半夏半升，洗　枳實四枚，炙

大黄二兩　大棗十二枚　生薑五兩

右八味，以水一斗二升，煮取六升，去滓再煎。溫服一升。日三服。《玉函》再煎下有取三斗三字。

【解读】

腹诊，心下满痛者，为实证，应当攻下，宜使用大柴胡汤。该方的应用指征，不仅有心窝部压痛，还应当有季肋下压痛、胸胁苦满等证候。

大柴胡汤方

柴胡 10.0g　黄芩 4.0g　芍药 4.0g　半夏（洗）2.5g　枳实（炙）3.0g

大黄 2.5g　大枣 4.0g　生薑 6.5g

将上八味药物置于 2400mL 水中，煎煮取 1200mL，去滓，再煎煮，温服 200mL，日三服。再煎煮应当取 600mL，即去滓后再煎煮取一半。再煎的方法使药液的味道变得柔和而易于服用。

《伤寒论》中的大柴胡汤无大黄，但《金匮要略》的大柴胡汤中有大黄。

【原文】

腹滿不減，減不足言，當須下之，宜大承氣湯。

大承氣湯方見前痙病中

【解读】

虚满的状态是时满时减，而实满则为持续胀满，虽然似乎感觉有所减轻，但其减轻的程度不足，对于这种情况当攻下，宜用大承气汤。

【原文】

心胸中大寒痛，嘔不能飲食，腹中寒，上衝皮起，出見有頭足，上下痛而不可觸近，大建中湯主之。

大建中湯方

蜀椒①二合，去汗　乾薑四兩　人參二兩

右三味，以水四升，煮取二升，去滓，內膠飴一升，微火煎，《千金》煎作煮，取一升半，分溫再服，如一炊頃②，可飲粥二升，後更服，當一日食糜溫覆之。

【注释】

①蜀椒——蜀国山椒之意。《古方药品考》曰："蜀椒温中，克蛔虫。一名小椒。《本经》曰：'蜀椒味辛温，主邪气咳逆，温中，逐皮肤死肌，寒湿，痹痛，下气。'《名医别录》曰：'大热，有毒，除寒湿，温疟，心腹留饮，宿食，杀虫鱼毒。'按，其实熟于晚秋（极阳之月）。其壳及树皮皆味辛辣，其核及中木淡薄，更无辛辣。是以精气皆在外，乃纯阳之质，味辛热芳烈而有外发之力。故能散寒淫、温胃中、克蛔虫，以疗大寒痛、食谷不和等。用时炒去毒。"

所谓去汗，指焙炙而减其油脂以供使用。

②一炊顷——指烧饭的时间，约三十分钟至一个小时左右。

【解读】

本条有多种读法，其中也可以这么读："心胸中，大寒痛，呕不能食，腹中寒，上冲皮起出见有头足上下，痛而不可触近，大建中汤主之。"

本条为寒疝之病例，建中为建立中气之意，应用指征为较小建中汤更虚、寒冷之状更甚者。

大建中汤大致可分为两种类型。其一，如本条所示，全腹部软弱无力，能够看见肠的蠕动。另一种类型，腹部充满气体，看上去像实证，但内里似有寒邪，使用该方温补可减轻病情。平时胃肠并不结实，如果多食水果，尤其梨、西瓜之类，至秋季，以寒冷气候为诱因，易形成大建中汤证，出现腹痛、恶心、呕吐、食欲不振、倦怠、足冷、大便不通畅、充满气胀等症状，宜用大建中汤治疗。

大建中汤方

蜀椒（焙炙使油出谓去汗）1.0g　干姜5.0g　人参3.0g

将上三味药物置于800mL水中，煎煮取400mL，去滓，纳入胶饴20.0g，再以弱火煎煮，取300mL，分二次温服。约三十分钟至一小时后，

— 157 —

宜食粥 200mL 左右。再服用所剩药物，一日中温覆，宜食粥。

【应用】

大建中汤中重要的药物为蜀椒，蜀椒过于陈旧者效力下降，但过于新鲜者刺激过强，患者会有不安感，可使用一定程度陈久之品。另外，蜀椒入药者为其外壳，不可用黑色的椒目。

蜀椒日用量 1g 即可，若达到 4~5g 时，药力过强，会引起膀胱炎、剧烈无痰干咳等病症，我自身就有这种经历。

大建中汤用量过多时会引起强烈瞑眩，应加以注意。下面是我年轻时的一个验案，如果放到现在，无论如何也不会如此大胆了。叙述如下，仰望诸贤评论。

"患者为四十二岁妇人，主诉数年的腹痛而来诊。

脉象沉而弱，舌苔淡黄，有湿气，无口渴。全身少肉，消瘦，面色苍白。全腹部软弱无力，以下腹部为甚。腹部有数处凹凸，按压时发出咕噜的声音，凹凸也随之消失。用手指刺激回盲部时，肠的蠕动亢进，通过腹壁能观察到肠的运动。脐的上下均有振水音。腹痛阵发性增强，疼痛发生在回盲部附近，可上下左右移动。疼痛剧烈时，向上攻冲至胸，有时引起呕吐。大便时有秘结，但若服用泻药，则引起难以忍受的腹痛，所以害怕服用泻下剂。另外，腹痛遇寒则加重。

我投予大建中汤，一日用量为蜀椒 3.0g、干姜 8.0g、人参 4.0g、胶饴 60.0g。服药三天后，腹痛完全消除了，食欲大增，自然便一天一次。患者非常高兴，便大吃大喝起来，两三天后腹痛又发作了。

于是，这次给予蜀椒 6.0g、干姜 16.0g、人参 8.0g、胶饴 120.0g 为一日量。服药四天后，发生两次剧烈腹泻，呈水样便，腹痛反而加剧。患者来电话询问原因。

我回答说，这是药物瞑眩现象，是疾病根治的前兆，不要害怕，请继续服药。于是患者继续服药一次，马上又出现剧烈腹痛，上吐下泻，难以忍受，又打电话询问如何处理，我还是重复了前面的话。

第二天，我确信应该痊愈了，便打电话询问病情。患者的家属回答说，昨夜吐泻越来越重，最后全身痉挛发作，恐怕这样会有危险，便请附近的医生来注射了药物。今天早上病痛全部消失，现在熟睡中。

这是该患者最后一次诉说腹痛，从此以后腹痛未再发作，身体开始长肉，恢复了健康"。

这次的药物瞑眩现象是因为大建中汤药量过大，如果药量再小一些，瞑眩现象可能就不会发生，但患者恢复所需要的时间也许会更长吧。

这个验案是我三十三岁时经历的，的确是血气方刚时期之所为，现在想起来感到可怕。

我跟从汤本求真先生学习到的大建中汤腹证是腹部全无力气，看不见腹直肌，好像产妇生产后的腹部一样软弱无力，叩击之，则有时会出现缓慢的肠蠕动。

汤本先生非常喜欢用大建中汤，但是单用时少，多以小柴胡汤合当归芍药散合大建中汤的方式使用。

大建中汤有特异性腹证，诊断并不困难。但是肠管蠕动不安、从腹壁可以观察到肠管运动，这些症候并非大建中汤证所独有。小建中汤、人参汤、真武汤、旋覆花代赭石汤等证也可以见到这样的腹证。

另外，腹部嘭嘭而胀满，肠管蠕动运动并不分明时，也有宜于使用大建中汤者，不可不知。我自身曾患肾结石并苦于剧烈疝气疼痛，使用大建中汤排出如小豆大小的结石两颗而愈。那时腹部嘭嘭地紧张着，充满了气体，肠蠕动并不清楚，先服用大柴胡汤，出现剧烈腹痛，改服大建中汤时感觉大不一样。大建中汤中的蜀椒与肠的运动相关，当然并非仅仅是促进其运动，在有些场合却有使之镇静的作用，可以考虑有两种功效。另外，对于尿路结石症，即便不使用大建中汤，于当归芍药散加蜀椒，不仅能够止痛，结石也常可排出。

曾有一例女性患者，阑尾炎引起局限性腹膜炎，每天体温在 38.0℃ 左右，腹部嘭嘭胀满，特别是回盲部肿起，腹痛不止，无大便，腹中应有气体积聚。该患者绝对拒绝看西医，无论如何要采取治疗措施，于是我给予大建中汤治疗，经一两日，腹痛迅速缓解，从肛门排出大量恶臭脓液，随后便痊愈了。这应该是一种自然排脓而痊愈的过程，三十年过去，该患者八十岁左右了，身体仍然健康。星野俊良先生也报道过大建中汤治疗道格拉斯窝脓肿，排出大量脓液后而愈的病案。

我经常使用大建中汤，曾有一个颇为奏效的验案，是以耳鸣为主诉，完全无腹痛的病例。

患者为三十岁左右妇人，身体肥胖，但血色不佳，面色晦暗。主诉耳鸣，总是心情郁闷，什么事情也不想做，意欲淡漠，呈神经衰弱的状态。曾使用多种治疗未见好转，抱着试试看的态度来诊。脉象已经忘记，腹部膨满但软弱无力，非常凉，无腹痛。对于耳鸣使用大建中汤并无信心，看到吉益南涯弟子难波抱节在《类聚方集成》中，引用《伤寒绪论》所述指出，在耳闭耳聋看似小柴胡汤证者之中，实际有大建中汤证者存在。便投予大建中汤治疗，效果很好，出乎意料，不仅耳鸣治愈，患者也变得好像换了个人一样，活泼明朗而有精力，恢复了健康。后来即使感冒也用大建中汤而治愈。从那之后，该患者夫妇都成为汉方的热爱者，其丈夫买了一本我当时写的《皇汉医学要诀》，努力学习，先为亲友看病，因为疗效明显，患者越来越多，便辞去公司工作，开始模仿医生诊疗，我说这样有危险，他便把药柜隐藏在屋子里间继续做，完全沉浸在汉方的世界里，也成了名医。

对有耳鸣者使用大建中汤时，要重视脉诊和腹诊的诊察。请参考大建中汤的条文。

【原文】

脅下偏痛發熱，其脈緊弦，此寒也，以溫藥下之，宜大黃附子湯。

大黃附子湯方

大黃三兩　附子三枚，炮　細辛二兩

右三味，以水五升，煮取二升，分溫三服。若強人煮取二升半，分溫三服，服後如人行四五里①進一服。

【注释】

如人行四五里——约一个小时。

【解读】

左侧或右侧胁腹疼痛，发热，脉紧而弦，此为寒邪被郁闭于该部位所致，所以应当用入有附子、细辛等温药的方药攻下。紧与弦同时出现的脉象，则不易明白，但紧、弦均为寒之脉象，所以不管是紧或弦脉，要点在于为寒之脉象，大概应该这样理解吧。大柴胡汤等为非温药攻下剂，而该证的场合含有附子、细辛等温热药，也含有大黄，应为温药攻下剂。该证为有寒邪之实证，为实证而属阴，是实证阴证，所以温之而攻下之。

大黄附子汤方

大黄 4.0g　附子（炮）1.5g　细辛 2.7g

将上三味药物置于 1000mL 水中，煎煮取 400mL，去滓，分三次温服。服一次，待约一小时后，再服一次。

【应用】

大黄附子汤应用指征以寒邪郁闭为要点，所以并不限于单侧疼痛，左侧和右侧胁下同时疼痛的场合，以及对下肢疼痛者、腰痛者均可使用。

吉益南涯将该方与芍药甘草汤合方，命名为芍甘黄辛附汤，用于治疗类似坐骨神经痛的下肢疼痛病证。

我临床曾应用于治疗胆石症、尿路结石症、坐骨神经痛等，脉象并非必须为紧弦者，而以沉小、沉紧等沉脉多见。

据报道，大黄附子汤用于胆结石疝痛发作有良效。曾往诊治疗一位学习汉方的药剂师，疑似胆石症疼痛发作，自行服用大柴胡汤不能止痛，又服用大柴胡汤加石膏而出现呕吐。于是嘱其服用大黄附子汤，病情减轻，但并未完全治愈。当时的场合是搞错了阴阳。对于胆石症疼痛发作，以大柴胡汤可止者，以大黄附子汤可止者，均存在。如果在大柴胡汤无效的场合，则必须有尝试大黄附子汤的考虑，而大柴胡汤无效却又加石膏，故愈加重。

【原文】

寒氣厥逆①，赤丸主之。

赤丸方

茯苓四兩　半夏四兩，洗，一方用桂　烏頭二兩，炮　細辛一兩 《千金》作人參，今本用細辛，不用人參，更有附子二兩，射罔②如大棗一枚，凡六味

右六味，末之，內真朱爲色，煉蜜丸如麻子大，先食酒飮下三丸。日再、夜一服。不知稍增之，以知爲度。趙本六味作四味。

【注释】

①寒气厥逆——指寒疝上逆四肢厥冷。

②射罔——《和汉药考》（日本现代学者小泉荣次郎著，译者注）中引

用《有毒草木图说》（日本江户时代学者清原重巨著，1827 年出版，译者注）说明如下。

"乌头有大毒，有二种，山中自生者云草乌头，毒甚深。春由宿根生苗，高三四尺，茎弱不能直立。叶无岐互生，于秋叶间开花，深碧色，大率一缀二三花，状粗，似伶人之鸟冠。又有浓紫色、白色。今人家栽而出售者云川乌头。较毒乌头稍浅，叶厚深绿色有光泽，茎强直立，花浓紫色，状与乌头花无异。凡乌头为母，附子为子，侧子生于附子之侧，栽附子不使其子生而长大者云天雄。此皆根之名称。《本草纲目》乌头释名曰：时珍曰，草乌头取汁酒为毒药射禽兽，蝦夷取附子加蜘蛛番椒捣之煎之，将毒汁涂于竹箭射禽兽，也称之为附子，其毒深不可不知。纲目称其为射罔"。

③真朱——《古方药品考》中有如下解说："真朱靖肝以养精神。真朱，为辰砂之古名。今之通名，一名丹砂，一名朱砂。《本经》曰：丹砂，味甘微寒，主心体五脏百病养精神安魂魄，益气明目。药材采集，真朱即今之辰砂，以辰州出产者为佳故名辰砂。其旧舶来品数种，有马牙砂、箭镞砂、云母片、米砂等。今输入品形如豆粒大小，以体重鲜朱色者为上品，药铺中称其为一等。还有如细砂而呈黄赤色者，称为沙利样，其中混有臭黄，必须水飞去黄取丹砂。日本产有奥州、势州、丰前等地产品，但未在药铺出售。方书中单称朱、丹者，皆指辰砂。日本称丹者，所指为铅丹。又称朱者，指银朱，为水银所制，故有毒，不同于朱砂。又，辰砂如果生用无毒，若煅炼之则生水银而有毒，故忌火。"

【解读】

寒疝上逆，四肢厥冷，为赤丸主治之证。

茯苓 5.0g　半夏（洗，一方用桂枝）5.0g　乌头（炮）2.5g　细辛 1.3g（《千金》为人参，但今之《千金方》用细辛不用人参，更有附子 2.5g 与射罔如大枣大小一枚，合计六味）

将上六味药物制成粉末，用朱砂添附颜色，用炼蜜制成如麻子仁大小药丸，食前用酒送服三丸，日二次、夜一次服用。如果无效则稍稍增量。能够见到效果则为适当。（赵本，六味为四味）。

该条文字少，意义难明，推测其症状，亦应有腹痛。方中也有不用半夏而用桂枝者，桂枝具有温热而去上冲的作用，应当比半夏对"厥逆"更具功效。细辛之处有"千金作人参"，似觉不妥。真朱为辰砂，镇肝而养精神，用于兴奋不眠的场合，即治疗失眠，推测具有镇静作用。

《医宗金鉴》推测该条文有脱简，《脉经》未采用该方。未见到先辈讲述该方的经验，我也没有使用过该方药。

【原文】

腹痛，脉弦而紧^①，弦则衞氣不行，衞氣不行，《脈經》《千金》更有衞氣不行四字即惡寒，緊則不欲食，邪正相搏，即爲寒疝。

寒疝繞臍痛，若發原本，若作苦則白汗^②出原本，汗譌津，今正，手足厥冷，其脈沉緊者宋本、俞本、趙本，緊作弦，大烏頭煎主之。

烏頭煎方

烏頭大者五枚，熬，去皮，不㕮咀

右以水三升，煮取一升，去滓，內蜜二升，煎令水氣盡，取二升，強人服七合，弱人服五合。不差明日更服，不可一日再服。

【注释】

①脉弦而紧——弦脉、紧脉均为阴脉，弦脉为阳气不能循行于外，则恶寒，紧脉提示胃内阳气不能循行，所以不欲食。

②白汗——不堪痛苦而出的冷汗。《楚辞》中，不因暑热而出汗称为白汗。

【解读】

腹痛患者脉弦而紧，为寒疝。弦脉为固护表的卫气不能循行，因此而出现恶寒。紧脉提示阳气不能循行于内，因而食欲不振。邪气与正气相争则形成寒疝。

寒疝发作而出现绕脐痛，流出冷汗，手足厥冷。其脉象沉紧者，为大乌头煎主治之证。

该条的前半论述寒疝的病理，似应单独作为一条。

乌头煎方

取乌头大者五个，熬炙，去皮，不切碎。

将上之药物置于 600mL 水中，煎煮取 200mL，去滓后加蜂蜜 400mL，煎煮除去水气，取 400mL。身体强壮者服用 140mL，虚弱者服用 100mL。若无效，宜第二日再服用，不可一日服用二次，否则有可能中毒。使用大量蜂蜜，使药物吸收缓慢，预防瞑眩发作，也是为预防中毒。但是五枚大的乌头煎煮而口服，感到很可怕，对安全没有信心。我没有使用过该药方。

【原文】

寒疝腹中痛，及胁痛里急者，当归生薑羊肉汤主之。

当归生薑羊肉汤方

当归三两　生薑五两　羊肉一斤

右三味，以水八升，煮取三升，温服七合，日三服。若寒多者，加生薑成一斤。痛多而呕者，加橘皮二两白朮一两。加生薑者，亦加水五升，煮取三升二合服之。

【解读】

寒疝而腹痛，胁腹拘挛而疼痛者，为当归生薑羊肉汤主治之证。该证的场合，以轻度腹痛但患者营养状态差血色不佳为应用指征。因为药铺里并不出售羊肉，所以很少使用该药方，但其应用指征应当与当归建中汤、当归芍药散等配伍有当归的方剂一致。

当归生薑羊肉汤方

当归 4.0g　生薑 6.5g　羊肉 20.0g

将上三味药物置于 1600mL 水中，煎煮取 600mL，去滓，温服 140mL，日三服。若寒冷之状甚者，增加生薑至 20.0g。若疼痛多而呕吐者，加橘皮 3.0g、白术 1.3g。加生薑时也加水 1000mL，煎煮取 640mL，服之。

【原文】

寒疝腹中痛，逆冷，手足不仁，若身疼痛，灸刺诸药不能治，抵当[①]乌头桂枝汤主之。《千金》无抵当字。

乌头桂枝汤方

乌头原本，欠枚数。《千金》用五枚，《外台》用十枚

右一味，以蜜二斤，煎减半，去滓，以桂枝汤五合解之，令得

一升許原本許作後，令字無，今從《千金》改許，加令字，初服二合，不知
即服三合。又不知復加至五合。其知者如醉狀，得吐者爲中病。

桂枝湯方

桂枝三兩，去皮　芍藥三兩　甘草二兩，炙　生薑三兩　大棗十二枚

右五味，剉，以水七升，微火煮取三升，去滓。

【注释】

抵当——指病情重笃时，使用旗鼓相当对抗病情的药物进行治疗。

【解读】

本条所述病情很重，剧烈腹痛、足冷、甚至出现知觉迟钝麻痹样手足麻
痹不仁。乌头煎，以寒气盛于里为应用指征，乌头桂枝汤，以表里均为寒气
闭锁为应用指征，所以这里要使用桂枝。所谓灸刺诸药不能治，是在叙述病
势剧笃，普通的治法无效的病状。

该方为急剧之证，所以使用乌头、桂枝二味药物，但不太可能是乌头合
桂枝汤，多纪元坚在《金匮要略述义》中进行了如下论述。

"按此方证，最属急剧，治以单捷为妙。桂枝汤，《外台》引，作单桂
汁，盖仲景旧面。其出五味者，疑后人误据《千金》乌头汤（详后出）所
私掺。注家皆仍原文为说，觉未当。

圣惠，治寒疝腹中痛，手足逆冷，身体疼痛，针灸诸药所不能任者，宜
服乌头散方。川乌头大者十枚，桂枝二两，上件药，捣细罗为散，每服二
钱，以水一中盏，入生姜半分，煎至五分，次入蜜半合，更煎三两沸令熟。
每以食前和滓温服之。

圣惠，治心腹卒胀痛，桂心丸，桂二两，乌头一两，为末，炼蜜和丸。"

我们经常使用桂枝附子汤，对于难治性神经痛、类风湿性关节炎等疼
痛，也使用乌头桂枝汤。但在桂枝附子汤并不使用蜂蜜，使用蜂蜜的意图应
该是使药物吸收缓慢，减少瞑眩的发生吧。

不知，似指觉察不到，也就是效果没有显现之意。知者如醉状，应
该是附子的中毒症状，指如醉酒样颜面红赤、身体站立不稳的状态。如
果这种情况再略有加重，则会出现呕吐，再进一步进展，则会发生痉挛
抽搐。条文中以"得吐者为中病"，来判断起效，看来古人对出现的这
种情况并不惊异。我本人没有见到过附子中毒直至死亡病例，不清楚其

整个过程。

【原文】

其脈數而緊乃弦，狀如弓弦，按之不移。脈數弦者，當下其寒，脈緊大而遲者，必心下堅，脈大而緊者，陽中有陰，可下之。

【解读】

《医宗金鉴》中，本条被当做衍文。条文后半似以解释大黄附子汤为宜。浅田宗伯在《杂病论识》中有如下论述："按，辨脉法篇曰：脉浮而紧者，名曰弦也，弦者，状如弓弦，按之不移也，脉紧者，如转索无常也。又在论及当泻下篇中，言脉双弦而迟者必心下硬，脉大而紧者，为阳中有阴，可下之，宜大承气汤。疑此条乃后人将二条文凑合为一以论寒热错杂之脉，但该证非寒疝，亦非宿食，前后似无关系，诸注犹未免强解。"

【原文】

附方

外台烏頭湯，治寒疝腹中絞痛，賊風入攻五臟，拘急不得轉側，發作有時，使人陰縮，手足厥逆。此即烏頭桂枝湯，原出于《千金》賊風門。

【解读】

《外台》乌头汤，治疗寒疝病腹部绞痛，剧烈外邪入腹攻五脏，身体拘挛抽搐，不能翻身，发作时阴囊收缩，手足变得厥冷者。

《金匮要略述义》对此论述如下："按，此方《千金》《外台》所载，并与前方文有异，盖本是别方。林亿等以前有五味方，省之不录也。今从《外台》拈出于下，曰：乌头十五枚，炮（按，《千金》云：《要略》，五枚）；芍药四两；甘草二两，炙；大枣十枚，擘；生薑一斤（按，《千金》作老姜）；桂心六两。上六味切，以水七升，煮五味，取三升，去滓，别取乌头，去皮，四破。蜜二升，微火煎，令减五合。内汤中两三沸，去滓。日三，间食，强人三合。以如醉状为知，不知渐增。忌海藻、菘菜、猪肉、冷水、生葱。"

【原文】

外台柴胡桂枝汤方，治心腹卒中痛者。

柴胡四两　黄芩　人参　芍药　桂枝　生薑各一两半　甘草一两

半夏二合半　大枣六枚

右九味，以水六升，煮取三升，温服一升，日三服。

【解读】

《外台》柴胡桂枝汤，治疗急性胸腹疼痛者。临床可用于胆石症及急性胃炎疼痛。

柴胡 5.0g　黄芩、人参、芍药、桂枝、生薑各 2.0g　甘草 1.5g　半夏 1.5g　大枣 2.0g

将上九味药物置于 1200mL 水中，煎煮至 600mL，温服 200mL。日服三次。

【原文】

外台走马汤，治中恶[①]心痛，腹胀，大便不通。

巴豆二枚，去皮心，熬　杏仁二枚

右二味，以绵缠，搥令碎，热汤二合，捻取白汁饮之，当下。

老小量之。通治飞尸[②]鬼击病。

【注释】

①中恶——浅田宗伯《杂病论识》曰："中恶，即方后所谓飞尸、鬼击病之类，其证与本篇无涉，恐为宋人校正时误引之他文。《外台》作：卒得诸疝，引少腹及阴中绞痛，自汗出而欲死。此名寒疝，又名阴疝。此为本篇旧面，宜改从之。"

②飞尸——尸，尸体。《诸病源候论》曰：飞尸者，发无由渐，忽然而至，若飞走之急疾，故谓之飞尸。其状，心腹刺痛，气息喘急胀满，上冲心胸者是也。鬼击者，谓鬼厉之气击著于人也，得之无渐，卒著如人以刀矛刺状，胸胁腹内绞痛切痛，不可按仰。

【解读】

《外台秘要》走马汤，治疗飞尸、鬼击病样暴发性疾病，如出现胸痛、腹痛、便秘、腹满等证候者。

巴豆二个，去涩皮胚芽，熬　杏仁二个

将上二味药物用绢布包裹，捶碎后置于热水 400mL 内，绞之，取白汁，饮之。老人及小儿减少剂量。因巴豆为峻下剂，不可用于弱者及虚弱者。

【应用】

所谓走马汤，是言其起效快速如奔马吧，该方应可用于严重跌打损伤而致突然意识丧失的情况。

原南阳曾使用该方治愈一位地方长官严重腹胀、不能横卧、极其痛苦的病症，从而名声大噪。对于治疗长官的疾病，一般的医生会使用人参等药物，而原南阳果断地使用含有巴豆的峻烈药物，很是佩服其见识和气度。

【原文】

问曰：人病有宿食[①]，何以别之？师曰：寸口脉浮而大，按之反濇，尺中亦微而濇，故知有宿食，大承氣湯主之。

脈數而滑者實也，此有宿食，下之愈，宜大承氣湯。

下利不欲食者，有宿食也，當下之，宜大承氣湯。

大承氣湯方見前痙病中

【注释】

宿食——指饮食物不消化而停止于腹中。

【解读】

问，腹胀的病人，有因为饮食物停滞于腹中所致者，如何能够知道呢？老师回答道，寸口脉浮大，重按反而呈涩象，尺脉亦微而涩，据此可知腹中有宿食，此为大承气汤主治之证。

脉滑，指脉滑溜、流利之象。脉数而滑，指脉速快且滑利，此亦为宿食的缘故，宜以大承气汤下之。

另外，泻利而又无食欲者，此亦因宿食所致，宜以大承气汤下之。

【原文】

宿食在上脘，当吐之，宜瓜蒂散。

瓜蒂散方

瓜蒂一分，熬黄　赤小豆一分，煮。据《傷寒論》，煮字当刪

右二味，杵爲散，以香豉①七合，煮取汁，和散一錢匕，溫服之，不吐者少加之，以快吐爲度而止。亡血及虛者，不可與之。

【注释】

香豉——《古方药品考》云："香豉升散，治虚烦，满闷。即淡豆头。《名医别录》云：豉，味苦，寒，无毒。主治伤寒、头痛、寒热、瘴气、恶毒、烦躁满闷、虚劳、喘吸、两脚疼冷。又杀诸毒。药材，有盐豉和淡豉二种，入药应用淡豉。药铺称为豆豉，其售出者制甚粗劣，不堪用。当予自家制作。"

《本草纲目》中记载有详细制法。

【解读】

宿食在胃者，应当使吐之，宜用瓜蒂散。

瓜蒂散方

瓜蒂（熬制成黄色）0.3g　赤小豆0.3g

上二味制成粉末，另以香豉5.0g煎煮取汁，与前粉末混合，温服。若不吐，则稍加剂量，以视其吐后感觉畅快为度，止后服。不可给予贫血及虚弱者。

【应用】

曾将瓜蒂散用于治疗精神分裂症。该方也许是瓜蒂的苦味在起效，但过去的苦味瓜蒂已不易找到，现在出售的瓜蒂基本上无效。这个药方很有意思，如果药材能配齐，很想试试。

【原文】

脈緊如轉索無常者，有宿食也。

【解读】

紧脉分虚实，此为紧之实脉。本条论述瓜蒂散证脉象。转索无常，指绳子由拧着状态复原时，以手触摸的感觉。

【原文】

脉紧，頭痛風寒，腹中有宿食不化也。一云，寸口脉紧。《脉經》：脉上有寸口二字。頭上有即字。腹上有或字。

【解读】

寸口脉呈紧象，有头痛症状，为外邪证候，或者有宿食。

推测本条与前条均为后人的追加论述。

新編金匱要略方論　卷中

五臟風寒積聚病脈證並治第十一

論二首　脈证十七条　方二首

本篇内容有益于临床之处较少，后藤慕庵在所著《金匮要略析义》中论述道："素灵之书，动辄分脏腑经络以配病状，其说或征或否。概而论之，乃多有徒推所以之理，将其虚张耳。此篇所云者亦复然，其治术可取者鲜。读者应择之。"

【原文】

肺中風①者，口燥而喘。身運而重，冒而腫脹。

【注释】

肺中风——叙述外来风邪中于肺时的症状。《素问》中有肺主呼吸及皮毛的论述。

【解读】

肺金中于风邪，则出现口干而喘鸣。并且身体站立不稳而沉重，头部觉有物顶戴，出现浮肿。本条需从经络的角度来考虑，以肺与皮肤的关系、肺与肠的关系寻找理论依据。

【原文】

肺中寒，吐濁涕①。

【注释】

浊涕——相当于现在的浓痰。

— 171 —

【解读】

肺中于阴寒，则吐黏稠的浓痰。

【原文】

肺死臟①，浮之虚，按之弱，如葱葉，下無根者死。

【注释】

肺死脏——指肺的死脉，即肺的真脏脉。

【解读】

肺之死脉，浮取为虚脉，沉取则弱，如按葱叶中空样，为无根之象。

【原文】

肝中風者，頭目瞤①。兩脅痛，行常傴。令人嗜甘。

【注释】

瞤——如哆嗦样抽动。

【解读】

肝木中于风时，出现头目哆嗦样抽动，行走时总是身体前倾，另外还有左右胸胁疼痛。肝苦急时，食甘甜味以缓和之，所以喜食甘甜。吉益东洞《药征》中甘草部分亦论述及此。

【原文】

肝中寒者，兩臂不舉，舌本燥，喜太息，胸中痛，不得轉側，食則吐而汗出也。《脈經》《千金》云，時盗汗，欬，食已吐其汁。

【解读】

对于本条，《金匮要略析义》中有如下论述："臂为心脉循行之所，而心主汗。今肝木痛，则心火不生，故两臂不举而汗出。肝脉络于舌本，故舌本燥。《灵枢·经脉第十》云，胆动则病善太息，心胸痛，不得转侧。其意为胆与肝相附，今肝病则胆动，该候盖如此说。又云，肝所生病者，呕逆。故该病为食则吐。"

【原文】

肝死臟，浮之弱，按之如索不來，或曲如蛇行者死。

【解读】

肝之死脉，浮取为弱，重按而寻求之则不清楚，或者如蛇行而弯曲者，为死之脉象。

【原文】

肝著①，其人常欲蹈其胸上，先未苦時，但欲飲熱，旋復花湯主之。臣億等校諸本，旋復花湯皆同。同恐闕誤②。

【注释】

①肝著——著，留著、著滞，为气机停著于此而不能循行之意。指肝受寒湿之气，肝气循行不佳的状态。

②同恐阙为——同恐为阙之误。阙，缺失、错误。

【解读】

邪气停著于肝木，传于心火。于是，产生欲使重重踩踏胸上而逐散邪气样的感觉。又，肝木疼痛，则心火衰弱，心火不能生，所以欲饮入热饮以自助。此为旋覆花汤主治之证。

【原文】

心中風者，翕翕發熱，不能起，心中饑，食即嘔吐。

【解读】

《金匮要略析义》云："风生热，心生火，火热相搏，即翕翕发热。火性炎上而不定，故不能起立。热消谷（促进消化），故生饥饿感，但由于邪壅于上，故食入即出现呕吐。"简单而言，即心中风邪而生火热，导致上述症状发生。

【原文】

　　心中寒者，其人苦病心如噉蒜狀，劇者心痛徹背，背痛徹心，譬如蠱注①，其脈浮者，自吐乃愈。

【注释】

蛊注——指虫所导致的腹部疼痛。

【解读】

　　心中于寒邪，胸中麻痹而烦苦，如食入大蒜后的感觉，剧烈时疼痛由心窝部贯穿至背部，又由背部贯穿至心窝部，犹如虫所导致的腹部疼痛。脉浮者，自然地吐出而愈。

　　蒜，有认为是野蒜、山蒜之类的东西，在此取大蒜的看法。

【原文】

　　心傷者，其人勞倦即頭面赤而下重，心中痛而自煩，發熱，當臍跳，其脈弦，此爲心臟傷所致也。

【解读】

　　所谓心伤者，为平素多忧虑，一旦忽用心力则发病之人。心受损耗，当勉强劳作而疲惫劳倦时则会出现面部气上冲逆而发红赤，下半身虚而沉重，胸中痛而烦苦，发热，脐部悸动，脉弦。此证是因心受到损伤而引起的。

【原文】

　　心死臟，浮之實，如麻豆，按之益躁疾者死。

【解读】

　　心脏的死脉，浮取为实脉，感觉如抚麻豆（多纪本为丸豆，据俞本等作麻豆）样滚动，重按则有快速而躁急之感。此为死脉。

【原文】

邪哭①使魂魄不安者，血氣少也，血氣少者屬於心，心氣虛者，其人則畏，合目欲眠，夢遠行而精神離散，魂魄妄行。陰氣衰者爲癲，陽氣衰者爲狂。

【注释】

邪哭——对不值得哭泣的事情而哭泣，指精神异常一类疾病。

【解读】

邪哭，精神不安者，为血气少。血气少者，属心虚。心气虚则发癔病，合眼而欲睡但不能顺利入睡，昏昏沉沉地做梦行往远方，精神状态错乱、不安定而妄行。阴气衰弱者则发生癫痫样病状，阳气衰弱则导致狂证。

【原文】

脾中風者，翕翕發熱，形如醉人，腹中煩重，皮目瞤瞤而短氣。《千金》目作肉。

【解读】

脾中于风邪，身体如温煦感而发热，如醉酒之人，颜面红赤，腹中重而烦苦，皮肤肌肉出现哆嗦样跳动，呼吸迫促。

【原文】

脾死臟，浮之大堅，按之如覆盃，潔潔①狀如搖者死。

【注释】

洁洁——指滑利流动之形状。

【解读】

脾脏之死脉，浮取大而坚硬，重按则如抚摸倒置的杯子，呈滑利而摇摆状。此为死脉。

【原文】

跌陽脈浮而澀①，浮則胃氣強②，澀則小便數，浮澀相搏，大便則堅，其脾爲約③，麻子仁丸主之。

麻子仁丸方

麻子仁二升　芍藥半斤　枳實一斤　大黃一斤　厚朴一尺　杏仁一升

右六味，末之，煉蜜和丸梧子大，飲服十丸。日三。以知爲度。

【注释】

①涩——涩脉，与滑相反。挂滞而不圆滑之脉。

②胃气强——指消化力强。

③约——束缚、制约之意。

④麻子仁——《古方药品考》云："麻子益脾，润通便秘。一名曰大麻。《本经》曰：麻子味甘平，主补中益气。炮制，宗奭曰，麻子去壳极难，取帛包之，沸汤中浸，汤冷出之，垂井中一夜，勿令着水。次日日中曝干，就新瓦上按之去壳。簸扬取仁，粒粒皆完。"

【解读】

跌阳脉浮而涩，出现这种脉象者，大便会变硬，此为麻子仁丸主治之证。跌阳脉系搏动于足背突出部位之脉，为诊察胃肠功能之脉。其脉浮，意味着消化力旺盛，脉涩，则意味着小便频数。其脉浮、涩合二为一，因而脾被束缚，大便变硬。老人小便次数多而大便坚硬的便秘，即为此证，由麻子仁丸主之。

《金匮要略析义》释曰："脾约，于《伤寒论》属太阳阳明。太阳阳热之气，入于太阴脾土之地，阳热盛而阴湿消亡，脾被约束，不能为胃循行津液，是以小便偏注，大便则坚，而为脾约。"

麻子仁丸方

麻子仁 10.0g　芍药 5.0g　枳实 5.0g　大黄 8.0g　厚朴 5.0g　杏仁 5.0g

将上六味药物，制成粉末，以炼蜜制为丸，如梧桐子大，每次服用十丸，日服三次，以使大便通畅为度加减剂量。

【应用】

　　麻子仁丸为和缓的泻下剂，可用于老人及体力衰弱者的便秘。制成煎剂亦可。

【原文】

　　腎著①之病，其人身體重，腰中冷，如坐水中，形如水狀②，反不渴，小便自利，飲食如故，病屬下焦③，身勞汗出，衣裏冷濕④，久久得之，腰以下冷痛，腰重如帶五千錢，甘姜苓朮湯主之。

　　甘草乾薑茯苓白朮湯方

　　甘草　白朮各二兩　乾薑　茯苓各四兩　按《肘後》載此方，作甘草乾薑各二兩，茯苓朮各四兩。

　　右四味，以水五升，煮取三升，分溫三服，腰中即溫。

【注释】

　　①肾著之病——《圣惠方》中该方加当归，曰"治病肾著身体冷，腰以下重"。

　　②如水状——指似浮肿状。浮肿患者，多口渴，饮水但尿不出，遂出现浮肿。

　　③下焦——指下半身（脐以下）。

　　④衣里冷湿——衣服的里面被汗浸湿，身体长时间穿着冷湿的内衣。

【解读】

　　肾著病，身体重，腰部冷，犹如坐于水中，外形似浮肿，无口渴，小便通畅，饮食物摄取如平常。此为病在下焦，劳动身体则汗出，衣服的里面被汗浸湿，长时间穿着冷湿的内衣，因此发病。腰以下冷痛，腰部沉重，感觉像缠带着很多重坠的钱币一样。此为甘姜苓术汤主治之证。

　　甘草干姜茯苓白术汤方

　　甘草、白术各2.7g　干姜、茯苓各5.0g（《肘后方》为甘草、干姜各

2.7g　茯苓、白术各 5.0g）

上四味药物以水 1000mL，煎煮取 600mL，分三次温服。腰中即温暖。有肾著汤组成中加杏仁者。

【应用】

我使用该处方仅有两三次。好像对肢冷证而有遗尿、尿频的患者有效，没有出乎意料的效果。仅有一例严重肢冷证、难治性坐骨神经痛患者有效。古人有该方治疗夜尿症的经验，我曾用于小儿遗尿症，但没有效果。

【原文】

肾死臟，浮之堅，按之亂如轉丸，益下入尺中者死。

【解读】

肾之死脉，浮取轻取则坚硬，重按之，则如盘上滚动的球而乱转。如果这种脉象从寸口进入尺中则死。

【原文】

問曰：三焦竭部，上焦竭善噫，何謂也？師曰：上焦受中焦氣未和，不能消穀，故能噫耳。下焦竭即遺溺失便，其氣不和，不能自禁制，不須治，久則愈。

【解读】

问：就三焦竭请教。上焦机能衰弱时，出现嗳气，为什么？老师回答道：上焦受中焦之气，其机能不调和状态下，消化进行得不充分，因此会出现时时嗳气。下焦机能衰弱时，会出现尿失禁，甚至大便失禁，但这些均为机能不调和而引起不能自我控制所致，即使不施与治疗，也能够自然痊愈。

【原文】

師曰：熱在上焦者，因欬爲肺痿。熱在中焦者則爲堅①。熱在下焦者則尿血，亦令淋秘②不通。大腸有寒者多鶩溏③，有熱者便腸垢④。小腸有寒者，其人下重⑤便血⑥，有熱者必痔。

【注释】

①为坚——大便变得坚硬。

②淋秘——尿淋漓不通畅。

③鹜溏——大便不成形。

④便肠垢——指排出黏液便。

⑤下重——指里急后重感，大便不通畅。

⑥便血——大便带血。

【解读】

老师说：热邪在上焦，会出现咳嗽而形成肺痿（可参照肺痿肺痈咳嗽上气篇）。热邪在中焦，则大便变得坚硬。热在下焦，则出现血尿，小便不通畅，滴沥而出。大肠有寒时，大便多会不成形。大肠有热时，则会排出黏液便。小肠有寒时，则大便不通畅，有里急后重感，便中带血。小肠有热时，则会形成痔疮。

【原文】

问曰：病有積，有聚，有穀氣，何謂也？師曰：積者臟病也，終不移。聚者腑病也，發作有時，輾轉①痛移，爲可治。穀氣者，脅下痛，按之則愈復發，爲穀氣。諸積大法，脈來細而附骨者，乃積也。寸口，積在胸中。微出寸口，積在喉中。關上，積在臍旁。上關上，積在心下。微下關，積在少腹。尺中，積在氣衝②。脈出左，積在左，脈出右，積在右，脈兩出，積在中央。各以其部處之。《脈經》，諸大法以下，分爲一条。

【注释】

①辗转——指多处移动。

②气冲——《医学纲目》云，脐下两旁阴毛边际，横骨端有脉搏动之处。

【解读】

宇津木昆台从本条文受到启发，进行了脉诊法的考案。本条的脉诊与

《千金要方》脉诊法有一脉相通之处。

问：腹部肿物有积、聚和谷气等三种，是怎样的情况？老师回答如下：积，为阴为脏病，不移动。聚，为阳为腑病，有时出现，有时消失，疼痛部位也移动变化，该病可以治愈。谷气，胁下疼痛，压迫疼痛部位则愈，但又复发，此为谷气的疾病。

诊察各种积所在部位的脉法。脉沉小近似伏脉程度，其脉在寸口，可知积在胸中。其脉在寸口略移近拇指处，可知积在喉中。若其脉在关上，可知积在脐部周围。若其脉在关上略移近寸口处，可知积在心下。若其脉在关略移近尺中处，可知积在下腹。若其脉在尺中，可知积在气冲。其脉仅见于左手时，积在左半身。其脉仅见于右手时，积在右半身。其脉见于左右手时，可知积在身体中央，在正中线附近之处。

《脉经》中，诊察诸积部位脉法内容另为一条。

痰飲欬嗽病脈證並治第十二

論一首 脈证二十一条 方十九首

痰饮，《脉经》《千金要方》亦作淡饮，病字旁与水字旁相同。以淡形容饮，取淡淡状态之意。饮，称水饮，即水。即现在所说的水毒之意，指水的变化引起的疾病。咳嗽，在"肺痿肺痈咳嗽上气"篇已有，这里重复出现，有些奇怪。有观点认为因为本篇有治疗咳嗽的内容而为后来所追加的。多纪元坚的《金匮要略述义》中推测此为古人的掺入。

【原文】

問曰：夫飲有四，何謂也。師曰：有痰飲，有懸飲，有溢飲，有支飲。

問曰：四飲何以爲異。師曰：其人素盛今瘦，水走腸間，瀝瀝有聲，謂之痰飲。飲後水流在脅下，欬唾引痛，謂之懸飲。飲水流行，歸於四肢，當汗出而不汗出，身體疼重，謂之溢飲。欬逆倚息，短氣不得臥，其形如腫，謂之支飲。

【解读】

问：水之病有四种，是怎样的情况。老师回答道：痰饮有广义、狭义之分，广义的痰饮是四种饮的总称，其分别为狭义痰饮、悬饮、溢饮和支饮。

问：请教四种饮的区别。老师回答道：素来健康的人，现在身体变瘦，水在腹中，可以听到咕噜咕噜的声音，此为痰饮。此证可以考虑为停滞于某一部位的水，如胃内停水样病状。现在的胃弛缓和胃下垂病人多见类似症状。

饮入的水在胁腹，咳嗽时出现痉挛样疼痛，此为悬饮。此证因痉挛样悬痛而得名，胸膜炎等积液时有与此证相当者。

饮入的水流动循环，停滞于四肢，应当出汗而汗不出，身体沉重而疼痛，此证因水溢于外而称为溢饮。

出现气逆上突样严重咳嗽，呼吸迫促，倚靠某物而呼吸，不能仰卧，身体如浮肿状，这种病证称为支饮。其形如肿者，其意虽然并非浮肿，但仍看上去眼睑、颜面部呈现如浮肿貌。

【原文】

水在心，心下坚築，短氣，惡水不欲飲。

【解读】

水在心，则心下硬而悸动，呼吸迫促，不欲饮水。即水在心而阳气薄弱，出现心窝部坚硬而心悸不适，也就是动脉变硬而悸动的感觉。胃肠弱而消瘦的人，脐上部位出现悸动，古称水分悸动。也有观点认为是由于肾的机能虚衰而致心的机能变得剧烈所致。

【原文】

水在肺，吐涎沫，欲飲水。

【解读】

水在肺，则咯痰，吐唾液，欲饮水。

【原文】

水在脾，少氣身重。

【解读】

水在脾，则呼吸浅表，身体沉重。按照五行学说来考虑，因脾主肌肉，所以出现身体沉重。少气，犹如胸膜炎等疾病时的浅小的呼吸。

【原文】

水在肝，脅下支滿，嚏而痛。

【解读】

水在肝，则胁腹部位感觉凝滞胀满，喷嚏时出现疼痛。

【原文】

水在肾，心下悸。

【解读】

水在肾，则心窝部出现悸动。

【原文】

夫心下有留飲，其人背寒冷，如手大。

【解读】

留饮应为痰饮的一种吧。水停留于心下而不去时，则出现背部有手掌大部分如水一样冷。该证表现犹如胃内有停水的场合。清湿化痰汤治疗指征为身体到处疼痛、背部冷，仍系水之为病。

【原文】

留飲者，脅下痛引缺盆，欬嗽則輒已。一作轉甚。

【解读】

留饮，胁下疼痛，其疼痛延续影响至缺盆，咳嗽发作时则疼痛加剧。缺盆，为位于锁骨上窝处的穴位。

【原文】

胸中有留飲，其人短氣而渴。

【解读】

胸中有留饮水毒，则出现呼吸迫促而口渴。

【原文】

四肢曆節痛，脈沉者，有留飲。

【解读】

四肢的关节疼痛，脉若沉者，为有留饮水毒。

有将此条与前条连续为一条者，我认为"四肢历节痛"与前条无关，应当另为一条。

【原文】

膈上病痰①，满喘欬吐，發則寒熱，背痛腰疼，目泣②自出，其人振振③身瞤劇，必有伏飲④。

【注释】

①膈上病痰——膈上，指胸中。痰，广义地考虑，似理解为水为宜。此句满喘似为喘满之误。又，此处有句读为"膈上病痰满，喘咳吐，等"者。

②目泣——指眼泪。有作"目眩"者，误。

③振振——指身体哆哆嗦嗦颤抖的样子。

④伏饮——隐于内而不现于外之饮。

【解读】

胸中有水，出现喘鸣、咳嗽而吐痰，重度发作时出现恶寒发热，从背部至腰部疼痛，眼泪自然而出，身体剧烈颤抖摇动者，必有饮邪隐伏于内。饮邪隐伏在身体内，平素并不显现于外，发作时则引发上述病状。泪出痰出，则为水毒出于外的缘故。小青龙汤的场合，水在心下，发作时则出现流清鼻涕、打喷嚏等，亦为水毒显现于外所致，与该证相同。

【原文】

夫病人飲水多，必暴喘滿。

【解读】

病人饮水多时，突然发生腹部胀满、喘鸣。

【原文】

凡食少飲多，水停心下。甚者則悸，微者短氣。

【解读】

病人进食少而饮水多，则水停滞于心下。这种情况严重时会发生悸动，轻微时会出现呼吸迫促。

【原文】

脈雙弦者寒也。皆大下後喜虛也（一本喜作裏）。脈偏弦者飲也。

【注释】

脉双弦——由于水饮存在，阳气被抑，左右脉呈弦象。

【解读】

"皆大下后里虚也"恐为后人的注解文字。多纪元坚推测"皆大下后虚"五字为衍文。

"双"者指两侧而言，脉左右均弦，为有寒。由于寒饮的缘故，阳气被抑，不能伸展，所以脉左右皆呈弦象。一侧脉弦者，为淡饮水毒所致。二者均应以温药温之，脉弦为使用温药的指征。

以上三条，均为淡饮之证。《伤寒论》太阳病中篇曰："发汗后，饮水多必喘"、"太阳病，小便利者，以饮水多，必心下悸。"《伤寒例》中亦有"若饮而腹满，小便不利，若喘若哕，不可与之也"之语。

【原文】

肺飲①不弦，但苦喘短氣。《千金要方》苦作喜。

【注释】

肺饮——肺饮一词在此为首次，与前"水在肺，吐涎沫，欲饮水"一条不同。

【解读】

本条有难于理解之处。其意为，肺中有水的场合脉不弦，仅苦于喘促，而呼吸迫促。多纪元坚认为，肺饮有轻症和重症的区别，轻症者脉不弦，不咳嗽，仅呼吸迫促。重症者，脉弦，此时卫气不能循行，出现咳嗽症状。

【原文】

支飲亦喘而不能臥，加短氣，其脈平也。

【解读】

所谓支饮，应当包括现在的喘息病。前面有"咳逆倚息，短气不得卧，其形如肿，谓之支饮"条文，本条仅词语略有异，所论述为同一内容。脉平，意为三部脉平齐无高低之感，亦非弦脉。平，亦可理解为非病态脉象。

【原文】

病痰飲者，當以溫藥和之。

【解读】

痰饮为寒，由痰饮水毒而来的疾病，当用温热药物和之。

【原文】

心下有痰飲，胸脅支滿，目眩，苓桂朮甘湯主之。

茯苓桂枝白朮甘草湯方

茯苓四兩　桂枝　白朮各三兩　甘草二兩

右四味，以水六升，煮取三升，分溫三服。小便則利。

【解读】

心下有水，胸胁部痞塞膨满，眩晕，为苓桂术甘汤主治之证。

茯苓桂枝白术甘草汤方

茯苓5.0g　桂枝、白术各4.0g　甘草2.5g

将上四味药物以水1200mL水煎煮取600mL，分三次温服。小便排出增多。

该方用于水毒积蓄于胃部，出现膨满、眩晕、悸动等症状者。小便排出少者可视为正常。

我自学汉方不久的时候，曾往诊治疗一位妇人，卧床不起，起则眩晕发作，甚至如厕都困难，腹诊时心下部有哗啦哗啦的振水音，遂使用苓桂术甘汤，服药不到一周，便可以起床走路了。当时就想，汉方效果真好啊。至今已过去五十年，仍历历在目。该方药以心下部位水停滞、胸胀满、眩晕为应用指征，易于使用而副作用少。

【原文】

夫短氣有微飲，當從小便去之，苓桂朮甘湯主之。腎氣丸亦主之。

【解读】

轻微水毒在心下，出现呼吸迫促症状者，宜促使小便排出而去水毒，此为苓桂术甘汤主治之证。这样的证候，也是肾气丸主治之证。

由于对同一证候而提出截然不同的两个方药，则有观点推测认为"肾气丸亦主之"系后人的追加论述。但我认为，肾气丸也应有适应上述证候的场合。

【原文】

病者脈伏①，其人欲自利，利反快②，雖利心下續堅滿，此爲留飲欲去故也，甘遂半夏湯主之。

甘遂半夏湯方

甘遂③大者，三枚　半夏十二枚，以水一升，煮取半升，去滓　芍藥五枚　甘草如指大一枚，炙（一本作無。千金作一枚如指大，水一升煮取半升，似是，一本作無四字未詳）

右四味，以水二升，煮取半升，去滓，以蜜半升，和藥汁，煎取八合，頓服之。《千金》，汁下有合得一升半五字。

【注释】

①脉伏——伏脉，为极沉、不易分辨之脉。提示病毒邪气隐伏于内。
②利反快——泻利则感觉舒畅。

③甘遂——为有毒植物，具有剧烈利水作用，用法有误则杀人。关于甘遂药材，《古方药品考》曰："甘遂，舶来，仅一品种，形似麦门冬而长，皮带赤斑，肉白，不拘肥瘠，充实者为上品。此物极易被虫蚀，须加樟脑。另有国产品，味大致相同，亦可用，秋冬采其根，蒸后曝干。"

【解读】

诊病人之脉，因腹内病毒邪气充斥，其脉隐伏而难以触及。其人自然泻利，泻利则感觉舒畅，但即使泻利，病情仍无变化，心下部位仍坚硬而膨满。此时泻利系留饮欲去但力尚不及的状态，为甘遂半夏汤主治之证。

甘遂在《神农本草经》中列为下品，治疗腹部癥坚积聚、面目浮肿及留饮宿食，利小便。虽然《神农本草经》未言甘遂为峻烈药物，但实际临床使用发现，甘遂具有相当剧烈的泻下作用，是一味可怕的药物。

有甘遂半夏汤不加甘草者，我认为加甘草而使作用缓和为宜，加入蜂蜜的目的是使药物吸收缓缓进行，是妥当的。

甘遂半夏汤方药量过大，现将荒木性次先生所著《新古方药囊》中的剂量转载如下：

甘遂 0.3g 半夏 1.0g 芍药 1.0g 甘草 0.7g

半夏以水二勺煎煮取一勺，去半夏。

上四味药物中的三味，即甘遂、芍药、甘草，以水三勺加煎煮半夏所得一勺合计四勺，煎煮取一勺，去滓，加蜜一勺，再煎煮，取一勺半，顿服之。

甘遂半夏汤适应证：从鸠尾至脐上部位坚硬而胀满，内里痞塞，感觉痛苦，小便排出虽通畅，但仍总是感觉排出量不充分。

本方药必须纳入蜜使用。

加屋恭安的《好生绪言》中有甘遂半夏汤杀人的记载：某医者诊患者大便微利、心下坚满、腹挛急，便投予甘遂半夏汤。至夜半，患者烦闷晕绝，随后死亡。医者外逃数十日方归，遂将此事告知吉益东洞先生。医者言未迄，先生问，从法当加蜜，然否。医者答曰，未加。先生曰，此死极可哀。

【原文】

脉浮而细滑，伤饮。

【解读】

脉浮而细滑，为水毒显现于表面的场合。伤饮，指水饮摄入过度。

【原文】

脈弦數，有寒飲，冬夏難治。

【解读】

脉弦而频数，为寒饮在深处，冬、夏难以治愈。

【原文】

脈沉而弦者，懸飲內痛①。

【注释】

内痛——内痛有诸种说法，无定论。《金匮要略析义》谓之"引痛"，《金匮要略述义》述曰："按，内痛诸家无解，岂非胁肋内疼痛之谓。"

【解读】

脉沉而弦，为悬饮，即胁肋部位疼痛。

【原文】

病懸飲者，十棗湯主之。

十棗湯方

芫花①熬　甘遂　大戟②各等分

右三味，搗篩，以水一升五合，先煮肥大棗十枚，取八合，去滓，內藥末，

強人服一錢匕，羸人服半錢，平旦③溫服之，不下者，明日更加半錢，得快下後，糜粥自養。原本，快下謅快之，今正。

【注释】

①芫花——该药物具有剧烈的利水效果，别名曰去水。可用于连续不断

咳嗽、呼吸困难、喉中喘鸣、咽喉肿而呼吸迫促等证候。《名医别录》记载其治胸中痰水、喜唾及水肿、五水。

②大戟——这个名称似乎不像一种植物。1935 年的时候，我从荒木性次先生处得到其制作的十枣汤送给权藤成卿先生服用，记得剂量是 0.5g。服用后权藤成卿先生来回往厕所跑，看到先生年过七旬，长年生病瘦弱的样子，竟然使用了如此强烈的药物，非常后悔，惭愧不堪。大戟也有强烈的利水效果，《古方药品考》中记载："《本经》曰，味苦寒，有小毒，治十二水，腹满，急痛，积聚。《名医别录》称其利大小肠。大戟药材，舶来品有绵大戟、紫大戟二种，绵大戟为上品。形如苦参，细而柔韧，皮紫黑、肉为茶褐色、味苦辛者为真品。药铺出售者，混于唐黄芩或白鲜皮中，伪杂者多。今舶来者唯见紫大戟一种。其形细长七八寸、紫赤色、味微苦者不堪用。又有伊波大戟，生于西南海滨，苗叶似泽漆，茎根均为赤色。其干燥品形色似紫大戟，长约一尺，味淡薄，出于土州、淡州。商人以此为紫大戟，其实非也。又有土大戟，有草间茹，形味相近似，俱生于城南湿地，土人采之称为伏水大戟。此三种均不堪用。"

③平旦——天亮时。

【解读】

患悬饮病，胸胁有水，咳嗽，胸部疼痛，为十枣汤主治之证。

十枣汤方

芫花　甘遂　大戟各等分

将上三味药物捣制成粉末，过筛，另以 300mL 水煎煮肥大枣十枚，去 160mL，去滓，纳入先前制成的粉末，强壮体格者给予 1.0g，瘦弱者 0.5g，天亮时温服。若不泻利者，第二天增加 0.5g 服用。若出现感觉舒适的泻利，其后食粥以养气力。

【参考】

十枣汤组成均为泻下药物，是个可畏的方药。身体弱者使用时，甚至到离不开厕所的程度，泻利作用很峻烈。曾将该方用于长期仅手背肿胀、多方不能治愈者。

《勿误药室方函口诀》云："此方主悬饮内痛。所谓悬饮，为外邪内陷，引举胃中之水至胸。胸中水气注入蓄积，并有向外表胀出之形势。其虽然兼有汗出、发热、头痛等症，但在里之水气为主，其表为客。故应当以胁下疼痛、干呕短气、或咳烦水气浮肿、上气喘急、大小便不通为治疗指征而给予该方。还可以牵引至缺盆为指征而使用。脉沉而弦，或紧。另外该方并非仅于剧烈处使用，对咳家由水饮所致者，延误不治则变为劳嗽，即使无引痛之证，若辨识有水饮之证候，亦当立即使用此方。前田长庵的经验，一人仅手肿，其余部位不肿。体健饮食如故，用此方得水泻而速愈。可谓耐人寻味的治法。"

【原文】

病溢飲者當發其汗，大青龍湯主之，小青龍湯亦主之。

大青龍湯方

麻黃六兩，去節　桂枝二兩，去皮　甘草二兩，炙　杏仁四十個，去皮尖　生姜三兩　大棗十二枚　石膏如雞子大，碎

右七味，以水九升，先煮麻黃減二升，去上沫，內諸藥，煮取三升，去滓，溫服一升，取微似汗，汗多者，溫粉粉之。《傷寒論》粉作撲。

小青龍湯方

麻黃三兩，去節　芍藥三兩　五味子半升　乾薑三兩　甘草三兩，炙　細辛三兩　桂枝三兩，去皮　半夏半升，湯洗

右八味，以水一斗，先煮麻黃減二升，去上沫，內諸藥，煮取三升，去滓，溫服一升。

【解读】

溢饮即浮肿，关于溢饮，已经在该篇的开始进行了论述，为饮入的水液流于四肢，汗当出但未出，所以出现身体苦于重滞而疼痛，对于此种病证，有的场合适宜大青龙汤，有时则当用小青龙汤。

大青龙汤为外有表邪，内里热邪潜伏时使用的药方，小青龙汤则为外有表邪，内里有寒场合使用的药方，所以其区别在于里寒还是里热之不同。

另外，这两个药方也出现在《伤寒论》中，宜参考相关内容进行鉴别。

大青龙汤方

麻黄 8.0g（去节）　　桂枝 3.0g（去粗皮）　　甘草 3.0g（炙）　　杏仁 8.0g（去涩皮及胚芽）　　生姜 4.0g　　大枣 4.0g　　石膏 9.0g（打碎）

将上七味药物，以水 1800mL，先煎煮麻黄减 400mL，去除浮于上的泡沫，纳入其余药物，煎煮取 600mL，去滓，一次温服 200mL，使汗出，达到汗液渗出的程度即可。如果汗出过度，则宜扑以温粉。温粉，将白术、藁本、川芎、白芷等药物研成粉末等分混合，以此混合粉末为一，以米粉为三，再加以混合即成。

小青龙汤方

麻黄 4.0g（去节）　　芍药 4.0g　　五味子 4.0g　　干姜 4.0g　　甘草 4.0g（炙）　　细辛 4.0g　　桂枝 4.0g（去粗皮）　　半夏 3.5g（热水洗去泥）

将上八味药物，以水 2000mL，先煎煮麻黄减 200mL，去除浮于上的泡沫，纳入其余药物，煎煮取 600mL，去滓，一次温服 200mL，日服三次。

【应用】

在类风湿性关节炎、神经痛、肾炎、肾病综合征的发病初期存在这些药方的适应证，以数日内为适宜，病期过长则不宜使用。但我并没有对浮肿者用大青龙汤、小青龙汤发汗出的经验，其结果多为利小便，并非很可怕的药方。

【原文】

膈間支飲①，其人喘滿，心下痞堅②，面色黧黑③，其脈沉緊，得之數十日，醫吐下之不愈，木防己湯主之。虛者即愈，實者三日復發，復與不愈者《千金》復與上有發則二字，宜木防己湯去石膏加茯苓芒硝湯主之。去石膏上衍湯字。

木防己湯方

木防己④三兩　　石膏十二枚，雞子大　　桂枝二兩　　人參四兩
右四味，以水六升，煮取二升，分溫再服。

木防己去石膏加茯苓芒硝湯方

木防己《外台》引《千金》用三兩　　桂枝二兩　　芒硝三合　　人參茯苓各四兩

右五味，以水六升，煮取二升，去滓，内芒硝，再微煎，分温再服，微利则愈。

【注释】

①膈间支饮，其人喘满——指胸膈中水毒痞塞而喘满。支饮，在开头处所述，持续咳嗽，呼吸困难，不能横卧，呈浮肿状。

②心下痞坚——上腹部硬如板状。心下痞坚与心下痞硬意义相同，均为痞塞而硬之意。痞坚仅用于木防己汤之处，其余全部为痞硬。

③黧黑——面色黄黑，憔悴的样子。

④木防己——对防己一药有争议。在日本，木防己汤的场合，木防己无效，须使用汉防己。

【解读】

胸膈，即为胸。患支饮，水邪积聚于胸，心窝部痞塞鞭满，有喘鸣，面色黄黑，有紫绀状，脉沉紧。此种脉象为水毒积聚于胸膈所致。如此病状经过数十日，其间医者给予吐剂使吐之，给予泻下剂而泻下，均未好转。此为木防己汤主治之证。如果为水毒充实的状态，虽然会一时好转，但二三日后会再发。此时如果给予木防己汤无效，则宜使用木防己汤去石膏加茯苓芒硝汤。

木防己汤方

木防己 4.0g　石膏 9.0g　桂枝 3.0g　人参 5.0g

将上四味药物置于 1200mL 水中，煎煮取 400mL，分二次温服。

木防己去石膏加茯苓芒硝汤方

木防己 4.0g　桂枝 3.0g　芒硝 4.0g　人参、茯苓各 5.0g

将上五味药物，以水 1200mL 煎煮，取 400mL，去滓，纳入芒硝，再稍煎煮，分二次温服。微泻利后即好转。

【应用】

木防己汤应用于心脏疾病的机会较多，心脏瓣膜病、心功能衰竭、冠心病等疾病当有身体活动则呼吸迫促、喘鸣、浮肿等情况时可使用该药方，这时即使脉非沉紧也可以使用。木防己汤之腹证，与半夏泻心汤、小柴胡汤等不同，腹部上方为全体胀满而坚硬感，也可见到肝脏肿大。对于心脏瓣膜病等心脏（心源性哮喘）、肝脏均恶化者，亦有较好疗效，可使呼吸变得轻松，浮肿消退，睡眠好转。常有西医治疗效果不满意者，用该方治疗而好转，最后回归工作。该药方无副作用，使用起来很便利。

但是我没有使用木防己去石膏加茯苓芒硝汤的经验。

【原文】

心下有支飲，其人苦冒眩，澤瀉湯主之。

澤瀉湯方
澤瀉五兩　白朮二兩
右二味，以水二升，煮取一升，分溫再服。

【解读】

胃内水邪停滞，头部如同有某物顶戴样眩晕，此为泽泻汤主治之证。

该证与苓桂术甘汤相似，这是一种俗称的站起来时头晕的病状，有其气上冲的感觉，但即使安静下来躺下，也还有头重、眩晕的感觉。论眩晕的程度，还是该证重而剧烈。

泽泻汤方
泽泻 6.5g　白术 2.5g
将上二味药物以水 400mL 煎煮，取 200mL，分二次温服。

【应用】

该方由泽泻、白术两味药物组成，用于忽地一下子剧烈眩晕发作。愈是对于这种急剧而起的病证，愈是药味少组成简单的方药能起效。

【原文】

支飲胸滿者，厚朴大黃湯主之。

厚朴大黃湯方
厚朴一尺　大黃六兩　枳實四枚
右三味，以水五升，煮取二升，分溫再服。

【解读】

因水饮所致胸部胀满窒塞者，为厚朴大黄汤主治之证。

厚朴大黄汤方

厚朴 10.0g　大黄 7.0g　枳实 3.0g

将上三味药物置于 1000mL 水中，煎煮取 400mL，去滓，分二次温服。

该方药味与小承气汤、三物厚朴汤完全相同，但药物分量比不同。该方治疗支饮并非通过利尿，而是经大便泻下的方法。

《外台秘要》中用于酒客忽然大量饮酒而致吐血者，记载如下："夫酒客咳者，必致吐血，此坐久极饮过度所致也。其脉虚者必冒，其人本有支饮在胸中故也。支饮胸满，厚朴大黄汤主之。"

【原文】

支飲不得息，葶藶大棗瀉肺湯主之。方見肺癰中。

【解读】

水邪积聚于胸，主诉呼吸困难者，为葶苈大枣泻肺汤主治之证。

药方出现在肺痈篇。

【原文】

嘔家本渴，渴者爲欲解，今反不渴，心下有支飲故也，小半夏湯主之。

小半夏湯方

半夏一升　生薑半斤

右二味，以水七升，煮取一升半，分溫再服。

【解读】

"渴者为欲解"为后人注解文字，宜移至"心下有支饮故也"之后。

呕吐的人，应当出现口渴，但反而不口渴者，为心下部位水邪积聚的缘故。这样的患者，如果变得口渴，则是因为胃中水邪得以去除，是好转的前兆。此为小半夏汤主治之证。

该证应当与五苓散证的呕吐进行鉴别，五苓散证的呕吐，有口渴、尿出减少，若饮水则立即吐出，吐后却又欲饮水，再饮再吐，是一种称为水逆的呕吐。

《千金要方》作"呕家不渴，渴者为欲解，本渴今反不渴"，为小半夏加茯苓汤。

小半夏汤方

半夏5.0g　生薑10.0g

将上二味药物以1400mL水煎煮，取300mL，分二次温服。

【原文】

腹滿，口舌乾燥，此腸間有水氣，己椒蘑黃丸主之。

防己椒目葶蘑大黃丸方

防己　椒目① 　葶蘑熬 　大黃各一兩

右四味，末之，蜜丸如梧子大，先食飲服一丸，日三服，稍增，口中有津液，渴者，加芒硝半兩。

【注释】

椒目——唐本草记载，主水肿、胀满，有利尿作用。

【解读】

腹部膨满，口中干燥，为腹中水邪积聚所致，此为防己椒目葶苈大黄丸主治之证。

防己椒目葶苈大黄丸方

防己、椒目、葶苈（熬）、大黄各1.2g

将上四味药物制为粉末，以蜂蜜制成如梧桐子大小的药丸，食前服一丸，一日三次服用。略增加剂量则会出现口中有津液。如果出现口渴，加芒硝0.6g。

我未曾使用过该药方。

【原文】

卒《千金》作诸嘔吐，心下痞，膈間有水，眩悸者，半夏加茯苓汤主之。《千金》半夏上有小字。

小半夏加茯苓汤方

半夏一升　生薑半斤　茯苓三两,一法四两

右三味,以水七升,煮取一升五合,分温再服。

【解读】

突然呕吐,心窝部痞塞,胸部水邪积聚,出现悸动和眩晕,为小半夏加茯苓汤主治之证。《千金方》"卒"为"诸",较为适宜该方。用卒字,容易理解为似乎仅仅对突然的呕吐证有效,但实际上该方对诸种呕吐均有效,所以应从《千金方》。

小半夏加茯苓汤方

半夏 5.0g　生薑 10.0g　茯苓 7.0g

将上三味药物以水 1400mL 煎煮,取 300mL,分二次温服。

【应用】

该方具有相当程度的利尿作用,使用该方时,不仅呕吐停止,悸动、眩晕也同时好转。也是常用于妊娠恶阻的药方。

服药时,将药放凉后少量频服易生效。生薑应当使用菜市卖的鲜姜,干生薑不可。

在我自学汉方的时候,应邀赴邻村往诊,患者是一位三十多岁的妇人,肤色白、虚胖,患胸膜炎,近处的医生给予利尿剂,目的是去除胸腔的积水。但患者一服药后便引起呕吐,食欲很差。横卧时呼吸困难,夜间坐位而眠。我给予五日量小半夏加茯苓汤。隔一日再去诊察时,诉一日的药量尚未用完,呕吐便已停止,小便十数次后好转。二三日后,诊其胸腔的水分便去除干净,变得可以横卧,恶心症状亦消失。患者全家很高兴。我当时对汉方的效果大吃一惊。

有报告使用小半夏茯苓汤治愈化脓性鼻窦炎,仔细考虑可知,化脓性鼻窦炎为水湿,使用小半夏茯苓汤使水液排出而愈。如果被化脓性鼻窦炎即用葛根汤的框框束缚住,则便不会这样用药了。后来读中国医书,发现有使用小半夏茯苓汤治疗鼻棱骨痛的记载。鼻棱骨痛也许就是化脓性鼻窦炎吧。

【原文】

假令,瘦人脐下有悸,吐涎沫而癫眩,此水也,五苓散主之。

五苓散方

澤瀉一兩一分　猪苓三分，去皮　茯苓三分　白朮三分　桂枝二分，去皮

右五味，爲末，白飲服方寸匕，日三服，多飲暖水，汗出愈。

【注释】

癫眩——指甚至能够引起身体翻倒的剧烈眩晕。并非癫痫。

【解读】

本条开始的"假令"二字，疑为错简。

身体瘦者，脐上有悸动，吐涎沫和痰，主诉眩晕者，是水邪为害。此为五苓散主治之证。

《腹证奇览翼》中，将癫眩解释为癫痫，并说见到水而发生癫痫者，宜用此方。这也许是和久田先生千虑之一失吧。

五苓散方

泽泻 1.3g　猪苓 0.4g　茯苓 0.4g　白术 0.4g　桂枝 0.3g

将上五味药物制成粉末，用米汤送服 2.0g，日服三次。此时宜多饮暖水，汗出则病愈。

【应用】

五苓散中包括泽泻汤的泽泻、白术，再加入茯苓、猪苓、桂枝。该方制成粉，用米汤送服，这是原本的用法。但水煎剂也有良效。对于严重呕吐，西医方法无效，甚至会引起脱水者，使用五苓散可以迅速奏效。

五苓散证的表现，为吐后马上又饮水，饮水后还会吐出，多次重复，见到过一次便会印象很深。此时服用五苓散，呕吐会立即停止，约三十分钟后，伴有发热者则出汗，无热的场合则会排出小便。并且烦躁而辗转反侧的症状也会治愈。

【原文】

附方

外台茯苓飲，治心胸中有停痰宿水，自吐出水後，心胸間虛，

氣滿不能食，消痰氣，令能食。

　　茯苓　　人參　　白朮各三兩　　枳實二兩　　橘皮二兩半　　生薑四兩

　　右六味，水六升，煮取一升八合，分溫三服，如人行八九里進之。

【解读】

附方，为宋代林亿等追加的内容。

《外台秘要》茯苓饮，治疗胸中水邪停滞，水吐后，气仍积聚于胸中不能食的病症。服药后能够消除水邪与气，使饮食增进。

茯苓、人参、白术各 3.5g　　枳实 2.5g　　橘皮 3.0g　　生薑 5.0g

上六味药物，以 1200mL 水煎煮，取 360mL，分三次温服。间隔两三个小时服用。

【应用】

该方组成与人参汤、四君子汤近似，不同之处是无甘草，加入枳实、橘皮。该证与二方不同处为，该方适应证一直处于实证的状态。腹部并非软弱无力，而是有腹力。用一句话说，即可以考虑为人参汤、四君子汤实证吧。配伍以枳实、橘皮，而不使用甘草，这是该药方的妙趣之处。这是用二味药物的苦味来压抑降下吧。现代医学有一种苦味健胃剂，该方药中橘皮有较强的苦味，又未加入大枣、甘草等甘味药物，很有意思。服用该方药后，胸部满闷解除，食欲复现。所以，对于使用人参汤、四君子汤、六君子汤无明显好转者，有必要试用该方。

我本人于三四年前的一段时间，食欲全无，索然无味，初使用四君子汤，后六君子汤，但均无起色。当时也并未认为是实证，但用茯苓饮后，一下子好转了。

所以对于虚实的判断，虽说是腹部按之坚者为实，按之软者为虚，但也有看似实证之虚证，和看似虚证之实证，判断起来着实不易。关于该方证的要点，总的来说并不在于食欲不振，而是胸部痞塞样状态而不能进食。治疗目的在于排除水和气，并非身体虚弱而无食欲。

【原文】

　　欬家，其脈弦，爲有水，十棗湯主之。方見上。

【解读】

久咳之人，若脉弦，为水饮积聚的证据，所以，以十枣汤主之，泻下水饮，使之排出体外。

【原文】

夫有支飲家，欬煩，胸中痛者，不卒死，至一百日或一歲，宜十棗湯。

【解读】

根据本篇开始处的"咳逆倚息，短气不得卧，其形如肿，谓之支饮"的叙述，出现长期甚至痛苦程度咳嗽的胸痛，是因为有支饮的缘故。不会出现急性猝死，可生存百日或一年。此证宜用十枣汤。

为什么特别指出不猝死呢，其中原因并不清楚。也许是后人的注解文字吧。

【原文】

久欬數歲，其脉弱者可治，實大數者死。其脉虛者必苦冒，其人本有支飲在胸中故也，治屬飲家。

【解读】

长期持续咳嗽，气力必定会消耗，所以，其脉亦从之而弱，病状与脉象顺和一致，则可能治愈。但是，如果身体衰弱但脉象反而大且频数有力，这是邪气强战胜精气的征候，所以会死亡。特别是老人，长期咳嗽不止，非常虚弱，出现脉象大而有力时，为死期临近，非常危险。我曾往诊一老人，身体虚弱得不能坐起，脉却大而有力得不寻常，当时觉得很奇怪，待我回到家中时，患者家属打来电话告知，患者已死亡，估计药物都没有来得及服用。所以，身体与脉象不合时反而危险。

脉虚而浮微弱者，会出现头部如戴物而眩晕的状态，此为从前既有胸中支饮的缘故，所以不必特别治疗其眩冒，治其支饮即可。头部如戴物而"冒"状者，相当一部分是水毒引起的，多见于胃弛缓症、胃下垂等胃功能差者。其实，五味子虽然被认为是治疗咳嗽的药物，但可以用于以"冒"，即头部有戴物感为指征使用。另外对于耳咽管炎，具有耳部闭塞感、听到自己的声音变调、擤鼻涕时耳部堵塞症状者，使用配伍五味子的药方，会有出人意料的效果。

【原文】

咳逆，倚息不得卧，小青龍湯主之。

【解读】

剧烈咳嗽，呼吸困难，倚靠某物而呼吸，不能仰卧，为小青龙汤主治之证。小青龙汤证的咳嗽，夜间睡觉时也发生。早上醒来时眼睑浮肿，也是小青龙汤应用指征之一。

【原文】

青龍湯下已，多唾口燥①，寸脈沉，尺脈微，手足厥逆，氣從小腹上沖胸咽，手足痹，其面翕熱②如醉狀，因復下流陰股③，小便難，時復冒者，與茯苓桂枝五味甘草湯，治其氣衝。

桂苓五味甘草湯方

茯苓四兩　桂枝四兩，去皮　甘草三兩，炙　五味子半升

右四味，以水八升，煮取三升，去滓，分溫三服。

【注释】

①多唾口燥——唾液多，口中干燥。唾，不仅指唾液，应当广义地包括痰。

②面翕热——颜面聚集上冲之气，呈现面色红赤如醉酒貌。

③阴股——指腰以下部位。

【解读】

此处言青龙汤，应当不是大青龙汤，而是指小青龙汤。下已，指服药后。服用小青龙汤后，唾液多出，口中干燥。寸口脉沉，尺中脉微，《金匮要略》中言寸尺的场合，可以考虑为表里，所以，因寸口脉沉则无表证，因

尺中脉微则里弱，并非使用小青龙汤的脉象。手足变冷，气从下腹部上冲至胸部咽喉部，这种场合下，也许会有悸动上冲，但也并非必须有悸动发生。手足麻痹感觉，颜面红赤如醉酒貌，这种面红赤不同于结核患者的面颊红，而是面部全体变红赤。并且上冲之气又反下流向阴股（下腹），小便尿出困难，有时出现头部冒眩症状，给予茯苓桂枝五味甘草汤而治其气上冲。

桂苓五味甘草汤（同苓桂五味甘草汤）方

茯苓 5.0g　桂枝 5.0g（去粗皮）　甘草 4.0g（炙）　五味子 4.0g

将上四味药物，以水 1600mL 煎煮，取 600mL，去滓，分温三服。

使用苓桂五味甘草汤的临床指征为：手足冷，气上冲颜面，头部如戴物状轰热感，脉沉微，尿量减少。

后续条文的内容则论述服用该方药后的变化。

【应用】

临床仔细诊察该证时，可以发现这样类型的患者：特别之处是时时患感冒、鼻塞，出现耳部症状，少有明显热性症状，咯出稀薄水样痰。据我的经验，该药方可常用于中耳炎，但不是化脓性，而是渗出液潴留者，可使小便增加，消除耳部闭塞、头部戴物感、醉酒貌等症状，稳定情绪，祛除水液潴留。如果中耳炎有发热、或头痛、恶寒的场合，该药方则不适宜，可以考虑葛根汤、小青龙汤，根据情况也可以选择柴胡桂枝汤。

我在《汉方诊疗三十年》记录了苓桂五味甘草汤的验案，引用如下。

1. 出现瘙痒、灼热感的皮炎（《汉方诊疗三十年》第 322 号病案，译者注）

患者为二十六岁男性，数天前满脸出现皮疹，瘙痒，有灼热感，部分红赤，表面出现大量粟粒样小疹，并有很多水泡。

患者的婚礼定于一月上旬举行，现在面部像妖怪一样，无法在结婚仪式上出现，非常焦急。

根据以上症状，考虑有可能是苓桂五味甘草汤证，于是进行了如下的问答。

"有没有下肢发冷，好像有什么东西盖在头上的感觉？"

"确实有。"

"小便次数少吗？"

"没注意。"

然后诊脉，类似于沉微脉。

现在想起来曾使用苓桂五味甘草汤治疗过三例渗出性中耳炎患者，脉象均沉微。但该患者的脉象不是典型的沉与微，更像浮小之脉。

此时不知如何是好，先投予苓桂五味甘草汤治疗。

患者三天后再诊，面部潮红减轻，瘙痒也去了大半。

后又服用了七天，到了正月，如期顺利举行了婚礼。

通过该病例，我得到了一个新的经验，苓桂五味甘草汤证脉象不一定沉微。

2. 多量渗出液的中耳炎（《汉方诊疗三十年》第 323 号病案，译者注）

患者为二十三岁妇人，从昨天开始出现右耳堵塞疼痛，来院就诊。

脉象沉微，但模糊不清。问是否有头部轰热感，回答说从数天前起，吃饭时、与人说话时，会有面部发热、气往上冲的感觉。同时觉得好像有什么东西盖在头上。出现这种现象时两下肢非常冷。

患者担心中耳炎的病情。

对此，我投予苓桂五味甘草汤治疗。只服用了一天的药物，耳痛、耳堵塞感、面部轰热感、两下肢发冷诸症均减轻。

此前，我曾用苓桂五味甘草汤治愈过中耳炎。那名患者为渗出性中耳炎，无疼痛和发热，头重，如有物覆顶。中耳内常有渗出液潴留，为避免引起耳聋，便通过手术取出中耳内液体，但术后第二天又出现和原来一样的液体潴留。这时会出现脉沉微、下肢发冷、头面部轰热感等症状。这些症状与《金匮要略》中苓桂五味甘草汤条文的描述一致。另外，这种场合多出现尿量减少，也是重要指征之一。

【原文】

衝氣即低，而反更欬，胸滿者，用桂苓五味甘草湯去桂加乾薑細辛，以治其欬滿。

苓甘五味姜辛湯方

茯苓四兩　甘草　乾薑　細辛各三兩　五味子半升

右五味，以水八升，煮取三升，去滓，溫服半升，日三俞本，有服字。

【解读】

服用苓桂五味甘草汤，上冲之气变得低下，但咳嗽反而加重，胸部变得胀满，此证使用苓桂五味甘草汤去桂枝加干姜、细辛，治其胸胀满、咳嗽则宜。

苓甘五味姜辛汤方

茯苓 5.0g　甘草、干姜、细辛各 4.0g　五味子 4.0g

将上五味药物置于 1600mL 水中，煎煮取 600mL，去滓，温服 100mL。日三次服。

【原文】

欬滿即止，而更復渴，衝氣復發者，以細辛乾薑爲熱藥也。服之當遂渴，而渴反止者，爲支飲也。支飲者，法當冒，冒者必嘔，嘔者復內半夏，以去其水。

桂苓五味甘草去桂加乾薑細辛半夏湯方

茯苓四兩　甘草　細辛　乾薑各二兩（《外台》作各三兩）　五味半夏各半升

右六味，以水八升，煮取三升，去滓，溫服半升，日三俞本，有服字。

【解读】

咳嗽与胸部胀满，经苓甘五味姜辛汤治疗好转，但又口渴，复发上冲之气者，因细辛、干姜为热药所致。饮用这些药物当然会出现口渴，但口渴反停止者，是支饮存在的缘故。有支饮，原则上应当出现头部如戴物感的症状，出现恶心。如果出现恶心样症状，可加半夏，去除支饮则宜。但我认为"法当冒"以下文字，为后人的注释。

桂苓五味甘草去桂加干姜细辛半夏汤方

茯苓 5.0g　甘草、细辛、干姜各 4.0g（据《外台》）　五味子、半夏各 4.0g

将上六味药物置于 1600mL 水中，煎煮取 600mL，去滓，温服 100mL。日服三次。

【应用】

我很少使用苓甘五味姜辛汤，却经常使用苓甘姜味辛夏汤或辛夏仁汤。浅田宗伯将苓甘姜味辛夏汤称为在里之小青龙汤，即小青龙汤作用于表，而苓甘姜味辛夏汤作用在里。但在实际临床中，在治疗喘证时，即使无头痛、发热等表证，也使用小青龙汤。同时，苓甘姜味辛夏汤也可应用于喘证。似乎二者没有差别，但在后面的条文，则记述其不同。

【原文】

水去嘔止，其人形腫者，加杏仁主之。其證應內麻黃，以其人遂痹，故不內之。若逆而內之者，必厥，所以然者，以其人血虛，麻黃發其陽故也。

苓甘五味加姜辛半夏杏仁湯方

茯苓四兩　甘草三兩　五味半升　乾薑三兩　細辛三兩　半夏半升
杏仁半升，去皮尖

右七味，以水一斗，煮取三升，去滓，溫服半升，日三俞本，有服字。

若面熱如醉，此爲胃熱上沖熏其面，加大黃以利之。

苓甘五味加姜辛半杏大黃湯方

茯苓四兩　甘草三兩　五味半升　乾薑三兩　細辛三兩　半夏半升
杏仁半升　大黃三兩

右八味，以水一斗，煮取三升，去滓，溫服半升，日三俞本，有服字。

【解读】

水去除而呕吐止，但出现其形如浮肿状者，加杏仁。其证看上去应当使用麻黄，但用麻黄后会引起麻痹和疼痛，所以并未加入麻黄。如果误加入麻黄，则会发生手足厥冷。这是因为麻黄发其阳气而引起血虚的缘故。

苓甘五味加姜辛半夏杏仁汤方

茯苓 5.0g　甘草 4.0g　五味子 5.0g　干姜 4.0g　细辛 4.0g　半夏 5.0g

杏仁 5.0g（去皮及胚芽）

将上七味药物置于 2000mL 水中，煎煮取 600mL，去滓，温服 100mL。日服三次。

如果发热，颜面部如醉酒状，为包括胃肠在内的腹内蓄积之热上冲，颜面被熏的缘故。对此加入大黄，使之通利则宜。

苓甘五味加姜辛半杏大黄汤方

茯苓 5.0g　甘草 4.0g　五味子 5.0g　干姜 4.0g　细辛 4.0g　半夏 5.0g　杏仁 5.0g（去皮及胚芽）　大黄 4.0g

将上八味药物置于 2000mL 水中，煎煮取 600mL，去滓，温服 100mL。日服三次。

【应用】

本条以浮肿为指征而加入杏仁，耐人寻味。杏仁一般用于喘鸣、疼痛等病证，但茯苓杏仁甘草汤等含有杏仁的药方，具有利尿作用。可以认为这些药方良好的去除浮肿作用，不仅是茯苓的功效，杏仁也发挥出相当的作用。该药方因麻黄发汗而发阳，以致血虚愈甚，所以加入杏仁以代替麻黄。在此叙述了小青龙汤与苓甘姜味辛夏仁汤的区别。

对于咳嗽频发、痰多、略行走则气息吱吱作响、气短、呼吸困难的伴发肺气肿的喘息病证，比起小青龙汤，苓甘姜味辛夏仁汤也能够祛除咳嗽、使呼吸困难好转。另外，支气管扩张症，有一定程度加重，痰多，呼吸困难时，虽然清肺汤很常用，但若使用苓甘姜味辛夏仁汤，可使病情意外地减轻。苓甘姜味辛夏仁汤的临床应用指征可总结为：痰可轻易略出，但量多，心脏功能弱，出现轻度浮肿。使用该方不会损害食欲，是其优点。如果用一句话道其要点，即为小青龙汤适应证之阴证。

至此，连续的药方便截止了，这些药方有时即使无效，但也不会使病情恶化。

【原文】

先渴後嘔，爲水停心下，此屬飲家，小半夏茯苓湯主之。方見上，《千金》，後作却，茯苓上有加字，又與嘔家本渴條，相接爲一条。

【解读】

口渴，饮水后呕吐者，为水邪停滞于心下所致，为有痰饮之人。此为小半夏茯苓汤主治之证。

小半夏茯苓汤有较强的利尿效果。口渴症状不应该成为使用该方的问题。

消渴小便利淋病脈證並治第十三

脈證九条　方六首

本篇举出具有排尿异常的一组病症，论述其治疗。

消渴，指即使口渴而饮水，但其尿出量比例减少的病状。消，饮入的水液消失之意。但后世将糖尿病一类有大量尿液排出的病症称为消渴。在镰仓时代，将妇人淋疾称为"消渴"。小便利，指尿出多的情况。淋病，指小便淋沥而出，涩而不畅的疾病。

【原文】

厥陰之爲病，消渴，氣上衝心，心中疼熱，饑而不欲食，食即吐蚘，下之不肯止。

【解读】

本条也见于《伤寒论》厥阴病篇的开始部分。可能因为讲述的是消渴内容，所以引用于此吧，但这样做并无意义，因为在康平本《伤寒论》中，消渴与吐蛔的内容是后世的注释文字。

其大意为：所谓厥阴病，其气上冲抵至胸部，胸中有疼痛及发热感觉，腹中虽然有饥饿感，但并不欲进食。进食则会出现呕吐。如果给予泻下剂则会泻利不止。

【原文】

寸口脈浮而遲，浮即爲虛，遲即爲勞，虛則衛氣不足，勞則榮氣竭。趺陽脈浮而數，浮即爲氣，數即消穀，而大堅—作緊。氣盛則溲數，溲數即堅，堅數相搏，即爲消渴。

【解读】

本条内容难解。根据云林院了作所著《金匮要略国字解》解释如下。

寸口脉主气，首先，营气竭，为此而卫气虚不得循行而浮，其脉浮并非风邪所致。营气竭，卫气不能独自循行，脉则为迟。其脉迟并非虚寒所致，而是由于火热盛则营气虚的缘故。所以说，浮即为虚。因劳而伤营气，卫气不能循行而迟滞，所以说，迟即为劳。概括地说，即为虚则卫气不足，劳则营气竭。营卫俱虚，五脏皆虚，则肾精更加不足，进一步发展为制约水火的能力丧失，吸取胃中津液，而胃中枯竭，趺阳脉浮而数，消化能力增强，大便坚硬。如果小便频出，则大便变得坚硬。于是便形成消渴。

浮脉，在有外邪侵入时，表示身体表面有邪气，为桂枝汤证、麻黄汤证等，但在一般杂病，浮而无力则为虚脉。在身体虚弱的人，其脉清楚地浮于表面的情况也多见。而迟脉则为血行差、营养作用弱。即浮脉为卫外之力不足，迟脉为养内之力虚竭。

这里是在讲述用脉诊来诊察消渴病状。

【原文】

男子消渴，小便反多，以飲一斗，小便一斗，腎氣丸主之。

【解读】

消渴病本来的意义是指口渴而饮水但小便量少的情况，本条之男子消渴，小便量反而多，饮水一斗，也尿出小便一斗，此为肾气丸主治之证。

肾气丸即八味肾气丸，方见于妇人杂病篇。根据该条文，肾气丸可用于治疗糖尿病，可加人参使用。肾气丸用于老年性或糖尿病并发的白内障，有提高视力的效果。另外，肾气丸加钩藤可用于慢性肾炎等疾病引起的高血压，加钩藤、黄柏可用于治疗慢性肾炎。但有时会出现荨麻疹、瘙痒等副作用。

【原文】

脈浮，小便不利，微熱消渴者，宜利小便發汗，五苓散主之。

【解读】

脉浮，可知邪气在表。小便不利，微热消渴为里证，据此可知为邪气跨越表里。此证投予五苓散，以发汗而逐表邪，以利尿而去水饮，使表里之邪俱去。此时的消渴，即使口渴饮水，小便量亦少。

现代医学的微热应该是37.2℃～37.3℃的范围，但汉方医学的微热为热潜聚于里，仅略显于外，所以这种微热还是意味着里有热。

【原文】

渴欲飲水，水入則吐者，名曰水逆，五苓散主之。

【解读】

口渴，且欲饮水，但饮水后却立即吐出，这种病状称为水逆，为五苓散主治之证。这种场合有尿量减少。

在婴幼儿，水逆性呕吐经常见到。在感冒而发热之际，或者热退后有消化不良症状时，如果频繁地出现口渴、饮水、饮后即吐、随后又欲饮水、然而仍饮后即吐，出现这样的证候时，必定尿量少，务必追究这一点。本条删去了烦躁的字样，但患儿不会安静，必定烦苦而辗转不安，所以不可漏掉这一点。

此时若服用五苓散，服用一次呕吐可止，约经过三十分钟，若发热者可见出汗，然后排出小便，热退。若无发热者，可见排出大量小便，病情好转。

使用五苓散最重要的指征是口渴与小便尿出减少，须关注此点。

五苓散对婴儿苔癣、丘疹样荨麻疹很快奏效，一般白天服药，晚上即可好转。

曾经治疗一位肺切除术后患者，咽干口渴，呕吐，什么也吃不下，医生谓脱水状态，鼻饲注入饮食物等，我给予五苓散粉末冲服，服药后咽干口渴消失，病情好转。另有一名患者，前额的一部分浮肿，多处诊治不能确诊，神经症般地喋喋不休，遂诊断为血管神经性水肿，给予五苓散治愈。这种时候，五苓散真是一个好药方。不仅去除水肿，严重头痛也能好转。

另外，据藤平健先生的经验，假性近视一半左右的患者可以用五苓散获效。

【原文】

渴欲飲水不止者，文蛤散主之。

文蛤散方

文蛤五兩，宋本、俞本，作四兩

右一味，杵爲散，以沸湯五合，和服方寸匕。

【解读】

文蛤为蛤的壳。口渴而饮水，但口渴不得缓解者，为文蛤散主治之证。

文蛤散方

文蛤 5.0g

上一味，捣制成粉末，取 2.0g 以热水 100mL 服用。

我没有使用该药方的经验。

【原文】

淋之爲病，小便如粟狀，小腹弦急，痛引臍中。

【解读】

淋之病状，小便如粟粒样滴沥而出，下腹拘挛而疼痛，疼痛发作时波及到脐周。

【原文】

趺陽脈數，胃中有熱，即消穀引食，大便必堅，小便即數。

【解读】

趺阳之脉，为窥测消化功能之脉，所以，其脉数则意味着胃的新陈代谢旺盛，所以消化亢进则多食，大便变得坚硬，小便变得次数多。这些类似于糖尿病的症状。

【原文】

淋家，不可發汗，發汗則必便血。

【解读】

患淋病者，处于体液减少的状态，若使之发汗，则会形成血从小便而出的病状。本条亦见于《伤寒论》。

【原文】

小便不利者，有水氣，其人若渴，栝樓瞿麥丸主之。

栝樓瞿麥丸方

栝樓根二兩　茯苓　薯蕷各三兩　附子一枚，炮　瞿麥一兩

右五味，末之，煉蜜丸梧子大，飲服三丸，日三服，不知，增至七八丸。以小便利，腹中溫爲知。

【解读】

推测"苦"字为"若"字抄写之误。小便尿出情况变差，应当是水气积聚的缘故。如果有口渴样症状，则意味着体液减少，所以此证为栝楼瞿麦丸主治之证。

栝楼瞿麦丸方

栝楼根 3.0g　茯苓、薯蓣各 4.0g　附子（炮）0.5g　瞿麦 1.5g

将上五味药物制成粉末，用炼蜜制成如梧桐子大小药丸，一次服三丸，日服三次。若无效则增量至七八丸。以小便出，腹部温暖感为起效标志。

我没有使用过该药方，但似乎有一定程度的利尿作用。

【原文】

小便不利，蒲灰散主之。滑石白魚散、茯苓戎鹽湯並主之。

蒲灰散方

蒲灰①七分　滑石三分

右二味，杵爲散，飲服方寸匕。日三服。

滑石白魚散方

滑石二分　亂髮②二分，燒　白魚③二分

右三味，杵爲散，飲服半錢匕。日三服。

茯苓戎鹽湯方

茯苓半斤　白朮二兩　戎鹽④彈丸大一枚

右三味。諸本缺煮法，注家或有補添者，要屬臆度，今不校。

【注解】

　　①蒲灰——《神农本草经》曰："蒲黄，味甘平，主心腹膀胱寒热，利小便，止血，消瘀血。"

　　②乱发——人脱落的头发，具有利尿、止血的功效。

　　③白鱼——蠹虫。附于衣服、书籍的蠹虫。《神农本草经》曰："衣鱼，味咸温，无毒。治妇人疝瘕，小便不利。"

　　④戎盐——《古方药品考》曰："戎盐，补肾，通利小便。一名青盐，又名石盐。《本草逢源》曰：戎盐禀至阴之气凝结而成，不经煎炼，生涯之阴，功专走血入肾。"按，其味咸凉降，故能补肾气而通利小便。

【解读】

　　小便不通畅快利者，为蒲灰散主治之证。亦为滑石白鱼散、茯苓戎盐汤主治之证。

　　蒲灰散方

　　蒲灰 2.3g　滑石 1.0g

　　将上二味药物捣制为散，一次服 2.0g，日三次。

　　滑石白鱼散方

　　滑石 0.6g　乱发（烧）0.6g　白鱼 0.6g

　　将上三味药物捣制为散，一次服 1.0g，日三次。

　　茯苓戎盐汤方

　　茯苓 2.5g　白术 2.7g　戎盐 2.0g

　　上三味药物。（原文缺少煎煮方法，一本将盐置于茯苓、白术煎取的药液中再加温服用）

　　戎盐为未精制的粗盐，对于肾脏病者并不打算使用盐来治疗，但看来古代有这种用法。

【应用】

　　对于滑石白鱼散方，蠹虫收集起来有困难，现在不常用。蠹虫呈光滑的样子，滑石也具有这种性质，用这些药物的目的是使尿道滑利吧。乱发是指头发，烧，应该是指焙成焦黑状。我曾多次使用乱发，用于治疗肾、膀胱结核患者，其具有止血和利尿作用。用伯州散有副作用出现身体不适时，改用乱发，因其没有副作用而经常使用。

【原文】

渴欲飲水，口乾舌燥者，白虎加人參湯主之。

【解读】

口渴而欲饮水，口干舌燥者，为白虎加人参汤主治之证。

该方前面已经出现，白虎加人参汤的场合或五苓散的场合，均可见欲饮水证候。

【原文】

脈浮，發熱，渴欲飲水，小便不利者，猪苓湯主之。

猪苓湯方

猪苓去皮　茯苓　阿膠　滑石　澤瀉各一兩

右五味，以水四升，先煮四味，取二升，去滓，內膠烊消，温服七合。日三服。

【解读】

脉浮，发热，口渴欲饮水，小便不通畅快利者，为猪苓汤主治之证。

猪苓汤方

猪苓（去粗皮）、茯苓、阿胶、滑石、泽泻各 1.5g

上五味药物，先以水 800mL 煎煮四味，取 400mL，去滓，纳入阿胶煎沸溶化，温服 140mL，日三次服。

该方中无刺激性药物，属于彻底的缓和剂。已故小出寿先生经常使用猪苓汤与四物汤合方治疗肾结核病，时时获得良好效果，后来用于慢性膀胱炎也有良效。

水氣病脈證並治第十四

論七首　脈證五条　方九首

本篇的水气病即现代所谓浮肿，所论述的是一个重要问题，但篇中却有多个不易理解之处。浅田宗伯在《杂病论识》中云："《脉经》中水气之下有黄汗与气分四字，为是"，即本篇标题应为：水气病黄汗气分脉证并治。其中气分指桂姜枣草黄辛附汤之气分。

【原文】

師曰：病有風水，有皮水，有正水，有石水，有黃汗。風水其脈自浮，外證骨節疼痛，惡風。皮水其脈亦浮，外證胕腫，按之沒指，不惡風，其腹如鼓，不渴，當發其汗。正水其脈沉遲，外證自喘。石水其脈自沉，外證腹滿不喘。黃汗其脈沉遲，身發熱，胸滿，四肢頭面腫，久不愈，必致癰膿。

【解读】

"风水"之风指外邪，风邪与水一起引发风水，即有外证存在，所以出现骨节疼痛、恶风。也就是，风从上方而起。

"皮水"，与风水同样脉浮，"外证胕肿"之"胕"字，意义同浮，即浮肿之意，但并不恶风。但是，在"其腹如鼓，不渴"出现了问题，这里也许是腹水积聚，而以发汗进行治疗，却生出疑问。风水与皮水均有外证而呈浮肿状态，所以"当发其汗"，但对于"其腹如鼓，不渴"，《诸病源候论》的记载完全不同，为"其腹如故不满亦不渴"。如故，指如平常、普通的状态，不胀满。似乎后者更易于理解。

风水、皮水"当发其汗"，那么，可以使用麻黄剂，如小青龙汤、越婢汤等。有人使用青龙汤治疗伴腹水积聚的皮水患者，去除了其皮水浮肿。

"正水"指正统定义的典型水病，应当是从内里而起的浮肿，病情属重者，所以其脉沉而迟，有喘促症状。

"石水"，指像石头一样硬的浮肿，其脉沉，内里之水向外呈现为浮肿。虽然呈腹胀状态，但无喘息。

"黄汗"是怎样的一种疾病，尚不清楚，但其脉沉同正水、石水，所以里水是它们的共通点，只是风水有恶风，皮水无恶风，正水、石水有喘与不喘的差别。《诸病源候论》中有"疸水"的记载，推测疸为黄疸之意吧。那么，疸水呈现出表里皆有水的状态。这样一来，正水、石水为里之水，黄汗可以考虑为跨越表里。黄汗证出现发热，胸胀满，手足、颜面肿等症状，病期长久则会出现疖、痈样病症。总之，黄汗仍是一个未解之谜。

"气分"一词此处未见，出现于终末部分，其意义是指阴气与阳气各自分离无相交，因而导致浮肿发生。

《金匮要略方析义》对本条文进行了较好的归纳，并做了明了的解释，引用如下：

"古今论水病，必言脾肺肾。盖大病虚劳之后，形成水肿者，岂止三脏之虚。难怪此书不言脾肺肾，尤堪奉信。所谓之五水，要言之不过内外二因，可谓卓见。风水者得之于风，故脉浮、骨节疼痛、恶风。皮水者，水在皮肤之间，故按之水散而没指，脉浮则属表，若非因风而生，即不恶风。腹如鼓者，如《灵枢·水胀篇》所云'腹乃大，其水已成'者即是。不渴者，非内因以成也。盖皮风二者，皆属表，治宜发汗。正水者，因水为肾所主，肾既虚，乃不能治水，则水聚。水之脏而病生，故名之正水。水发于内，脉沉迟而喘，发自于肾，故外证自喘。石水，四肢不甚肿，仅结聚在腹，故腹满而不喘，《灵枢·水胀篇》所云'石水，起脐已下至小腹睡睡然'者即是，其肿坚如石，故名之曰石水。石正二者，皆属里，治宜下之。黄汗，当今未见之，校其证，甚似历节，但以两胫冷为异。身体发热，因水从外入。汗为心之液，汗出则心气不足。水入深则为胸满，脉亦沉迟。四肢头面皆属阳，今阳气皆虚，故四肢头面皆肿，久久不愈，则热气壅结，血脉不行，遂致痈脓。"

【原文】

脉浮而洪，浮则為風，洪則為氣，風氣相搏，風強則為隱疹，身體為癢，癢為泄風，久為痂癩。氣強則為水，難以俛仰。風氣相擊，身體洪腫，汗出乃愈。惡風則虛，此為風水。不惡風者，小便通利，上焦有寒，其口多涎，此為黃汗。

【解读】

本条与《伤寒论》平脉法篇的"脉浮而大，浮为风虚，大为气强，风气相搏，必成瘾疹，身体为痒，痒者，名泄风，久久为痂癞"文字基本相同，推测出于同一笔者。隐疹，同隐轸，相当于现在的荨麻疹吧。痂癞应指疮痂吧。

本条论述瘾疹、风水、黄汗的由来的不同，举出"风强""气强"二证以论述风气相击之证。

脉浮而洪，浮则提示风邪、外邪，洪则提示气强，气，则指营卫之气。当形成这种风、气在一起的状态，若风邪一方强，则出现荨麻疹，身体出现瘙痒。瘙痒而成泄风，泄风为表有外邪而致，应当是一种皮肤病吧。所谓风，一般表示有移动性的病症，如肠风之肠出血、痛风之游走性关节疼痛、脏风之泻利等。这种情况日久，则形成疮痂。若营卫之气一方强而形成水，则出现浮肿，身体俯下仰起则出现困难。风与气相互搏击，身体出现严重浮肿，此时使用发汗剂使汗出则可愈。本条以脉象而论述风水与皮水的治疗，但内容不易理解。

接下来的内容是论述黄汗与风水的不同。当风不适而生厌恶，则为虚，此为风水。若不恶风，则小便通畅。上焦有寒邪时，从口中出多量涎液，这便形成黄汗证。

【原文】

寸口脈沉滑者，中有水氣，面目腫大有熱，名曰風水。視人之目裹上，微擁如蠶新臥起狀，其頸脈動，時時欬，按其手足上，陷而不起者，風水。

【解读】

风水证中也有异样类型，本条即举出此种病例。沉滑之脉，为食物积滞于胃中不消化时，或者胃中水液留滞时出现的脉象，本条寸口脉沉滑者，则为身体中有水气。颜面重度浮肿而发热者，曰风水。脉象本应浮却反表现为沉，类似于正水、石水之脉，其机理应为外邪影响至胃所致。注视人的眼睑时，有轻微肿胀，犹如卧睡之蚕新醒而拥起的样子。此外，可见其颈动脉的搏动，时时咳嗽，按其手足上，陷下而不能复起，此为风水。此句虽言风水，但其证候似乎难以理解为风水。

裹，指包裹，目裹，指包裹住眼球的样子。《灵枢·论疾诊尺篇》有"人目窠上"一语。本条"名曰风水"以下，似将《灵枢·论疾诊尺篇》有关内容照搬而至，恐为后人的添加文字。

【原文】

太陽病，脈浮而緊，法當骨節疼痛，反不疼，身體反重而酸，其人不渴，汗出即愈，此爲風水。惡寒者，此爲極虛，發汗得之。渴而不惡寒者，此爲皮水。身腫而冷，狀如周痹，胸中窒，不能食，反聚痛，暮躁不得眠，此爲黃汗。痛在骨節，欬而喘，不渴者，此爲脾脹_{脾當作肺}，其狀如腫，發汗即愈。然諸病此者，渴而下利，小便數者，皆不可發汗。

【解读】

本条论述风水、皮水、黄汗、肺胀的区别。前条所论之证外邪重、内里水邪轻，本条所论之场合外邪轻、内里水邪重。

太阳病，若脉浮而紧，应当出现关节疼痛，但反而不痛，身体沉重而疲惫麻木，口不渴者，汗出使邪去则可愈，此为风水，为越婢汤主治之证。恶寒为重度虚证的依据，是发汗过度引起的证候，即过度使用强力发汗剂而使体液损失所致，为越婢加术附汤主治之证。有口渴而不恶寒者，为皮水。身体浮肿，发冷，身体如麻痹状，胸中窒塞不能进饮食，窒塞而疼痛，至日暮则手足躁扰、情绪不安不能入眠，此为黄汗。周痹，应是指知觉迟钝、感觉麻木之类症状吧，与《灵枢·周痹篇》中之周痹有所不同。聚痛，指如物窒塞样疼痛，栀子豉证有心中结痛，与此相同，表现为疼痛积聚于一处的痛感。黄汗是一种怎样的疾病，并不清楚，但有类似于风水证之处，为黄芪芍药桂枝苦酒汤主治之疾病。关节疼痛，咳嗽，喘鸣，不口渴者，为肺胀，其病状如浮肿，发汗可治愈，此为越婢加半夏汤主治之证。另，肺胀病在前已经出现，"肺胀，咳而上气，烦躁而喘者，小青龙加石膏汤主之"，同此。

以上诸病，如果为口渴而泻利、小便频数者，因处于体液损失状态，不可使用发汗剂使汗出。

【原文】

　　裏水者《脈經》注一云皮水，一身面目黃腫《脈經》，黃作洪是，其脈沉，小便不利，故令病水，假如小便自利，此亡津液，故令渴也，越婢加尤湯主之。

【解读】

　　如果里水是指正水、石水一类而言，那么使用作为风水治疗剂的含有麻黄的越婢加术汤则并不恰当。《脉经》作皮水，《外台》亦引用《古今录验》作"皮水，越婢加术汤主之"。故里水，推测为皮水。黄肿，《脉经》作洪肿，指严重浮肿。

　　那么，患皮水，身体重度浮肿，以致脉沉、小便不利，此为越婢加术汤主治之证。"故令病水"以下为注文，假如小便多导致体液亡失则引起口渴。在《伤寒论》《金匮要略》中，大凡言"假如""所以然者"均为后人的注释文字。

【应用】

　　越婢加术汤则成为治疗身体浮肿、脉沉、小便不利时的药方，是一个兼有利水和发汗作用的方剂。

　　越婢之"婢"字，在《外台秘要》中为"脾"字，也许是恰当的。越婢加术汤与防己黄芪汤有虚实之别，使用越婢加术汤的患者肌肉紧凑、亦有口渴，是一种有紧张感的浮肿，而适宜防己黄芪汤的场合，为柔软的浮肿，皮肤没有紧张的力度。如果病情为早晨无明显异常，至傍晚出现浮肿者一类，则不宜选择越婢汤，而应当使用防己黄芪汤、八味肾气丸类。据藤平健先生介绍，越婢加术汤治疗眼科反复发作的翼状胬肉及其肿胀，一定比例的病例有效。另外越婢加术汤亦可治疗风湿性紫癜病。还有对发微热、小腿处形成结节性红斑的病症有良效，我有多例经验。

【原文】

　　趺陽脈當伏，今反緊，本自有寒，疝瘕腹中痛，醫反下之，下之即胸滿短氣。

【解读】

　　趺阳脉为足背动脉的搏动，以窥测胃的机能。身体浮肿时，该脉呈明显沉伏状，变得难以触及。如果反而为紧，则是以前腹内既有的寒邪所致。腹冷，气体与水积聚，主诉腹痛者，应给予温补治疗，但医者错误地施予泻下剂，泻下后则反而出现胸部膨满、呼吸困难。此处虽言胸部，但应指心窝部。

【原文】

　　趺陽脈當伏，今反數，本自有熱，消穀，小便數，今反不利，此欲作水。

【解读】

　　身体浮肿时，趺阳脉应当明显沉伏而难以触知。但是，现在其脉反而频数，则为其人平素胃的新陈代谢旺盛，消化功能强，多进饮食，则小便亦频数，但现在反而不利，此为将要形成水肿。"本自有热"，并非指体温上升，而是新陈代谢旺盛之意。

【原文】

　　寸口脈浮而遲，浮脈則熱，遲脈則潛，熱潛相搏，名曰沉。趺陽脈浮而數，浮脈即熱，數脈即止，熱止相搏，名曰伏。沉伏相搏，名曰水。沉則絡脈虛，伏則小便難，虛難相搏，水走皮膚，即爲水矣。

【解读】

　　本条难解，今逐字句试加以解说。寸口脉浮而迟，浮为热之脉象，而迟脉则呈示热邪潜隐的状态。潜，指隐藏。热与潜合而为一则为沉。趺阳脉浮而数，浮为热之脉象，数脉则呈示热邪留滞于一处的状态。止，应当是指留滞不动之意吧。热与止合而为一则为伏。沉与伏合而为一则形成水肿。沉，提示血脉空虚，浮则小便艰涩难出。虚与难合而为一则为水走皮肤，形成水肿。

推测本条所论述的要点为：阳气不能循行于表而陷于里，热邪郁积于内，阳气不能循行于下部而形成水肿。

【原文】

寸口脈弦而緊，弦則衛氣不行，即惡寒，水不沾流，走於腸間。《脈經》，衛氣不行下更有衛氣不行四字。

【解读】

推测本条所论为寒疝。"沾"为浸、泡、濡湿之意。《脉经》中"恶寒"后有"紧则不欲食，弦紧相搏则为寒疝"。

寸口脉弦而紧，弦为阳气不足之脉，卫气之循行不良，则出现恶寒。呈紧脉时则不欲饮食，弦紧一起出现时则形成寒疝，水不流向外，而流行于腹中，发出声音。

【原文】

少陰脈緊而沉，緊則爲痛，沉則爲水，小便即難。

【解读】

少阴脉位于足内踝下，为测知肾机能之脉。其脉紧，则提示寒在里而疼痛，肾之机能虚衰，脉沉者，为水蓄积之脉象，并可知其小便排出困难。

【原文】

脈得諸沉，當責有水，身體腫重，水病脈出者死。

【解读】

在多种疾病中，出现脉沉的场合，应当责求其原因是否为水邪积聚于腹中。身体肿而重，水病浮肿所致之沉脉，突然变成浮脉，为死亡的前兆。

【原文】

夫水病人，目下有臥蠶，面目鮮澤，脈伏，其人消渴。病水腹大，小便不利，其脈沉絶者，有水，可下之。

【解读】

病于水之人，目下眼睑浮肿，如卧蚕之状，颜面有光泽，此为留饮，如果脉伏而难以清楚触知，即使口渴而饮水，小便排出亦少。

患浮肿并有腹部膨大，为腹水积聚状态，尿出少，脉沉悬绝而几乎触及不到，为腹中水积聚所致，所以当下之。此处应指出当使用何种泻下剂，但并未提示。这里所出方剂均以利尿剂为主，未提及任何一种泻下剂。

【原文】

问曰：病下利後，渴飲水，小便不利，腹滿因腫者何也？答曰：此法當病水，若小便自利及汗出者，自當愈。

【解读】

请问：泻利病后，口渴，饮水，小便少，腹部胀满，水肿者，其道理是怎样的呢？回答道：因为这些病证皆为水肿，如果小便通畅、汗出，应当自然而愈。

【原文】

心水者，其身重而少氣不得臥，煩而躁，其人陰腫。

【解读】

有水在心时，则身体重，呼吸变浅，不能深呼吸，卧则痛苦而不得不起坐，烦闷而躁动，并可见从阴囊至外阴部的水肿。

身重，《千金方》注作"身肿"。

【原文】

肝水者，其腹大，不能自轉側，脅下腹痛，時時津液微生，小便續通。

【解读】

肝位于胁腹，故有水在肝时，出现胁下及腹中疼痛，腹部膨满而不能翻身转侧，口中时时产生少量津液，小便相续而出。

【原文】

　　肺水者，其身腫，小便難，時時鴨溏。

【解读】

　　肺水，身体肿，小便尿出变差，时时出现泻利样溏便。

　　鸭溏，指大便像鸭等水鸟类的软溏便。

　　至此所云之"心水""肝水""肺水"等，并非指水积聚于心、肺、肝，其意为因为这些部分脏器功能障碍，而产生了水。

【原文】

　　脾水者，其腹大，四肢苦重，津液不生，但苦少氣，小便難。

【解读】

　　脾水，腹部膨满变大，四肢苦于沉重，不产生津液，呼吸浅，小便亦少。

　　所谓小便难，应指尿出时痛苦的情况，而小便不利则为尿量少。故"小便难"并不一定尿量少，而是不能顺畅地尿出，如患膀胱炎、尿道炎的状态。

【原文】

　　腎水者，其腹大臍腫，腰痛不得溺，陰下濕如牛鼻上汗，其足逆冷，面反瘦。

【解读】

　　肾水，腹部变大，脐部肿胀，腰部疼痛，不能排尿，阴部湿，状如牛鼻上汗出，足冷，面部反而瘦。

　　在慢性浮肿病人中，出现从足部起发凉、阴囊肿胀、仅面部瘦等病状者并不少见，皆属难治。

【原文】

师曰：諸有水者，腰以下腫，當利小便，腰以上腫，當發汗，乃愈。

【解读】

老师说道，对于各种出现水肿的患者，从腰以下水肿者，使小便排出通畅为宜，如果腰以上水肿者，则使其汗出为宜。如此治疗便可愈。

对于本条，是否可以理解为论述治疗"里水"与"风水"的区别，提示在"风水""皮水"的场合多使用发汗剂，即麻黄剂，而对形成的"正水""石水"则使用五苓散等。

【原文】

师曰：寸口脉沉而遲，沉則爲水，遲則爲寒，寒水相搏，趺陽脈伏，水榖不化，脾氣衰則鶩溏①，胃氣衰則身腫，少陽脈卑—本作革②，今從之，少陰脈細，男子則小便不利，婦人則經水不通，經爲血，血不利則爲水，名曰血分。

【注释】

①脾气衰则鹜溏——脾的机能衰弱时，消化功能差而出现软溏便。

②脉革——为血虚之脉，轻浮取之感觉外张之力强，元气充沛，但稍加用力沉取则脉无力。在少阳以测肝，在少阴以测肾。

【解读】

老师说道：诊得寸口之脉沉而迟，沉为有蓄水之脉象，迟为有寒邪之脉象。趺阳脉（位于足背中央）呈重度沉伏而不清楚的样态，提示消化机能衰弱，饮食物不得消化。脾的机能衰弱时，消化功能差，大便如鸭便样软溏。胃的机能衰弱时，水液排泄变差，则出现浮肿。少阳脉（左侧尺脉）为革，意味着阳气不足。因少阴司肾之机能，少阴脉细者，则提示肾之机能衰微。革、细之脉，均为气血衰亡证征候，这种状态的患者，男子则小便不通畅，女子则月经闭止。若月经不通，则形成水。因这种原因引起浮肿的状态，称为血分。

本条论述瘀血所致浮肿，将其称为血分。血分一词，很有意思。有一种"血分浮肿"病证，是由于月经不调而引起的，使用桂枝茯苓丸可以干净地消除浮肿，我有许多相关验案。与此相对应，还有"气分浮肿"。

推测"寒水相搏"或为错简，或其下有脱简。此四字与后续症状缺乏关连性。

【原文】

问曰：病者苦水，面目身體四肢皆腫，小便不利，脈之不言水《脈經》脈上有師字，今從之，反言胸中痛，氣上衝咽，狀如炙肉，當微欬喘。審如師言。其脈何類。師曰：寸口脈沉而緊，沉爲水，緊爲寒，沉緊相搏，結在關元。始時當微，年盛不覺，陽衰之後，營衛相干，陽損陰盛，結寒微動，腎氣上衝，喉咽塞噎，脅下急痛。醫以爲留飲，而大下之，氣擊不去，其病不除，後重吐之，胃家虛煩，咽燥欲飲水，小便不利，水穀不化，面目手足浮腫。又與葶藶丸下水，當時如小差，食飲過度，腫復如前。胸脅苦痛，象若奔豚，其水揚溢，則浮欬喘逆，當先攻擊衝氣令止，乃治欬，欬止其喘自差。先治新病，病當在後。

【解读】

本条论述下腹阳气虚乏，寒邪结于此，以此为原因形成水肿，并指出水肿与喘咳为新病，关元寒结为本病，当治其本病。

有患者生水肿病，从颜面至躯干手足，全身浮肿，小便不利。老师诊察患者脉象，所言并未涉及水，反而讲述胸痛、气上逆冲突至咽喉，感觉如咽喉部有烤炙的肉片，因此而有轻微喘咳症状。于是，学生问患者之脉如何，老师回答道：寸口脉沉而紧，沉脉为水，紧脉为寒，沉与紧，即水与寒在关元（此处当指下腹）搏结为一。发病初期，病情轻微而并无明显感觉，这是因为年纪轻元气尚充盛的缘故。若渐至年老，阳气衰弱，营气与卫气相互侵犯，因此而阳气受损，阴气变盛，下腹部结寒微微而动，肾气上冲，出现咽喉部如窒塞状、胁下拘挛而疼痛的症状。于是，医者认为留饮是其病因，而给予重剂泻下治疗，肾气上冲不能去除，其病状不能好转。于是又对该患者使用吐剂使其呕吐，则胃之功能衰退，胸中烦苦，咽喉燥渴，虽欲饮水但小便量少，饮食物不能消化，颜面及手足均出现浮肿。所以，在此又给予葶苈丸而下其水，虽然当时有轻微好转，但饮食过度后又出现浮肿如前，胸胁部苦痛，病状如奔豚证。此时，水亦被一起引动而上逆，溢于皮肤，引起喘咳。应当抑制气之上冲，咳嗽停止，则喘亦自然而愈。此种情况，应先治疗新病，然后再治疗本病。《脉经》评论道，当治本病，若治新病，病难，状如炙肉，吐之不出，吞之不下。

该条论述浮肿原因，也许可以认为是后述"气分"之病的前奏。此处出现葶苈丸，但并无详细说明，因含有利尿作用的葶苈子，推测该方药为利尿剂。"奔豚"证，古人称"肾积"，其悸动从脐下上逆冲突至胸，剧烈时甚至出现失神状态，应是一种歇斯底里大发作吧。

【原文】

　　風水，脈浮，身重，汗出惡風者，防己黃芪湯主之。腹痛者加芍藥。

【解读】

　　患风水，脉浮，身体沉重，是水在表的缘故，如果有容易自然汗出倾向，并有恶寒者，为表虚，此为防己黄芪汤主治之证。"腹痛者加芍药"恐为后人追加论述，但也有意义。

【应用】

　　防己黄芪汤适应证患者的特征：皮肤松弛、不紧凑，水湿肥胖的感觉，肤色白，有肥满倾向，易生疲惫。

【原文】

　　風水惡風，一身悉腫，脈浮不渴，續自汗出，無大熱，越婢湯主之。

　　越婢湯方

　　麻黃六兩　　石膏半斤　　生薑三兩　　甘草二兩　　大棗十五枚
　　右五味，以水六升，先煮麻黃，去上沫，內諸藥，煮取三升，

分温三服。恶风者，加附子一枚炮。風水加朮四兩。古今錄驗

【解读】

患风水，出现恶寒，身体浮肿，脉浮而里有热，但不口渴，因里有热则持续自然汗出，但体表无热，这样的患者以越婢汤主治。大热，指体表热感，体温计度数不上升亦可。

越婢汤方

麻黄 8.0g　石膏 10.0g　生薑 4.0g　甘草 2.5g　大枣 5.0g

上五味药物，先以 1200mL 水煎煮麻黄，去除漂浮于上的泡沫，然后放入其余的药物，煎煮至 400mL，去滓，分三次温服。恶风者加炮附子 0.5g。

【应用】

防己黄芪汤、越婢汤均有自汗，但前者为表虚，皮肤不紧凑，汗漏于外。越婢汤肌表紧凑度良好，因里有热，迫汗而出。

【原文】

皮水爲病，四肢腫，水氣在皮膚中，四肢聶聶動者，防己茯苓湯主之。

防己茯苓湯方

防己三兩　黃耆三兩　桂枝三兩　茯苓六兩　甘草二兩

右五味，以水六升，煮取二升，分溫三服。

【解读】

皮水病在水气病篇开始已有讲述，其脉浮，不恶风，浮肿按之没指。此皮水亦为表虚，四肢浮肿，其水在皮肤下，部位浅。并且四肢肌肉哆哆嗦嗦样痉挛如树叶摇动。此为防己茯苓汤主治之证。

防己茯苓汤方

防己 4.0g　黄芪 4.0g　桂枝 4.0g　茯苓 8.0g　甘草 3.5g

上五味药物，先以 1200mL 水煎煮，取 400mL，分三次温服。

【应用】

防己黄芪汤与防己茯苓汤相似，但防己黄芪汤用于风水，防己茯苓汤用

于皮水。防己茯苓汤中有茯苓，而防己黄芪汤中无茯苓，因而，可以认为哆嗦样抽动是应用茯苓的一个指征。帕金森病的抽动与聂聂而动不同，以前没有认识到这一点，使用防己茯苓汤治疗帕金森病，未见任何效果。

防己茯苓汤还可以用于疝浮肿和肘膝关节无痛性肿胀。大体可以认为，麻黄剂用于上半身为主的浮肿，使用黄芪、防己等用于浮肿多发于下半身者，也就是说，含有麻黄的越婢加术汤、小青龙汤等对上半身的浮肿有效，而防己黄芪汤主要用于治疗腰以下、下半身特别是脚浮肿为宜。当然并不是说任何时候都是如此，如麻黄剂在急性浮肿的场合尚可，但对进入慢性的浮肿则并非适宜的场合也很多。我曾经使用麻黄连轺赤小豆汤，未能利出一滴小便。

【原文】

裏水《外台》作皮水，越婢加朮湯主之。甘草麻黄湯亦主之。

越婢加朮湯方見上，於內加白术四兩。

甘草麻黄湯方

甘草二兩　麻黄四兩

右二味，以水五升，先煮麻黄，去上沫，內甘草，煮取三升，溫服一升。重覆汗出，不汗再服。慎風寒。

【解读】

此处的里水是否为皮水的误写呢。《外台》皮水门引用该方。《古今录验》有"皮水者越婢加术汤主之"一语。

皮水为越婢加术汤主治之证，也有甘草麻黄汤主治的时候，但我对皮水证未使用过甘草麻黄汤。

越婢加术汤为越婢加白术 5.0g。

甘草麻黄汤方

甘草 2.5g　麻黄 5.0g

上二味药物，置于 1000mL 水中，先煎煮麻黄，去除浮于表面的泡沫，然后放入甘草，煎煮取 600mL，温服 200mL。覆盖衣物，使汗出。汗不出者，使再服药物。谨慎使勿受风寒。

【应用】

　　浅田宗伯流派将甘草麻黄汤顿服，用于支气管哮喘发作时，我也使用过这种方法。《方舆锐》中记载有该方用于老人导致汗出不止而死的病案。像这样药味简单的药方作用反而剧烈，所以不宜用于体虚甚者、老人及小儿。

【原文】

　　水之爲病，其脈沉小，屬少陰，浮者爲風，無水虚脹者爲氣，水發其汗即已，脈沉者宜麻黄附子湯，浮者宜杏子湯。

　　麻黄附子湯方

　　麻黄三兩　　甘草二兩　　附子一枚，炮

　　右三味，以水七升，先煮麻黄，去上沫，內諸藥，煮取二升半，溫服八分，日三服。

　　杏子湯方未見，恐是麻黄杏仁甘草石膏湯。

【解读】

　　本条如果将"浮者为风无水虚胀者为气"十一字看做注文，与正文区别开来，则本条内容并不难解。

　　那么，患水病，其脉沉小，按照《伤寒论》的分类则属少阴范畴。与此相区别，举出"浮者为风"，这里可能省略了"风热"之"热"字。"无水虚胀者为气"，是在说明以气的原因而致浮肿。这里指出浮肿患者有因水和因气两种情况，以水为原因的场合，其脉沉小，使用发汗、利水的方法去其水则宜，如果无水而是因为气的循行不良导致浮肿的场合，则不宜使用汗法，需使用促进气循行的方药，此处未明示，推测桂姜枣草黄辛附汤类可以治疗气分吧。

　　总之本条主要内容为，出现浮肿的疾病，其脉沉小的场合作为少阴病治疗，脉浮的场合作为风热治疗，脉沉小时宜用麻黄附子汤，脉浮时宜用杏子汤。

　　关于杏子汤的内容并未明确，多纪元简推测为桂枝去芍药加麻黄细辛附子汤，也有认为是麻杏甘石汤者。考虑到属于无水因气的浮肿，我推测为后面出现的桂姜枣草黄辛附汤。

【原文】

厥而皮水者，蒲灰散主之。方见消渴中。

【解读】

本条难解。

在多纪元坚著《金匮要略述义》中，对"厥而皮水者"条有论述如下：

医心方，张仲景方，青龙汤，治四肢疼痛、面目浮肿方。

麻黄半斤去节去末　细辛二两　干姜二两　半夏洗

凡四物，切，以水八升，煮得二升，服一升。

又云，治脾胃水，面目手足肿，胃管坚大满气，不能动摇。桑根白皮方。

桑根白皮切二升　桂一尺　生薑三颗　人参一两

凡四物，切，以水三斗，煮取桑根，竭得一斗，绞去滓，纳桂、人参、生薑、黄饴十两，煮之，竭得七升，服一升，消息，更服。（今按本草，桂一尺，重半两，为正）

按右出其第十卷治通身水肿方中。未知果是本经之遗否，姑附于此。

（余述）按本篇，首叙四证，而篇中特举风水皮水，不及正水石水。其论治法，有云可下之，有云当利小便，有云当发汗。今考篇中，殊详于发表之方，而至攻下渗利之药，则缺而不出。岂皆是后人之所删薙，抑或仲景之引而不发者乎。

浅田宗伯在《杂病论识》中论述如下：

"本条论厥之水。皮水之邪，既已盛时，必溢于四肢，周身之气凝滞而不能行，则为厥冷。故去其水则厥自愈，其意似茯苓甘草汤。盖皮水原属风，其本非厥，此为偶可见厥。故于少阴气分之后而叙之，以辨其疑途。按，将此与防己茯苓汤相比较，则皮水亦分虚实，不可不知。"

喜多村直宽在《金匮玉函要略方论疏义》中论述如下。

"本条方证不符，且文义亦未备，必有脱简，今且存疑。金鉴曰，按，厥而二字当为衍文。"

如以上诸说，本条的理解存在困难。

厥，指手足冷，意思为因浮肿而导致手足发凉。治疗当用蒲灰散。蒲灰，即蒲之穗。

蒲灰散药方，在消渴小便利淋病脉证并治篇中出现，如果将其当作利尿剂来考虑，则不同于茯苓、泽泻等，而是具有缓和尿路刺激，使排尿顺畅的作用。

淋，为小便淋漓不通畅一类疾病的总称，有"淋之为病，小便如粟状，小腹弦急，痛引脐中"的记述，对此可以想象到使用蒲灰与滑石二味配伍的蒲灰散。

在此，想起汤本求真先生讲过用蒲灰散治疗尿道炎而获得显著效果。

【原文】

問曰：黃汗之爲病，身體腫一作重，發熱汗出而渴，狀如風水，汗沾衣，色正黃如蘗汁，脈自沉，何從得之。師曰：以汗出入水中浴，水從汗孔入得之，宜耆芍桂酒湯主之。

黃耆芍藥桂枝苦酒湯方

黃耆五兩　芍藥三兩　桂枝三兩

右三味，以苦酒一升，水七升，相和，煮取三升，溫服一升。當心煩，服至六七日乃解。若心煩不止者，以苦酒阻故也。一方用美酒醯代苦酒。

【解读】

问道：有一种被称为黄汗的疾病，身体肿（一本为重，可以理解为因肿而重），发热，汗自然而出，口渴，其浮肿状与风水相似，汗液沾湿衣服，汗液颜色黄如黄柏煎汁，诊其脉为沉。这种疾病的原因是什么呢？老师回答道：汗出时，直接入水中洗浴，水从汗孔入内，形成这种疾病。宜以黄芪芍药桂枝苦酒汤主之。

黄芪芍药桂枝苦酒汤方

黄芪 6.5g　芍药 4.0g　桂枝 4.0g

将上三味药物置于苦酒 200mL、水 1400mL 中混合，煎煮取 600mL，温服 200mL。此时会心胸感觉烦苦，持续服用六七日即治愈。如果心胸烦苦不止，则是苦酒所致。一方，用美酒醯代替苦酒。

"师曰"后面的文字，恐为后人注文。

【应用】

从这里可以考虑到，黄芪具有利水去浮肿的作用。

黄汗这种病，尚莫明其真相。我未诊察过该病，似乎也未见到过出汗染黄衣衫的病人，江户时代的医籍里也无相应记载，是否古代存在过这种疾病，并不清楚。但在《金匮要略》中，黄汗占有重要的位置，多处出现。其有些类似现在的风湿病，或关节疼痛，或浮肿如风水，有多种表现，以黄芪为主药。

"当心烦"，为心胸烦苦，应该是服药后的一种瞑眩作用。苦酒为何种物品，有说法是醋。美酒醯，相当于现在的上等清酒。与醋相比，酒的阻滞作用会少吧。

该方可以认为是桂枝加黄芪汤去甘草、大枣、生姜，加醋或酒而成，我没有使用该药方的经验。

【原文】

黄汗之病，兩脛自冷，假令發熱，此屬歷節①，食已汗出，又身常暮臥盜汗出者，此勞氣②也。若汗出已，反發熱者，久久其身必甲錯③，發熱不止者，必生惡瘡。若身重④汗出已輒輕者，久久必身瞤⑤，瞤即胸中痛。又從腰以上必汗出，下無汗，腰髖弛痛⑥，如有物在皮中狀，劇者不能食，身疼重煩躁原本躁作燥，今從《脈經》，小便不利，此爲黄汗，桂枝加黄耆湯主之。

桂枝加黄耆湯方

桂枝　芍藥各三兩　甘草二兩　生薑三兩　大棗十二枚　黄耆二兩，《千金》作五兩爲是

右六味，以水八升，煮取三升，溫服一升，須臾飲熱稀粥一升餘，以助藥力，溫覆取微汗，若不汗更服。

【注释】

①历节——指关节，有时关节疼痛也称历节。中风历节病篇曰："寸口脉沉而弱，沉即主骨，弱即主筋。沉即为肾，弱即为肝。汗出于水中，如水伤心，历节黄汗出，故曰历节。"

②劳气——虚劳。

③甲错——皮肤失去光泽，粗糙，干燥，不滑润。

④身重——身体沉重，湿邪积聚所致，若湿随汗出则变得轻松。

⑤身瞤——身体哆哆嗦嗦地抖动。

⑥腰髋驰痛——腰部骨关节疲惫而疼痛。

【解读】

本条论述黄汗与非黄汗但类似黄汗证及其区别，明确黄汗的治疗。

黄汗病，下肢有湿而冷，这是其特征。此时若有发热则属历节，而非黄汗。另外，或进饮食后立即汗出、或夜晚睡眠盗汗出者，皆为虚劳，而非黄汗。这些是类似于黄汗的几种病证。如果汗出反而发热加重者，日久必出现身体皮肤粗糙、干燥。若发热不止，会生出恶性肿物。如果身体沉重，但汗出则变轻松，此证若迁延日久，身体会哆哆嗦嗦抖动，随之出现胸痛。当这些症状剧烈时，则必定从腰以上部位汗出，而腰以下无汗，腰部骨关节疲惫而疼痛，皮肤感觉麻痹迟钝，出现似有某物入于皮下样异常感觉，病情加重时不能进饮食，身体疼痛、沉重，心胸烦苦，情绪不得安定，并且小便尿出少。这种病证称为黄汗，为桂枝加黄芪汤主治之证。

桂枝加黄芪汤方

桂枝、芍药各 4.0g 甘草 2.5g 生薑 4.0g 大枣 4.0g 黄芪 6.5g（从《千金》）

将上六味药物，以水 1600mL，煎煮取 600mL，温服 200mL。稍后可食热稀粥 200mL 余，以助药力。覆盖被子等物取暖，使微微汗出。若汗不出，则再服药一次。

如果将桂枝加黄芪汤看作强壮剂，黄汗则为虚劳的一种。该药方成为盗汗的治疗剂，可以改善皮肤的营养，具有促进皮肤溃疡愈合、手术后肉芽发育的效果。

桂枝加黄芪汤对于小儿传染性脓疱疮有良效。有些固定性荨麻疹、夏季蚊虫叮咬后日久不愈经常瘙痒者，桂枝加黄芪汤也有效。

关于黄芪的效用，前面曾讲到其可以用于皮肤水湿积聚时候，而在本条则为皮肤干燥的相反场合。在汉方药物中经常出现像这样相反场合使用的情况，此为一例。如后世方的当归饮子，其使用指征是皮肤干燥、粗糙、无水湿，常用于身体虚弱者及老人，因为从夏季至冬季会出现疾病加重，所以其中配伍有黄芪。慢性疾病，如手术后创口难以愈合、皮肤无光泽等场合，可以使用桂枝加黄芪汤、十全大补汤等配伍黄芪的药方。综上考虑，可以说黄芪在水多的场合与无水的场合两种正相反的情况均有效。正如八味肾气丸对于小便过多与小便不出均有效。所以从这里应当知道，在皮肤甲错的场合也可以使用黄芪。

【原文】

师曰：寸口脉迟而涩，迟则爲寒，涩爲血不足。趺阳脉微而迟，微则爲氣，迟则爲寒，寒氣不足，则手足逆冷，手足逆冷则營衞不利，營衞不利，则腹满脅鳴相逐，氣轉膀胱，榮衞俱勞，陽氣不通即身冷，陰氣不通即骨疼，陽前通则惡寒，陰前通则痺不仁，陰陽相得，其氣乃行。大氣一轉，其氣乃散，實则失氣，虚则遺溺，名曰氣分。

【解读】

老师说道：寸口脉迟而涩，迟意味寒，涩意味血的循行不良。趺阳脉微而迟，微意味气的循行差，迟意味寒。寒与气不足同时出现则手足冷，手足冷则营气、卫气循行均变差。营卫的运行不良，则发生腹满，气体在腹中积聚转动，会出现肠鸣，而且其气转降下腹。营卫之气俱疲惫，营卫之气换言之即阴阳之气，阳气即卫气循行不佳则身体冷，营养身体内部的阴气循行不佳则骨疼痛。如果阳气循行于前而阴气滞后则生寒气而恶寒，如果阴气循行于前则出现疼痛、麻痹。阴阳气顺利地相互交合，其气则得以循行。大气（不仅人体内之气，也包括宇宙之气）的运行状态出现变动，聚集于一处的气得以发散。如果是充实的状态则会失去气，即出现矢气。如果是虚的场合则遗尿，即小便失禁、夜尿症等。此病证称为气分。那么，促进气之循行进行治疗的方法，即后面出现的桂姜枣草黄辛附汤。

另，浅田宗伯在《杂病论识》中论述道："此盖后人以脉而论桂枝去芍药加麻黄细辛附子汤证者，恐非古义。不足为征。"

【原文】

氣分心下堅，大如盤，邊如旋杯，水飮所作，桂枝去芍藥加麻辛附子湯主之。

　　桂枝去芍藥加麻黃細辛附子湯方

　　桂枝三兩　　生薑三兩　　甘草二兩　　大棗十二枚　　麻黃　細辛各二兩

附子一枚炮

　　右七味，以水七升，煮麻黃，去上沫，內諸藥，煮取二升，分溫三服，當汗出，如蟲行皮中即愈。

【解读】

　　患气分病，心下部位如覆盖杯盘一样隆起，呈中间高、周边低的状态。此为桂枝去芍药加麻黄细辛附子汤主治之证。

　　《诸病源候论》气分候云："夫气分者，由水饮搏于气，结聚所成。气之流行，常无壅滞，若有停积，水饮搏于气，则气分结而住，故云气分。"

　　桂枝去芍药加麻黄细辛附子汤方

　　桂枝、生薑各4.0g　甘草2.5g　大枣4.0g　麻黄、细辛各2.5g　附子0.5g（炮）

　　将上七味药物，以水1400mL，先煮麻黄，去除漂浮的泡沫，再放入其余的药物，煎煮取400mL，分三次温服。服药后应当汗出，此时，皮肤中如有虫爬行状，为药物起效的征候。

　　此证推测为阴气所结之块，服药则阳气动，以消除结块。该药方为桂枝去芍药汤与麻黄细辛附子汤的合方，据《伤寒论》，桂枝去芍药汤用于胸膨满，另外，桂枝汤加芍药为桂枝加芍药汤，可去腹满。所以，桂枝去芍药汤中去芍药有重要意义。

【应用】

　　试引我以前的比喻说明之，"冰为水之结块，阳气虚少则阴气结而成块，太阳之阳气照射则可融解。所以桂姜枣草黄辛附汤犹如对阴气之结块照射以阳气，以此而治愈疾病"。该药方颇有深意，江户时代医者记录下许多使用该方的经验。浅田宗伯的《勿误药室方函口诀》中记载有该方治愈肺结核、乳腺癌等重病的经验，另外还有对多方治疗无效的化脓性鼻窦炎用该方治愈的记载。并且说道，对多种疾病百治不验者，作为备用的一手，可使用该方促进阴阳之气循行进行治疗。

　　《勿误药室方函口诀》原文如下："此处有一奇说。仙台工藤球乡说过，大气一转，为治疗万病高妙之意，为治疗血症之专要。曾治疗一位患劳嗽的妇人，咯血气急，肌热如炙手，肌肤削脱，脉细数，余视为死症。一医见之以为可治，用桂姜草枣黄辛附汤而得痊愈。余大敬服，仿之而明大气一转之理，治得乳岩、舌疳以及诸翻花疮等数十人。使用桂姜草枣黄辛附汤治疗翻花疮之意，乃因阴阳相隔，气无统制，血肉失其交合，渐渐顽固，以致形成出血，本于《金匮》所云之阴阳相得，其气乃行，大气一转，其气乃散，而拟用此汤。一妇人，乳岩，结核，多处糜烂，有少许翻花的苗头，时时出血。至戊午初春，疼痛甚，结核增长，卧床不起。正月二十八日，给予黄辛附汤，四五日后，疼痛退，结核减，起而视事如平日。均为阴阳不能相得而生咯血、吐血、脱颜色，给予该汤而得起死回生。余谓不限于该汤，全部古方若能体认此意而加以运用，则可得变化无穷之妙。"

相见三郎先生报道多例该方治疗顽固性腰痛的病案，认为气分的场合，即阴气不得循行，无论如何不得释然的状态。对腰痛病患者，询问其是否有心境不满、很在意、放不下的情况，此时使用桂姜枣草黄辛附汤可获良效。

藤平健先生以腹诊确认"心下坚，如旋盘"为指征，使用桂姜枣草黄辛附汤治疗多例腰痛、神经痛、类风湿性关节炎等，获得良效。并认为该方使用面广，在多方治疗不见好转时却能奏效。

服用此药会出现瘙痒的感觉，这应该是起效的表现吧。我曾模仿浅田宗伯用该方治疗乳癌，但并未见到效果。但有多例对顽固性化脓性鼻窦炎有效的病案。有一例班替病（原发性门脉高压症）患者因腹水而不能翻身，用该方去除了腹水，患者也可以自主翻身了。对于老人总是感觉感冒未彻底治愈，恶风寒、后背哆嗦、咳嗽，该治疗可好转，所以也宜于少阴病感冒。老人及体弱者缠绵不愈的感冒已成为少阴病，该方用起来很方便，未见明显不良反应，也不一定必须见到心下部位膨满。

【原文】

心下堅，大如盤，邊如旋盤，水飲所作，枳朮湯主之。

枳朮湯方

枳實七枚　白朮二兩

右二味，以水五升，煮取三升，分温三服，腹中软即当散也。

【解读】

　　本条与前条相比较，区别在于有无"气分"二字。虽言"水饮所作"，但也应该存在"气分所作"。虽然条文相同，但该枳术汤为"水饮所作"，是其区别，即枳术汤为水饮（水毒）的药方。

　　枳术汤方

　　枳实 2.0g　白术 2.5g

　　将上二味药物，以水 1000mL，煎煮取 600mL，分三次温服。若腹部变软则为好转前兆。

　　"软"，有作"𥻗"者，同义。当散，指水散去。与桂姜枣草黄辛附汤相同，均有心下部位硬如盘状，但此为水饮所致，宜用枳术汤。若枳术汤加茯苓、人参、橘皮等，则成茯苓饮，茯苓饮也是用于心下有水，或食欲降低，或气体聚集的病证。所以，腹部膨满时，有必要判断是因气分所致还是因水所致。但我很少使用枳术汤。

【原文】

　　附方

　　外台防己黄芪湯，治風水，脈浮爲在表，其人或頭汗出，表無他病，病者但下重，從腰以上爲和，腰以下當腫及陰，難以屈伸。
方見風濕中。

【解读】

　　本条与越婢汤证相似，患风水，其脉浮，但与越婢汤证相比较，该证以水为主，风邪轻微，头部汗出，但下半身因水邪而重滞，腰以下浮肿，肿及阴部，所以屈伸困难。此为防己黄芪汤主治之证。

【应用】

　　该证为严重浮肿，但对于浮肿不甚，或仅膝以下浮肿者亦可用。我据该条文，将防己黄芪汤用于变形性膝关节病。在我作汉方医六七年的时候，我母亲因变形性膝关节病而疼痛难忍，但当时尚不知使用防己黄芪汤，最后也未能痊愈，后来就想，早些知道这个药方会好些吧。我岳母七十岁前后时同样膝部疼痛不能行走，给予防己黄芪汤，服药未满一个月便显著好转，至八十九岁去世时，一次也没有再出现疼痛。该方对于类风湿性关节炎亦适宜，是个应用范围广泛的药方。

黄疸病脈證並治第十五

論二首　脈證十四条　方七首七當作六

本篇论述以黄疸为主证的各种病状。疸，亦称瘅。

【原文】

寸口脈浮而緩①，浮則爲風，緩則爲痹②，痹非中風，四肢苦煩，脾色必黄，瘀熱以行。

【注释】

①脉浮而缓——《脉经》中有："师曰，脉得浮缓者诊为黄。"

②痹——恐为瘅字之误，或者该句为后人的追加论述。

【解读】

《伤寒论》太阴篇有如下一条："伤寒，脉浮而缓，手足自温者，系在太阴。太阴当发身黄，若小便自利者，不能发黄，至七八日，虽暴烦下利，日十余行，必自止，以脾家实，腐秽当去故也。"

本条诊得脉象也是浮和缓，缓为弛缓之意，缓为湿，是有水湿时表现出的脉象，而浮脉表示外邪之热邪。脾的功能变差时则发生黄疸，这里的脾不是现代医学的脾脏，却相当于胰脏，胰脏当然与出现黄疸有关。四肢苦烦则指手足苦而不适，脾色，指古人认为脾之色为黄。这些是因为"瘀热"即湿热循行所导致的。所以本条内容是在以脉象论述发生黄疸的原因。

本条"浮则为风"所指之风，非表热之意，应当为瘀热熏表之意吧。四肢苦而不适，则是因瘀热导致四肢倦怠不适。

【原文】

趺陽脈緊而數，數則爲熱，熱則消穀，緊則爲寒，食即爲滿。尺脈浮爲傷腎，趺陽脈緊爲傷脾，風寒相搏，食穀即眩，穀氣不消，胃中苦濁，濁氣下流，小便不通，陰被其寒，熱流膀胱，身體盡黄，名曰穀疸。額上黑，微汗出，手足中熱，薄暮即發，膀胱急，小便自利，名曰女勞疸，腹如水狀不治。心中懊憹而熱，不能食，時欲吐，名曰酒疸。

【解读】

本条对黄疸进行分类，论述其不同之处。

趺阳脉可以测知消化机能。其脉紧而数，数脉提示新陈代谢亢进，消化能力旺盛，饮食物得到良好地消化。但趺阳脉紧，则为新陈代谢衰弱，意味着消化能力处于虚衰状态，所以会导致饮食物停滞于内而形成腹满。

尺脉可以窥测肾的机能。肾脉当紧，而尺脉浮，则意味着肾的机能受到损伤。

趺阳脉紧，则为脾的作用恶化，消化不佳。风与寒搏结在一起，饮食物消化变差，发生眩晕，饮食物不能得到充分消化，因此，胃肠内不消化的浊饮积聚而产生不适，其浊饮之气流于下腹，会妨碍小便的通畅。

太阴脾经受到外部寒邪侵袭，称为阴被其寒。于是，阴气衰弱，内热流于膀胱，尿量减少，身体全部变为黄色，称为谷疸。颜面的额上变黑，少许出汗，手足至傍晚则发热。这种场合下，膀胱活动加快，小便排出量多。此证称为女劳疸。腹部水湿积聚，形成腹水状态者难以治愈。胸中如窒塞状，其痛苦不适难以形容，不能进饮食，时时呕吐。此证为酒疸。

以上论述了谷疸作为黄疸的一种，其形成的原因。身体内瘀热滞留则形成黄疸。瘀热，瘀为停滞之意。停滞于身体内的瘀热与湿合在一起，而形成湿热，小便不通畅即为湿热。对于这种场合，经常使用茵陈五苓散。

【原文】

陽明病脈遲者，食難用飽，飽則發煩，頭眩，小便必難，此欲作穀疸。雖下之，腹滿如故，所以然者，脈遲故也。

【解读】

本条系从《伤寒论》阳明病篇引用，以论述谷疸的形成。

患阳明病而出现脉迟，有胃实者，也有胃虚者。这里的尺脉应为迟弱、迟微之迟，作为胃虚之脉。因此，腹部愈是饱胀，则愈是饮食不能摄入，饱胀而厌烦。勉强进食，则不能消化，所以引起眩晕。这样的患者，小便量也减少，而形成谷疸。该证患者，为虚寒引起的腹满，所以即使攻下，腹满也不会减轻。故可知，虚寒所致的尺脉是引起该证的原因。

一般情况下，发生黄疸的场合，实证、阳证居多，但也有虚证的场合，也有使用小建中汤的情况。但此时多为阴阳虚实交汇夹杂，这样一来，便欲使用柴胡剂。使用柴胡桂枝汤，或又用柴胡桂枝汤与茵陈蒿汤合方，其中的道理变得复杂起来。

虚劳引起的黄疸，如果出现腹水则为难治，如果是未出现腹水的场合，小建中汤应当有效。矢数有道先生曾使用小建中汤治愈忽然发生的肝脏肿大所引起的黄疸症，是一个很好的医案。

【原文】

夫病酒黄疸，必小便不利，其候心中熱，足下熱，是其證也。

【解读】

患酒黄疸，必然出现小便尿出减少，胸中自觉发热，足底热灼感，这是该病的证候。

正在我处就诊的一名患者，全身畏寒，但是睡觉时必须把脚伸出被子，否则不能入睡。其原因是血热，与本条所述病症相同。

【原文】

酒黄疸者，或無熱，靖言了《脈經》作了了，腹滿欲吐，鼻燥，其脈浮者，先吐之，沉弦者，先下之。

【解读】

患酒黄疸，在不同的场合，会出现无发热感，情绪镇静，言语清楚，腹部胀满而欲吐，因内热而鼻干燥。其脉浮者，为上焦有热，先宜用吐法，观察后续变化。若脉沉弦，先宜攻下，再观察后续变化。

【原文】

酒疸，心中熱，欲嘔者，吐之愈。

【解读】

患酒疸，胸中自觉发热，有恶心欲呕吐症候时，使吐之即可治愈。

【原文】

酒疸下之，久久爲黑疸，目青面黑，心中如噉蒜齏狀，大便正黑，皮膚爪之不仁，其脈浮弱，雖黑微黃，故知之。

【解读】

酒疸病，即使下之，若长期不能治愈，可形成黑疸。眼青，颜面变黑，胸中懊恼，如同食入生大蒜的感觉，大便黑，抓挠皮肤，知觉迟钝麻痹，脉浮弱，面色虽然黑但仍兼带轻微黄色，所以可知此为黑疸。

【原文】

師曰：病黃疸，發熱煩喘，胸滿口燥者，以病發時，火劫其汗，兩熱所得，然黃家所得，從濕得之，一身盡發熱，面黃肚熱，熱在裡，當下之。赵本、《脈經》及《醫方類聚》面作而。

【解读】

老师说，患黄疸，出现发热、喘鸣、胸胀满、口干燥等症状，这是因为发病时，以火温之使其汗出，致使在里之热与在外之火交合在一起，便形成了该病。黄疸是因湿热而发病，身体发热，面黄，腹部有热感。这是热在里的情况，应当下之。

所以，治疗黄疸，各有适宜吐、下、汗法的场合。

【原文】

脈沉，渴欲飲水，小便不利者，皆發黃。

【解读】

脉沉，口渴欲饮水，小便量少者，形成黄疸。
本条提示在黄疸出现之前，小便排出变差。

【原文】

腹滿，舌痿黃，躁不得睡，屬黃家。舌痿疑作身痿，俞本、張本及
《醫方類聚》躁作燥。

【解读】

此处的"舌"字应为"面"或"身"字之误吧。腹部胀满，颜面或身
体发黄而无生气，手足躁动不宁，烦闷而不得入睡，属黄疸一类。

【原文】

黃疸之病，當以十八日爲期，治之十日以上瘥，反劇爲難治。
俞本、張本及《醫方類聚》劇作極。

【解读】

黄疸病以十八日为期限。十八日为脾土旺盛之时，所以经过十日以上治
疗则好转，但是如果超过期限病状反而加剧者为难治。

十八日、十日等日数，皆从五行学说而来。这种也可以看做是"牵强附
会"的后人掺入文字，《金匮要略》似乎较《伤寒论》为多。

【原文】

疸而渴者，其疸難治，疸而不渴者，其疸可治。發於陰部，其
人必嘔，陽部，其人振寒而發熱也。

【解读】

患黄疸病而口渴者，为湿热深重而难治，但无口渴者容易治愈。阴阳
者，指表里而言，从里而发者，有呕吐，从表而始者，出现恶寒、战栗而
发热。

至此，几乎没有出现能够在临床上起作用的内容。从下面开始出现治疗
方法。

【原文】

穀疸之爲病，寒熱不食，食即頭眩，心胸不安，久久發黃，爲

— 243 —

穀疸，茵陳蒿湯主之。

茵陳蒿湯方

茵陳蒿①六兩　　栀子②十四枚　　大黃二兩

右三味，以水一斗，先煮茵陳，減六升，內二味，煮取三升，去滓，分溫三服。小便當利，尿如皂角汁狀，色正赤，一宿腹減，黃從小便去也。

【注释】

①茵陈蒿——一般的商品为果实，但其叶茎效果强，叶尤其明显。山田业广在江户行医时，仍委托友人从高崎的河套采集茵陈叶入药。称为绵茵陈者，为灰白色嫩叶。据木村雄四郎氏等的说法，其有效成分于花期为丰富，主张采集花穗为宜。《神农本草经》记载："味苦，平，主风湿、寒热、邪气、热结、黄疸。久服轻身、益气、耐老。"其药效不仅治疗黄疸，还有利尿作用。

②栀子——也称山栀子。《神农本草经》谓其"味苦，寒，主五内邪气，胃中热气，面赤，酒皰皶鼻，白癞，赤癞，疮疡。一名木丹"。其药效为去内热、利尿、止血、镇静、镇痛、消炎，治疗胸中不快，也广泛应用于皮肤疾患。

【解读】

患谷疸病，恶寒，发热，无食欲，进食后出现眩晕，心情差，不安宁，日久则会形成黄疸，这种病证即谷疸，为茵陈蒿汤主治之证。

茵陈蒿汤方

茵陈蒿 8.0g　栀子 14.0g　大黄 2.5g

将上三味药物，以水 2000mL 先煎煮茵陈，取 1200mL，然后加入其余二味药物，煎取 600mL，去滓，分三次温服。于是排尿畅利，小便如煮皂荚水样起泡沫，色红赤。经过一晚，腹部胀满减轻，黄色从小便而去。

我曾经使用茵陈蒿汤治愈肾病综合征，中神琴溪记述茵陈蒿汤用于子宫出血有效。

【原文】

黃家日晡所發熱，而反惡寒，此爲女勞得之，膀胱急，少腹

满，身盡黃，額上黑，足下熱，因作黑疸，其腹脹如水狀，大便必
黑，時溏，此女勞之病，非水也，腹滿者難治，硝石礬石散主之。

硝石礬石散方

硝石[①]　礬石燒，等分

右二味，爲散，以大麥粥汁，和服方寸匕，日三服。病隨大小
便去，小便正黃，大便正黑，是候也。

【注释】

硝石——《神农本草经》云："属上品，味寒，去五脏积热、胃胀闭，
涤去蓄结饮食，推陈致新，除邪气。炼之如膏，久服轻身。"《古方药品
考》："邦产者多，形似矾石而白，投入火中即燃者为真品。药铺称白焰硝
者是。"即硝酸钾。

【解读】

本条论述女劳疸的治疗。《诸病源候论》曰："女劳疸之状，身目皆黄，
发热恶寒，小腹满急，小便难"，《肘后方》云："女劳疸，小腹满，小便
难"，膀胱急，推测为小腹满之意。

本条中"因作黑疸"至"腹满者难治"为注解文字，"额上黑"后应接
"硝石矾石散主之"。

"此女劳之病，非水也"疑为后人掺入内容。

患黄疸病，日暮时发热，类似阳明病，却反而恶寒，此为女劳疸。女劳
疸病证，下腹膨满，小便不利，身体黄，额头色黄兼见黑色，足心发热如烘
烤感，此为硝石矾石散主治之证。如果有腹水积聚，出现黑软便，为难治。

硝石矾石散方

硝石　矾石　煅烧，各等分

将上二味药物制成粉末，用大麦粥汁混合，一次取满一寸四方匙，日服
用三次。黄疸从大小便排泄而出，小便呈正黄色，大便呈正黑色，是此
缘故。

【原文】

酒黃疸，心中懊憹或熱痛，梔子大黃湯主之。

栀子大黄湯方

栀子十四枚　大黄一兩　枳實五枚　豉①一升

右四味，以水六升，煮取二升，分温三服。

【注释】

豉——亦称香豉，无市售品，须自家制作。故友荒木性次先生有多年制作香豉的经验，现介绍其所著《新古方药囊》中相关内容如下：

洗黑大豆一升，浸于水中一夜，入蒸笼，充分蒸之，放置待其稍冷，平铺于稻麦秸编制的袋子上，然后将袋子紧紧卷起，放在温处二三日，外面生白色黏质，到能够引出多量黏丝的程度。然后展开在厚纸上，置于日光下，使充分干燥。以簸箕扬之，去蒿屑，将其放入容器中，加少量水，充分搅拌，以手捏之，可见水分渗出即可。将其置于瓮中，另采集生桑叶覆盖于豆上，桑叶厚度以压紧时三寸厚为宜，加盖。翌日，置于太阳光照充足之处，用日光充分加温，夜间移至室内。每天重复，至第八天早上，先看天气，若晴天，则搬出瓮打开盖，揭去桑叶，将豆铺在厚纸上，使充分日晒干燥，下午再纳入瓮中覆以生桑叶如前。如此重复七次而已。最后一天，从瓮中倒出香豉，将其入笼中略蒸，再充分日晒干燥，储存。

制作时期从每年七月中旬前后开始，经七七四十九日，至九月上旬完成。一次一次地蕴熟而香气渐生。必须反复七次，不可省略。

如果替换桑叶时为阴雨天，则顺延至翌日，不可打开盖子。早上倒出的豆，必须晒至下午四时，不可过于提前结束。另，宜将桑叶压紧，使之中间无缝隙。加盖后用绳子捆紧固定，上贴标签。此制法依据《本草纲目》，我经常使用。香豉容易被虫蛀，应当储置于充分干燥的器皿，如瓮、罐、或者玻璃瓶中。（略）

其效用，《名医别录》曰：淡豉，气味苦寒无毒，主治伤寒、头痛、寒热、瘴气、恶毒、烦躁、满闷、虚劳、喘吸、两脚疼冷，又杀六畜胎子诸毒。我认为，香豉，味甘寒，有去除心胸中郁热的效果，故为栀豉汤、枳实栀子豉汤、瓜蒂散等不可欠缺之物。按，考虑香豉的药效应当与桑叶气味有关，此点有研究余地。

【解读】

患酒黄疸，胸中窒塞感而欲吐，其苦楚难以形容，或者，胸中有热而疼痛者（在栀子豉汤条文中，有胸中阻滞感或胸中结痛样症状，为使用栀子的指征），为栀子大黄汤主治之证。

栀子大黄汤方

栀子 5.0g　大黄 1.5g　枳实 1.0g　豉 5.0g

将上四味药物以水 1200mL，煎煮取 400mL，分三次温服。

该方以栀子为主药，栀子可去热感，换个说法，即有消炎、镇静、利尿作用，用于因心中懊恼而不得眠的失眠症。加味逍遥散中加入栀子便耐人思索。

该方也可以看做是茵陈蒿汤以枳实代替茵陈，这样就感觉该方较茵陈蒿汤应用范围广。加入枳实，是否存在心下部位的紧张感呢。

【原文】

　　　諸病黃家，但利其小便，假令脈浮，當以汗解之，宜桂枝加黃
耆湯主之。方見水氣病中。

【解读】

对诸类患黄疸病者，一般会促使小便多排出，如果脉浮者，应当发其汗而解，对此宜使用桂枝加黄芪汤。

一般出现"家"字者，多为形成了慢性过程的病证，如"喘家"指素有喘息病的患者。所以，此处"黄家"是指长时间有黄疸的病人。

该方在水气病的黄汗条出现。当然，即使脉呈浮象，随证之不同，也有可以考虑使用麻黄剂的场合，麻黄连轺赤小豆汤等便是此等例子。如果选择利小便的药方，则以茵陈五苓散为宜。

但是，在脉浮的场合，或可以发汗剂促使汗出，或以解肌剂和解皮肤为宜。解肌并不是发汗，《伤寒论》中的桂枝汤，既可以用于汗自然而出的场合，也可以用于汗不出的场合。麻黄汤属于发汗剂，但桂枝汤却可以说是一个增强身体、具有强壮意义的药方。黄芪也可以改善身体表面的血行，换言之即扩张毛细血管促进血运，所以理所当然地具有止盗汗、治疗宜汗出的功效。

【原文】

　　　諸黃，豬膏髮煎主之。

猪膏發煎方

猪膏①半斤　亂髪如雞子大三枚

右二味，和膏中煎之，發消藥成，分再服，病從小便出。《外台》，味下有内髮二字。

【注释】

猪膏——膏，油之意，猪膏，即猪的油脂。《肘后方》中有猪膏一味，谓其治五疸，当利而愈。《千金要方》中也有猪膏一味，治疗小便不通，可知猪膏具有利尿效果。

【解读】

诸种黄疸病，为猪膏发煎主治之证。

猪膏发煎方

猪膏 20.0g　乱发如鸡子大者三个

将上二味药物，用猪膏煎煮，乱发溶化即可，将其分为二次服用。病从小便出则愈。

我没有使用猪膏发煎的经验，但乱发烧存性后使用过很多次，主要用于治疗肾、膀胱结核。开始用猪苓汤或猪苓合四物汤兼用伯州散，但病状反而变得奇怪，效果不好，后来改用乱发霜（发烧存性者），病情才向好的方向转变。如此可以考虑，该猪膏发煎适宜于患黄疸而小便不出者，为什么适宜这种情况，并不很清楚。

【原文】

黃疸病，茵陳五苓散主之。一本云，茵陳湯及五苓散並主之。

茵陳五苓散方

茵陳蒿末十分　五苓散五分，方見痰飲中

右二物和，先食飲方寸匕，日三服。外台，飲方寸匕作白飲和方寸匕。

【解读】

有版本为"茵陈汤及五苓散并主之"，但此处应为茵陈五苓散。当然，即使是五苓散也能够治疗黄疸，以有口渴、小便不利的黄疸为着眼点。

曾经治疗一名肝硬化患者，不仅有腹水，全身浮肿并可见黄疸，使用五苓散合人参汤，治疗一个月余后浮肿、黄疸退去。

茵陈五苓散方

茵陈蒿末十分　五苓散五分

以此比例将二种药物混合，食前服用 2.0~3.0g，一日三次。

《外台秘要》以米汤和之而服用。

【原文】

　　黄疸腹满，小便不利而赤，自汗出，此爲表和裏實，當下之，宜大黄硝石湯。

　　大黄硝石湯方

　　大黄　黄柏　硝石各四兩　栀子十五枚

　　右四味，以水六升，煮取二升，去滓，內硝，更煮取一升，頓服。《外台》，硝下有石字。

【解读】

患黄疸病，腹部膨满，小便尿出量少而色赤，自然汗出，此为表无邪气，里有热，所以应当攻下，宜用大黄硝石汤。

大黄硝石汤方

大黄、黄柏、硝石各 5.0g　栀子 15.0g

将上四味药物以水 1200mL 先煎煮三味，取 400mL，去滓，纳入硝石，再煎煮，取 200mL，顿服。

该证场合恐有肝脏肿大、腹水聚集的证候。

【原文】

　　黄疸病，小便色不變，欲自利，腹滿而喘，不可除熱，熱除必噦，噦者，小半夏湯主之。方見痰飲中。

【解读】

患黄疸病，小便颜色与平素相同，无红赤，也无小便不利，排尿通畅如常，即使出现腹部膨满而喘鸣，也并非里热所致的黄疸，而是里有寒的表现。如果误用去除里热的药方，如茵陈蒿汤、大黄硝石汤等，会出现呃逆样症状。出现呃逆者，为小半夏汤主治之证。该药方在痰饮篇已出现。

此前论述里有热所致黄疸发生，里有热以小便颜色来判断。该条内容涉及里有寒导致黄疸发生，有寒的场合则应使用人参汤、小建中汤等温里方药。

【原文】

諸黃，腹痛而嘔者，宜柴胡湯。必小柴胡湯，方見嘔吐中。原本，黃謂勞，今正。

【解读】

各种黄疸病，腹痛而呕吐者，宜用小柴胡汤。

所谓柴胡汤，大柴胡汤亦可吧。但有呕恶者，宜先用小柴胡汤吧。

当然，并非所有场合的黄疸见腹痛呕恶者均如此处理。我曾经使用茵陈五苓散治愈黄疸有腹痛、呕吐者。

【原文】

男子黃，小便自利，當與虛勞小建中湯。方見虛勞中。

【解读】

所谓男子黄，提示因房事过度而成发黄病证。如果是瘀热在里导致的黄疸，应当见小便不利，该条的场合为小便自利，此当属女劳疸一类，应作为虚劳而治疗，治疗虚劳以小建中汤为宜。

条文指明男子，这一点很有意思。该证并非急性黄疸，而是病势进展很深，身体很弱，形成无气力状态，须服用汉方补益剂，以小建中汤补虚劳而治疗黄疸，但小建中汤并非治疗黄疸的方药。

和田东郭云，在病虽轻但体力虚弱的情况下，如果不增强体力，疾病也治不好。不仅在黄疸，对于任何疾病，既有正面对抗病邪的场合，也有不直接对抗病邪而增强体力的场合。

我曾遇到一例有意义的病例，青年男性，身上长出许多疖肿，瘦弱，怀疑其患有糖尿病，但检查后否定。该患者对汉方医学感兴趣，自己认为十味败毒饮适宜便服用之，但并无明显效果。我建议道，你身体很是虚弱，可以试服十全大补汤。于是服用十全大补汤两周便痊愈，也变得有精神了。其结果可以说明，仅仅是欠缺治愈的体力，十味败毒饮便无效，而使用十全大补汤增补元气，得以治愈。

便秘的场合使用泻下剂是常识，但也有许多情况下并不适宜使用泻下剂。开腹手术等之后，由于肠粘连发生，大便不通畅，使用泻下剂则会发生腹痛，大便也不会如想象的那样通畅，但是如果不使用泻下剂，更会大便不出。对于这种情况，不用泻下剂，而是给予桂枝加芍药汤或者小建中汤，有时也根据具体病情合用大建中汤，往往会使大便通畅。

所以，对于任何疾病，考虑患者体力而施治是很重要的。矢数有道先生曾治疗一例重症黄疸，腹痛，肝脏肿大，小便正常，给予小建中汤而治愈。

【原文】

附方

瓜蒂湯治諸黃。方見暍病中。

【解读】

以下二方，为宋代林亿等校正时所追加附记。

本条推测是从《外台秘要》中得到的启发。瓜蒂汤为暍病条下所出现的一物瓜蒂汤。瓜蒂，在《神农本草经》归属下品，记述为"味苦寒，主大水身面四肢浮肿，下水"，推测以泄下水而起到治疗黄疸的效果。

但是在什么场合使用该方，我没有经验。

【原文】

千金麻黃醇酒湯，治黃疸。

麻黃三兩

右一味，以美清酒五升，煮取二升半，頓服盡。冬月用酒，春月用水煮之。

【解读】

《千金方》中麻黄醇酒汤具有治疗黄疸的效果。将麻黄 4.0g 用上等清酒 1000mL 煎煮，取 500mL 顿服。冬季用酒煎煮，而春天则用水煎煮。

麻黄为什么对黄疸有效，并不清楚。麻黄连轺赤小豆汤，用于治疗黄疸，也许麻黄对肝脏有作用吧，期望今后遇到机会解明这个疑问。

《普济方》一百九十五卷有"治黄疸，（本草）以麻草一把，去节，绵裹，以美酒五升，煮取半升，去滓，顿服。如治伤热发表汗之宜，即愈，如人行十里而汗未出者再服。冬月用酒，春宜用水，煮之良"，其中麻草即麻黄。

驚悸吐衄下血胸滿瘀血病脈證治第十六

脈證十二条　方五首

在本篇，题目的揭示与篇中实际内容有多处不相符合，推测为错简或文句欠缺。

另外，本篇可参照《伤寒论》太阳病中篇的"太阳病二日，反躁"至"太阳伤寒者，加温针，必惊也"的条文。

惊悸为剧烈动悸之状，吐衄指吐血、衄血，下血为从身体下部出血，本篇的胸满为血证之际的胸胀满，还有瘀血。本篇论述上述病证的脉证与治疗，出现在黄疸病篇之后，颇有深意。

【原文】

寸口脈動而弱，動即爲驚，弱則爲悸。

【解读】

本条论述惊悸的脉状，所谓"动脉"，为数脉显现于关上部位，尺中无显现，古人称其为"上下无头尾"。所以，其形状如豆样忽忽而动，《伤寒论》称阴阳相搏名曰动。所以此处动而弱之脉则为惊悸的脉象。

临床出现动脉，提示神经过敏的状态，有些神经质患者的脉诊可超过120次/分。悸动可由腹诊在脐部诊察。

【原文】

師曰：尺脈浮，目睛暈黃，衄未止，暈黃去，目睛慧了，知衄
今止。宋本、俞本、赵本尺作夫諤，《諸病源候論》未上有必字，又一本今作令。

【解读】

老师说：尺脉浮，黑睛周围模模糊糊带有黄色的样子，为衄血未止，即鼻出血未停止。如果模模糊糊云雾状消失，白睛与黑睛边界清楚，则可知鼻出血停止。

【原文】

又曰：從春至夏衄者太陽，從秋至冬衄者陽明。

【解读】

本条是在提示阳气旺盛时候为发生鼻出血之时吧，似乎在论述衄血有阴阳之分，但难以与临床结合。

【原文】

衄家不可汗，汗出必额上陷，脉紧急，直视不能眴，不得眠。

【解读】

对平素发生衄血的患者不可给予发汗剂，因平时出血即有体液丧失，如果再加以发汗，则体液损失愈加严重，可见到额头犹如凹陷样，脉象拘急，眼睛直视不能眨眼，并不得睡眠。

本条内容也见于《伤寒论》。

【原文】

病人面無血色，無寒熱，脈沉弦者衄，浮弱手按之絕者下血，
煩欬者必吐血。

【解读】

病人颜面无血色，也无恶寒、发热，其脉沉而弦者，出现衄血。脉浮弱，以手按之而不可触及者，出现身体下部出血。仍是这种脉象，有频繁重度咳嗽者则出现咯血。

现在谓消化道出血为吐血，气管出血为咯血，古代并无区分，此处所言吐血应为咯血吧。

【原文】

夫吐血欬逆上氣，其脈數而有熱，不得臥者死。

【解读】

本条论述咯血证而死者。咯血，而有咳嗽气机上逆（咳而面赤状），脉频数而有发热，烦躁而苦，不得安卧者，会出现死亡。

【原文】

夫酒客欬者，必致吐血，此因極飲過度所致也。

【解读】

素喜饮酒的人而出现咳嗽者，必定导致咯血。这是因为饮酒极其过度引起的。

我曾经对酒客而严重吐血者，使用黄连解毒汤取得明显效果。其后又将黄连解毒汤用于鼻出血患者，但患者服用热药汤同时，突然从口、鼻喷出血来，所以当使用黄连解毒汤止血时，绝对不可使之热饮，应待药物凉后再服用。当然，这不是药物反应而是热饮的缘故。

【原文】

寸口脈弦而大，弦則爲減，大則爲芤，減則爲寒，芤則爲虚，寒虚相擊，此名曰革，婦人則半產漏下，男子則亡血。

【解读】

本条内容曾在《伤寒论》与"血痹虚劳病脉证并治第六"中出现。

脉弦时形成减，减者，指阳气减。芤，指内里虚空而外表坚硬，亦为虚脉。阳气减则形成寒，芤脉内空，仍为虚。外寒与内虚相搏击，则形成革脉。呈现出革脉的场合，妇人为流产或早产而引起子宫出血时，男子则为发生贫血之时。

此时宜于使用何种药方呢，还是选芎归胶艾汤较为适宜吧。

【原文】

亡血不可發其表，汗出即寒慄而振。《傷寒論》《脈經》，亡血下有家字。

【解读】

失血而呈贫血状态者，不可促使发汗。若汗出，则出现身体哆嗦寒战。

【原文】

病人胸满，唇痿^①，舌青，口燥，但欲嗽水，不欲嚥，無寒熱，脈微大來遲^②，腹不滿，其人言我滿，爲有瘀血。《脈經》，有當汗出不出，內結亦爲瘀血十一字。

【注释】

①唇痿——同唇萎，古代痿、萎通用。唇痿，指口唇颜色差。

②脉微大来迟——微字在此意义不通，应为脉大而来迟。《外台秘要》引小品芍药地黄汤条举出"其人脉大来迟，腹不满，自言满"者，与瘀血证相通。

【解读】

瘀血生于下焦者多，但本条论述的是瘀血居于上焦者。

病人从胸部至上腹胀满，口唇血色差，如枯草样苍白，舌青而无血色，口干燥而唾液少，口中欲含漱水但不欲下咽，并非如口渴样而饮水，临床上老人及虚弱者经常容易出现这种情况。并且，无恶寒，亦无发热，脉虽然大但迟缓。诊察腹部并不胀满，但患者自诉腹部胀满，此为瘀血居于上焦的证据。《脉经》云：当汗出不出，内结亦为瘀血。

【原文】

病者如熱狀，煩滿，口乾燥而渴，其脈反無熱，此爲陰伏，是瘀血也，當下之。

【解读】

病人如有发热状，腹部胀满而烦苦，口干燥而渴欲饮水，而诊其脉时，脉沉静安定，并非发热证脉象。此证称为阴伏，为瘀血隐伏于下焦所致，所以应当攻下。这是在论述桃核承气汤或抵当丸等适宜的场合吧。

【原文】

火邪①者，桂枝去芍藥加蜀漆牡蠣龍骨救逆湯主之。

桂枝救逆湯方

桂枝三兩，去皮　甘草二兩，炙　生薑三兩　牡蠣五兩，熬　龍骨四
兩　大棗十二枚　蜀漆②三兩，洗去腥

右爲末，以水一斗二升，先煮蜀漆，減二升，內諸藥，煮取三
升，去滓，温服一升。原本爲末，《傷寒論》作七味。

【注释】

①火邪——《伤寒论》有"太阳病，以火熏之，不得汗，其人必躁，
必清血，名为火邪"论述，清血，即血便。太阳病若使用发汗剂当发其汗而
治愈，若以火温之，反汗不出，患者烦躁不安，出现血便，这种情况名曰
火邪。

②蜀漆——常山的苗。常山用于治疗疟疾。

【解读】

因火邪而出现便血症状，不可当作瘀血进行处置，而是使用桂枝救逆汤
治疗。所以，灸的反应性发热、浴室眩晕、取暖炉烘烤后头痛、烧烫伤等由
于温热导致的病证，应当使用桂枝救逆汤。

桂枝救逆汤方

桂枝（去粗皮）4.0g　甘草（炙）2.5g　生薑4.0g　牡蛎（熬）6.5g
龙骨5.0g　大枣4.0g　蜀漆（洗去腥）4.0g

上七味，以水2400mL，先煎煮蜀漆，减少400mL，然后放入其余药物，
煎煮取600mL，去滓，温服200mL。

该方为桂枝汤去芍药加龙骨、牡蛎、蜀漆，去芍药则宜用于急性场合，
但实际上加入芍药对于火热伤仍有效。

藤平健先生用该方治疗雷击后全身烧伤的危重患者取得明显效果，虽然
蜀漆难以服用，但患者却说药液味道好喝。我考虑，方药与证相合时，药液
味道则是好喝的。如果感觉是在喝药，没有感觉到好喝，则不能说是方药与
身体状况完全符合。另有人报道对于烧烫伤以黄芪代替蜀漆使用该方，认为
黄芪对烧烫伤有益，或直接使用桂枝加龙骨牡蛎汤，均有良效。

【原文】

心下悸者，半夏麻黄丸主之。

半夏麻黄丸方
半夏　麻黄等分
右二味，末之，煉蜜和丸小豆大，飲服三丸，日三服。

【解读】

表现为心下部位悸动者，有多种证，本条应属于何种证，仅据现有的内容无法明确。

【原文】

吐血不止者，柏葉湯主之。

柏葉湯方
柏葉[①]　乾薑各三兩　艾[②]三把
右三味，以水五升，取馬通汁[③]一升，合煮取一升，分温再服。《外台》，作右三味，以水五升，煮取一升，去滓，別絞取新出馬通汁一升，相和合，煮取一升，綿濾之，温分再服。

【注释】

①柏叶——具有止血强壮的效果。
②艾——具有止血、补血、强壮的效果。
③马通汁——即马粪。将新排泄出的马粪用水搅拌后绞出的汁。

【解读】

吐血不止者，为柏叶汤主治之证。
柏叶汤方
柏叶、干姜各 4.0g　艾叶 6.0g
将上三味药物置于 1000mL 水和 200mL 马通汁的混合液中，煎煮取 200mL，分二次温服。《外台秘要》记载为，将右三味药物置于 1000mL 水中，煎煮取 200mL，去滓，另新绞取马通汁 200mL，与先煎出的药液混合后再煎煮，取 200mL，用绢布滤过后分二次温服。

　　过去对肺结核患者严重咯血多种药物无效者，曾用柏叶、艾叶、干姜与阿胶处方服用，获得明显效果，出乎意料。幸好那时我家院子里有侧柏树，便摘其鲜叶切后入药。《神农本草经》记载有侧柏树的果实"柏实"，谓其"主惊悸，安五脏，益气，除风湿痹，久服令人润泽，美色，耳目聪明，不饥不老，轻身，延年"，本条据明万历本。

【原文】

　　下血，先便后血，此远血①也，黄土汤主之。原本，远讹近，今正。

黄土汤方亦主吐血、衄血

甘草　乾地黄　白朮　附子炮　阿膠　黄芩各三兩　竃中黄土②
半斤

　　右七味，以水八升，煮取三升，分温二服。

【注释】

　　①远血——近血指肛门附近的出血。远血相对于近血，指比肛门深的肠部位出血。

　　②灶中黄土——炉灶中受火烧的土，十年以上者为佳，具有利尿、止血的效果。近年黏土造的炉灶少见，灶中黄土也不易得到，多使用素烧的土陶代用，但荒木性次氏《新古方药囊》如此论述："过去炉灶里侧上部最充分受火之处的烧土，为黄色或黄褐色或赤褐色的土块，易粉碎，有微弱的烧土的土香。称作黄土者有两种，一为挖掘地下三尺以上而采到的黄土，一为此灶中黄土，所以特别称灶中，切不可混淆。其在灶中者以长期受强火者为佳。"有人以炭窑土代之者，亦可。

【解读】

　　从肛门出血，大便在先，而后出血，此为远血，是肠的上方的出血，为黄土汤主治之证。

黄土汤方（吐血、衄血亦可使用）

甘草、干地黄、白术、阿胶、黄芩各 4.0g　灶中黄土 10.0g　附子（炮）1.0g

上七味，以水 1600mL，煎煮取 600mL，分二次温服。

【原文】

下血，先血後便，此近血也，赤小豆當歸散主之。方见狐惑中。

【解读】

从肛门出血，出血在先，大便在后，此为痔疮或肛门部位的出血，为赤小豆当归散主治之证。

该方出现在前面的狐惑病中，仅赤小豆、当归二味药物。曾用于痔疮出血，效果很好。

【原文】

心氣不足《千金要方》不足作不定，吐血，衄血，瀉心湯主之。

瀉心湯方亦治霍乱
大黃二兩　黃連　黃芩各一兩
右三味，以水三升，煮取一升，頓服之。

【解读】

《千金要方》中"心气不足"为"心气不定"，头面轰热感、心情烦乱不得安定的状态。因此而出现吐血或衄血者，为泻心汤主治之证。也称三黄泻心汤，以区别于其他泻心汤。

泻心汤方（该方也治呕吐、剧烈腹泻）
大黄 2.5g　黄连、黄芩各 1.3g
将上三味药物以水 600mL，煎煮取 200mL，一次顿服。

该方与《伤寒论》的大黄黄连泻心汤相同，但煎煮方法不同。该方为三升煮取一升，大黄黄连泻心汤为煎煮两三分钟而顿服。使用该方时还是不予长时间煎煮为好，似乎大黄不予久煎其效果好，煎煮过浓反而效果不佳。当然，目的不在于使用泻下剂则另当别论。

曾将该方用于痔疮出血、子宫出血等。该方亦适宜具有头面轰热感、精神不安、便秘、多血倾向等证候者。

嘔吐噦下利病脈證治第十七

論一首　脈證二十七条　方二十三首

本篇将与胃肠有关的呕吐、哕（呃逆）、泻利等病证集中为一篇进行论述。《金匮要略析义》认为本篇无反胃，疑为脱漏，并采用了沈自南的说法。对此，浅田宗伯在《杂病论识》中有以下论述：

呕吐证有多种呕吐与胃反（反胃）的区别，哕证有因气逆而起者，也有内里滞碍不通为原因者，泻利有溏泄与滞下的不同。其证与治完全不同。既然如此，为何将此三种病证归为一篇呢。如此考虑来看，此三证均与胃肠相关，出于上则为呕吐，或为哕逆，治疗则有温中降逆之法，可适时应用。出于下则为泻利，治疗则有温和固涩之法、清凉疏导，可适宜使用。疾病各有其原因，如果治疗不针对原因，犹如无视根干，只看枝叶。治病如何才能斩断病根，则必须处置其根本原因。此三证原因为一，症状不同，所以虽然方法多样，但其治则为一，故归结为一篇，欲使学者知其本源而采用适宜处置。沈自南不知其义，自补充反胃，为误。

【原文】

夫嘔家有癰膿，不可治嘔，膿盡自愈。

【解读】

有呕吐症状的患者，在存在化脓性肿物的场合，则不可止其呕吐。如果其脓排泄尽后，呕吐便会自然停止。

这里有一个问题，条文中对于何处有痈脓，并没有指明其部位。《金匮要略析义》云"有痈疽、发背者喜呕"，指出背部生出痈样较大肿物时，会屡屡出现呕吐。

《杂病论识》论述道："呕家，其吐或谷、或水、或痰涎、或冷沫。其吐脓者，因内里有痈脓，溃破则吐出，不应称作呕家，其脓尽则愈。"

【原文】

先嘔却渴者，此爲欲解，先渴却嘔者，爲水停心下，此屬飲

— 261 —

家。嘔家本渴，今反不渴者，以心下有支飲故也，此屬支飲。

【解读】

本条论述痰饮所致呕吐，可与痰饮篇"呕家本渴，渴者为欲解，今反不渴，心下有支饮故也，小半夏汤主之"、"先渴后呕，为水停心下，此属饮家，小半夏茯苓汤主之"等条文互相参照。

呕吐之后而口渴者，为蓄积于胃的水饮去除，欲恢复正常的征候。口渴，但饮水却呕吐者，为水饮蓄积所致，所以应当归属于饮家。

呕家诉口渴，为水饮伴随呕吐而去除，但今呕而不渴者，为支饮居于心下的缘故。

支饮，相当于现在胃内停水的病症吧。从临床上看，也有特殊表现为口渴的胃内停水者，其口渴并非因为停水，可能是因为胃内多水但不能吸收，血液中水分不足所导致的吧。此时再如何饮水也只是蓄积于胃中，仍然口渴。似五苓散证。

【原文】

问曰：病人脉数，数爲热，当消穀引食，而反吐者何也。师曰：以發其汗，令阳微，膈氣虚，脉乃数，数爲客热，不能消穀，胃中虚冷故也。脉弦者虚也，胃氣無餘，朝食暮吐，變爲胃反。寒在於上，醫反下之，今脉反弦，故名曰虚。脉經，脉弦者以下，分爲一條。

【解读】

本条亦见于《伤寒论》，句中仅有"问曰""何也""阳气微""虚冷故吐也""师曰"等一二字不同。

本条的要点在于脉数有实热所致者、有客热所致者之不同。实热为胃机能旺盛而消化吸收旺盛。若发汗使阳气虚衰，此处当指消化力的虚衰，而膈气为从胸部至腹部的功能活动，亦呈虚衰状态，所以脉数而呕吐者，其数脉是由客热所致，而不是由实热所致，胃处于虚而冷的状态，所以不能消化饮食。脉弦的场合，提示阳气衰弱的状态，所以为虚。胃气指消化力，消化力不充分，胃机能无余力，出现早上所进的饮食至傍晚吐出的情况，形成胃反。此为寒在上所引起的，而医者误治而给予泻下剂，因此脉变成弦象，称为虚。

所谓客热，为身体极度疲劳时，足底手心等处出现发热感觉样的烦热，这种场合下，脉为虚象而兼带有弦的性质。

【原文】

寸口脈微而數，微則無氣，無氣則榮虛，榮虛則血不足，血不足則胸中冷。

【解读】

寸口脉微小而快速的场合，为无阳气。阳气无则荣气亦呈虚衰状态，那么，荣气虚则血亦呈不足状态，若血不足则胸冷。

本条恐有错简，前后文义不能贯连。

【原文】

跌陽脈浮而澀，浮則爲虛，虛則傷脾趙本虛字作澀，脾傷則不磨，朝食暮吐，暮食朝吐，宿穀不化，名曰胃反，脈緊而澀，其病難治。《千金》，脈緊上，有跌陽二字。

【解读】

《伤寒论》辨脉法篇条文曰："跌阳脉浮而涩，故知脾气不足，胃气虚也"、"跌阳脉……浮则伤胃"，平脉法篇条文曰"跌阳脉……紧则为寒"。据称跌阳脉（足背动脉部位之脉）以诊察消化机能。本条据跌阳脉而论述胃反，即跌阳脉呈浮而涩时，浮为虚脉，故可知伤害至脾（赵本为涩脉而知伤脾），脾受到伤害则消化变差，出现早上摄入的饮食至傍晚吐出，晚上所进饮食至翌日早上吐出，饮食不能充分消化，而原样吐出，这种病证称为胃反。脉紧而涩时，提示脾胃寒多，难以治愈。

【原文】

病人欲吐者，不可下之。

【解读】

恶心欲吐的病人，为病在上焦，即使有便秘也不可给予泻下剂。

【原文】

　　噦而腹满，视其前後，知何部不利，利之即愈。

【解读】

　　出现呃逆而腹部膨满者，当诊察其是小便停滞还是大便停滞，如果是小便不利则使用利尿剂促使小便排出，如果是大便不利则使用泻下剂促使大便排出，呃逆便会停止。

　　作为一个临床实际的问题，并没有见到过这种小便或大便不出而呃逆的患者。呃逆不止者应多见于虚证。

【原文】

　　嘔而胸满者，茱萸湯主之。

　　茱萸[①]湯方

　　吴茱萸一升　人参三两　生薑六两　大棗十二枚

　　右四味，以水五升，煮取三升，温服七合，日三服。

【注释】

　　茱萸——疑脱漏吴茱萸之"吴"字。吴茱萸，《神农本草经》称其功效为，味辛温，温胃肠，下上逆之气，治疗疼痛、咳嗽、恶寒、发热，除湿痹、血痹，逐风邪，开腠理。

【解读】

　　呕吐而上腹部膨满者，为吴茱萸汤主治之证。

　　吴茱萸汤以胃寒为应用指征，治疗呕吐、头痛、呃逆等气逆上冲的病证，实际临床上的吴茱萸汤证多见到吐出，而并非仅仅干呕。吴茱萸汤腹证总是呈现心下痞满的状态，与小陷胸汤、大陷胸汤等腹证有相似之处，所以这里的"胸满"是很有意义的，但上腹部凹陷不是吴茱萸汤腹证。

　　吴茱萸汤方

　　吴茱萸5.0g　人参4.0g　生薑8.0g　大枣4.0g

　　将上四味药物以水1000mL，煎煮取600mL，温服140mL，日服三次。

方中生薑剂量比例大，且应当使用鲜姜。

【原文】

乾嘔，吐涎沫頭痛者，茱萸湯主之。方見上。

【解读】

恶心干呕，并未吐出饮食物，吐唾液、涎液样物，而头痛者，为吴茱萸汤主治之证。

吴茱萸汤在吐出的场合当然可以使用，本条所论述的是恶心欲吐而未吐出的情况，应当以头痛为应用指征，因为头痛发作，所以也伴随出现恶心干呕、吐唾液涎液。如果没有头痛发作而吐唾液涎液者，应当使用另外的药方。吴茱萸汤证头痛多为偏头痛，或左侧，或右侧，特征是疼痛侧颈部肌肉僵硬绷紧而突显。当然也有不是偏头痛者。这种场合亦属寒邪在胃，伴有上腹部膨满，下半身发冷。此时的腹部膨满相对有力，并非软弱无力。

与吴茱萸汤证头痛相似者有桂枝汤方，具体如在桂枝汤中增加桂枝分量的桂枝加桂汤，有观点认为桂枝加桂汤证为气上冲，而吴茱萸汤证为浊阴上冲。所谓浊阴应指水毒之类吧。又，浅田宗伯曾说，气上冲于左者用吴茱萸，气上冲于右者用良姜。其机理尚不清楚。

【原文】

嘔而腸鳴，心下痞者，半夏瀉心湯主之。

半夏瀉心湯方

半夏半升，洗 黃芩 乾薑 人參各三兩 黃連一兩 大棗十二枚
甘草三兩，炙

右七味，以水一斗，煮取六升，去滓，再煮取三升，溫服一升，日三服。

【解读】

呕吐，腹部咕噜咕噜肠鸣，心下部位痞满，此为半夏泻心汤主治之证。半夏泻心汤也用于心下痞硬、腹中雷鸣而泻利者，还适宜于无呕吐无泻利、

心下痞硬而食欲不振者。痞，是指窒塞胀满，痞鞭则是指窒塞胀满而硬。

半夏泻心汤方

半夏 5.0g（洗）　黄芩、干姜、人参各 4.0g　黄连 1.5g　大枣 4.0g
甘草 4.0g（炙）

将上七味药物，置于 2000mL 水中，煎煮取 1200mL，去滓，再煎煮取 600mL，温服 200mL，日服三次。

半夏泻心汤、甘草泻心汤、生姜泻心汤、大柴胡汤、小柴胡汤等，均一度煎煮后，去滓再煎煮，即在尚有一半水时，滤去药滓，再煎煮取其一半。这样做可使药液变软宜于饮服。

【应用】

半夏泻心汤虽然可以止泻利，但也有服用后出现腹泻者，甚至也有使用甘草泻心汤而导致泻利者，此时可给予人参汤等针对虚证的药方，《伤寒论》中有清楚的记述。对较半夏泻心汤证虚者，我一般均给予人参汤。如果使用人参汤也泻利的场合，便当用真武汤了，对于人参汤无效者使用真武汤多有好转。对于长期慢性腹泻久治不愈者，投予真武汤是最安全、有效的，尚未见到因真武汤而出现泻利者。但是真武汤须温热时服用，冷服无效。有些慢性腹泻的患者投予真武汤后无效，于是嘱其一定要温服，转而奏效。因为里寒证，故宜温服。泻下剂宜凉服，煎煮时泻下剂也应当使用略强的火薄煎，而止泻的药物宜用文火以充足的时间浓煎。

还有一种情况也许是药物瞑眩引起的泻利，可根据具体情况予以对应。

【原文】

乾嘔而利者，黄芩加半夏生薑湯主之。

黄芩加半夏生薑湯方

黄芩三兩　甘草二兩，炙　芍藥二兩　半夏半升　生薑三兩　大棗十二枚

右六味，以水一斗，煮取三升，去滓，溫服一升，日再，夜一服。

【解读】

参照《伤寒论》"太阳与少阳合病，自下利者，与黄芩汤。若呕者，黄

芩加半夏生薑湯主之"条文可知，黄芩汤是以泻利为指征而使用的药方，在兼有呕吐时，加半夏、生薑而使用，所以其呕吐并非主证。

黄芩加半夏生薑汤方

黄芩 4.0g　甘草 2.5g（炙）　芍药 2.5g　半夏 2.5g　生薑 4.0g　大枣 4.0g

将上六味药物，以水 2000mL 煎煮取 600mL，去滓，温服 200mL，白日服二次，夜间服一次。

【原文】

諸嘔吐，穀不得下者，小半夏湯主之。方見痰飲中。

【解读】

该小半夏汤出现于痰饮咳嗽篇，条文为"呕家本渴，渴者为欲解，今反不渴，心下有支饮故也，小半夏汤主之"，在此省略处方。

大体上有呕吐症状的患者，食物不得下行于胃而呕吐者，为小半夏汤主治之证。

浅田宗伯论述该方与大半夏汤的区别如下：

"谷不得下者，因胃中有饮，随气上逆阻于谷入之道。盖该方与大半夏汤之区别为，该方为谷不得下，大半夏汤为食得下后而吐，剧烈时可见痞鞕。该方为不得下，呕吐最急，故尚未至痞。应察知二方之区别。"

【原文】

嘔吐而病在膈上，後思水者解，急與之，思水者，猪苓散主之。

猪苓散方

猪苓　茯苓　白朮各等分

右三味，杵爲散，飲服方寸匕，日三服。

【解读】

条文中"后思水者解，急与之"八字恐为后人注解文字，应删除此八字来理解。

那么病在膈上，即病在胸中，呕吐，欲饮水者，为猪苓散主治之证。该方若加泽泻、桂枝则为五苓散，在猪苓散其思水程度为轻症。

猪苓散方

猪苓、茯苓、白术各等分

将上三味药物，分别杵为粉末后混合，一次服用2.0g，一日服用三次。

我没有使用该方的经验，有持桂里对妊娠恶阻使用猪苓散。

【原文】

嘔而脈弱，小便復利，身有微熱，見厥者，難治，四逆湯主之。

四逆湯方

附子一枚，生用　乾薑一兩半　甘草二兩，炙

右三味，以水三升，煮取一升二合，去滓，分溫再服。強人可大附子一枚，乾薑三兩。

【解读】

在《伤寒论》中有与本条相同条文，本条恐为后人的追加吧。

有呕吐，脉亦微弱，说明阳气不足。小便一直通利，此时尿出更多，为体液丧失。微热为体表不明显之热，厥为四肢凉。本条论述的是，在呕吐的场合，通常是基本上无小便，但如果出现小便大量排出如水、体表不明显发热、手足发冷者，为难治，为四逆汤主治之证。

此为新陈代谢极度衰弱的状态，以四逆汤企图回复阳气是最后的治疗手段，故曰难治。

四逆汤方

附子1.0g（生用）　干姜2.0g　甘草3.0g（炙）

将上三味药物，以水600mL煎煮，取240mL，去滓，分二次温服。身体强壮者可用附子2.0g、干姜4.0g。

【应用】

四逆汤及人参汤证，小便相对较多。肢冷而小便排出多，这种场合几乎

肯定为阴证。在泻利或呕吐时，一般小便是减少的。

该方中干姜与甘草一起使用，具有减少小便尿出的作用。甘草干姜汤、人参汤均是如此。

【原文】

嘔而發熱者，小柴胡湯主之。

小柴胡湯方

柴胡半斤　黃芩三兩　人參三兩　甘草三兩　半夏半升　生薑三兩

大棗十二枚

右七味，以水一斗二升，煮取六升，去滓，再煎取三升，溫服一升，日三服。

【解读】

呕吐而后续发热的场合，为小柴胡汤主治之证。常见小儿病例，平时体健，突然出现呕吐，继而发热，这种场合多有小柴胡汤证。

汤本先生看发热的小儿时，经常会问："又吐又烧吗？"如果是呕吐而又发热，便可用小柴胡汤。当然单凭这么问还是有很多疑点。其要点在于，出现呕吐，说明太阳病已过，进入了少阳病。但仅仅见到呕吐与发热便使用小柴胡汤还是很勉强。

总之，小儿疾病中小柴胡汤证很多见。

小柴胡汤方

柴胡 10.0g　黄芩 4.0g　人参 4.0g　甘草 4.0g　半夏 2.5g　生薑 4.0g

大枣 4.0g

将上七味药物，置于 2400mL 水中，煎煮取 1200mL，去滓，再煎煮取 600mL，温服 200mL，日服三次。

【原文】

胃反嘔吐者，大半夏湯主之。《千金》云，治胃反不受食，食入即吐。《外台》云，治嘔心下痞鞕者。

大半夏湯方

半夏二升，洗，完用　人参三两　白蜜一升

右三味，以水一斗二升和蜜，扬之二百四十遍，煮藥取二升半，温服一升，餘分再服。

【解读】

大半夏汤在《千金要方》中治胃反，不受食，食入即吐，在《外台秘要》中治呕而心下痞者。

胃反，后世称反胃，亦称翻胃，表现为早上摄入的饮食，至傍晚吐出，傍晚所进饮食翌日吐出，与五苓散证、小半夏汤证等饮食入后不适而吐出的呕吐不同。该药方及煎煮方法具有"治其急迫"与"补虚"两方面意思。此时的呕吐证，患者应为虚弱疲惫状态，例如患有胃溃疡等疾病，体质极弱，呕吐不止，这种场合则不适宜小半夏加茯苓汤，而是如大半夏汤样具有补益作用的方药则为妥当。大半夏汤的应用指征应当为，患有某种慢性疾病而出现呕吐不止的情况。方中加入人参、白蜜为其特征。

山田业广在《九折堂读书记中》说道："大半夏汤源自《灵枢》邪客篇之半夏汤而古人并未言及，不知何故。"

大半夏汤方

半夏 10.0g（水洗，不剉，原样使用）　人参 4.0g　白蜜 200mL

将上三味药物，以水 2400mL 加白蜜 200mL，以勺扬之多遍，使水变柔软后，加入半夏和人参，煎煮取 500mL，温服 200mL，剩余药液分二次服用。

白蜜为上等蜂蜜。加入蜂蜜后扬之二百四十遍，使水变得柔软。

【原文】

食已即吐者，大黄甘草汤主之。外台方，又治吐水。

大黄甘草汤方

大黄四两　甘草一两，《肘后》作二两

右二味，以水三升，煮取一升，分温再服。

【解读】

本条似与"病人欲吐者，不可下之"之说相矛盾。《金匮要略析义》分析道："不待日暮，食入即吐者，属实。此为一时之所致，并非渐渐而成之证。故以大黄甘草而折之，引其下行乃愈。与前条欲吐者不可下之非为同一之论。"《外台秘要》尚有"又治吐水"记述。我未见到过这种病人，不明白该方的使用。感觉该证的呕吐是饮食摄入稳定之后又吐出，与五苓散证的饮入蓄积之水"哇"地一下子吐出来的情况不同。

大黄甘草汤方

大黄 5.0g　甘草 1.5g（《肘后方》作 3.0g）

将上二味药物，以水 600mL，煎煮取 200mL，分二次温服。

【原文】

胃反吐而渴，欲飮水者，茯苓澤瀉湯主之。

茯苓澤瀉湯方《外台》，治消渴脈絕，胃反吐食者，有小麥二升。

茯苓半斤　澤瀉四兩　甘草二兩　桂枝二兩，《千金》作三兩　白朮三兩　生薑四兩，《千金》作三兩

右六味，以水一斗，煮取三升，內澤瀉，再煮取二升半，溫服八合，日三服。

【解读】

曾对现代医学的胃扩张症所致呕吐，使用该方治疗而获效。患者有幽门狭窄，通过困难，由此引起重度胃扩张，上腹部膨满，早上所进饮食多于傍晚吐出，晚饭也在翌日早上吐出，诉有口渴。使用该方后，呕吐、口渴均渐渐减轻，经历了三个月，等待体力恢复，接受了外科手术。

五苓散的呕吐为吐后马上饮水，饮水后又立即吐出。但该方并非立即呕吐，口渴也并不很重，并且胃部叩诊会有水的声音，提示胃内停水状态，还有腹部胀满的情况。

茯苓泽泻汤方

茯苓 10.0g　泽泻 5.0g　甘草 2.5g　桂枝 2.5g（《千金》4.0g）　白术 4.0g　生薑 5.0g（《千金》4.0g）

将上六味药物，以水 2000mL，煎煮取 600mL，然后加入泽泻，再煎煮取 500mL，温服 160mL，日三次服用。

该方为五苓散去猪苓，加生姜、甘草而成。《外台秘要》的茯苓泽泻汤中有小麦二升。

【原文】

吐後，渴欲得水而貪飲者，文蛤湯主之。兼主微風脈緊頭痛。

文蛤湯方

文蛤五兩　麻黃　甘草　生薑各三兩　石膏五兩　杏仁五十個　大棗十二枚

右七味，以水六升，煮取二升，溫服一升，汗出即愈。

【解读】

呕吐后，口渴，如贪婪程度而欲饮水，此为文蛤汤主治之证。另外，该方亦主治外邪轻但脉紧头痛之证。

文蛤汤为大青龙汤文蛤代桂枝而成。关于文蛤一味，文蛤散在消渴篇已出现，条文曰"渴欲饮水不止者，文蛤散主之"，据此可知，文蛤具有治疗重度口渴的作用。文蛤汤与大青龙汤、越婢汤有些近似，但我没有使用该方的经验。

文蛤汤方

文蛤 6.5g　麻黄、甘草、生姜各 4.0g　石膏 6.5g　杏仁 4.0g　大枣 4.0g

将上七味药物，以水 1200mL，煎煮取 400mL，温服 200mL。汗出即可痊愈。

【原文】

乾嘔吐逆，吐涎沫，半夏乾薑散主之。

半夏乾薑散方

半夏　乾薑各等分

右二味，杵爲散，取方寸匕，漿水一升半，煎取七合，頓
服之。

【解读】

胃冷，寒饮上逆，干呕，或吐逆，吐出胃液、唾液等，此为半夏干姜散
主治之证。虽然与吴茱萸汤有相似之处，但半夏干姜散证无头痛、无心下部
位膨满。该方对干呕和吐出均可使用，但我没有实际运用经验。

半夏干姜散方

半夏、干姜各等分

将上二味药物杵为散，取 2.0g，以浆水 300mL 煎煮取 140mL，顿服。
浆水，《本草纲目》记述道："酸浆，嘉谟曰：浆，酢也，炊粟米熟，乘热
投冷水中，浸五六日，味酢，生白花，色类浆，故名。若浸至败者，害人。"

【原文】

病人胸中似喘不喘，似嘔不嘔，似噦不噦，徹心中憒憒然無奈
者，生薑半夏湯主之。

生薑半夏湯方

半夏半升　生薑汁一升

右二味，以水三升，煮半夏取二升，內生薑汁，煮取一升半，
小冷，分四服。日三，夜一服，止停後服。

【解读】

该方与小半夏汤药味相同，均为半夏、生薑。在小半夏汤中，相对于半
夏一升的剂量，生薑剂量为半斤。而在生薑半夏汤中，相对于半夏半升，生
薑汁则为一升，生薑成为主药。所以，小半夏汤以呕吐为指征，而生薑半夏
汤证候为难以形容的心中憒憒烦乱样的心情恶劣的状态，与急性肝炎、流行
性肝炎病情加重前的胸中难受感觉近似。

生薑半夏汤方

半夏半升　生薑汁一升（原书中药物剂量未作换算，译者注）

将上二味药物，以水 600mL 煎煮半夏，取 400mL，纳入生薑汁，再煎煮
取 300mL，略凉后分四次，日三次，夜一次服用。好转后则停止服药。

该方使用的是生薑汁，且放凉后服用。大体上，有呕恶时药液凉后饮服较为适宜。

【原文】

乾嘔噦，若手足厥者，橘皮湯主之。

橘皮湯方

橘皮四兩　生薑半斤

右二味，以水七升，煮取三升，溫服一升，下咽即愈。

【解读】

干呕、呃逆等症状，若出现手足冷者，为橘皮汤主治之证。

橘皮汤方

橘皮 5.0g　生薑 10.0g

将上二味药物以水 1400mL 煎煮，取 600mL，温服 200mL。药液咽下即愈。

橘皮，《神农本草经》记载："一名橘皮，味辛温，主胸中瘕热，逆气，利水谷，久服去臭，下气，通神。"

该方虽然仅橘皮、生薑二味药物，但像这样组成简单的方药，较之组成复杂者能够更加迅速奏效。

【原文】

噦逆者，橘皮竹茹湯主之。

橘皮竹茹湯方

橘皮二斤　竹茹二升　大棗三十枚　生薑半斤　甘草五兩　人參一兩

右六味，以水一斗，煮取三升，溫服一升，日三服。

【解读】

该方亦以呃逆为指征，相对于橘皮汤手足厥冷的急迫病状，橘皮竹茹汤则以并非剧烈者为适应证。

竹茹为淡竹在地上部分的干茎，削去青色的表皮，去除内皮，而余下如绵屑者，现在一般若非自家制作便难以得到，不得已则用竹叶代替。

这里的橘皮一般也用陈皮代用，以上二方并非所希望的那样有效。我用吴茱萸汤治疗呃逆有较多的经验，但橘皮竹茹汤效果不佳。这恐怕与陈皮代用有关吧，如果不是味苦难喝的橘皮则不行，对于呃逆，味苦难喝这一点反而会奏效吧。

橘皮竹茹汤方

橘皮 20.0g　竹茹 10.0g　大枣 10.0g　生薑 10.0g　甘草 6.5g　人参 1.5g

将上六味药物以水 2000mL 煎煮，取 600mL，温服 200mL。一日服用三次。

【原文】

夫六腑氣絕於外者，手足寒，上氣腳縮，五臟氣絕於內者，利不禁，下甚者，手足不仁。

【解读】

五脏六腑之中，腑为阳，脏为阴，所以腑之疾病较脏之疾病为轻。腑之气不能循行于外，则手足冷，其气上逆，脚挛缩。脏之气不能循行于内，则泻利不止，泻利重者出现手足麻痹。

《金匮要略述义》曰："按，气绝非谓脱绝，若真阴阳气绝，岂止于手足寒与不仁。"《金匮要略析义》认为该条恐有古医书的断简。

【原文】

下利脈沉弦者下重，脈大者爲未止，脈微弱數者，爲欲自止，雖發熱不死。

【解读】

泻利而脉沉弦者，因病邪停滞则形成里急后重症状，此时的泻利是必要的。泻利时体力本应衰弱，而此时脉象呈大者，为病邪活动、疾病进展的征候，所以泻利仍不止。随着泻利，渐渐出现脉微弱而频数的场合，为泻利将欲停止，即使出现发热也不会死亡。但"虽发热而不死"恐为后人的注释，大凡有"不死"等字样者，几乎都是后人插入的文句。

【原文】

下利手足厥冷，無脈者，灸之不温，若脈不還，反微喘者死。

【解读】

患者泻利而手足厥冷，脉搏几乎触及不到，对此给予灸法治疗，但仍手足不温，脉搏仍然不可触及，反而出现轻微喘鸣者，将会死亡。

【原文】

少陰負趺陽者，爲順也。

【解读】

少阴，谓少阴之脉，指足内踝内侧脉搏之处，为诊察肾机能之脉。趺阳脉为足背动脉，为诊察消化机能之脉，患脱疽病时搏动会消失。负，指脉弱。本条意为，少阴脉弱小，趺阳脉大者，为顺，相反则为病态。《金匮要略析义》曰："少阴为水，趺阳为土，少阴负于趺阳，则土能制水，虽病、下利亦为顺。"

【原文】

下利有微熱而渴，脈弱者，今自愈。

【解读】

微热，为上升程度不高的发热。"今自愈"恐为"令自愈"之误写吧。泻利而有微热，诉口渴，脉弱者，意味着阳气回复，泻利将自然停止。

【原文】

下利脈數，有微熱汗出，今自愈，設脈緊爲未解。

【解读】

此处"今自愈"可作为"令自愈"。泻利，脉数，有微热而汗出者，意味着新陈代谢旺盛，邪气衰退，将自然而愈。但如果脉紧，则为寒邪在里，可知尚不能痊愈。

【原文】

下利脈數而渴者，今自愈，設不差，必清膿血，以有熱故也。

【解读】

此处"今自愈"亦可作为"令自愈"。泻利，脉数而诉口渴者，可自愈，但如果这种状态不能治愈，则会出现夹杂脓血的大便，此为有内热的缘故。

【原文】

下利脈反弦，發熱身汗者，自愈。

【解读】

泻利，脉反而弦，发热而自汗出者，为在里之邪气盘桓于体表可随汗而出即自然痊愈。"身汗"疑为"自汗"之误。

【原文】

下利氣者，當利其小便。

【解读】

所谓下利气，当指气利吧，即大便欲出的感觉。并非泻利的状态，而是感觉欲泻利的情况，促使小便排出则好转。

《杂病论识》论述道："此与气利之例有关。然而气利为诃梨勒散所主之证。其利小便当另成一法，其义未详。喜多村栲窗认为：下利气者，盖转气而下趋于少腹之类，特别形成欲自利之兆，故以利小便泌别水谷则下利当止，注家或释为矢气，然矢气不当利小便，今不从之。是说近于理。"

【原文】

下利寸脉反浮数，尺中自涩者，必清脓血。

【解读】

热利患者当然会出现脉数，但浮脉则为异常，故曰反浮数。涩为气血郁滞之脉。寸口脉浮数而尺中涩的场合，会出现夹杂脓血的大便。实际上我们对这种寸口脉浮数而尺中涩的状态并不很明白，但如果能够熟练掌握的话，会有重要价值。

【原文】

下利清谷，不可攻其表，汗出必胀满。

【解读】

完谷不化的泻利，食物原样排出的场合，即使脉浮，也不可使用发汗剂，如果发其汗，反而会出现腹部胀满。

【原文】

下利脉沉而迟，其人面少赤，身有微热，下利清谷者，必郁冒，汗出而解，病人必微厥，所以然者，其面戴阳，下虚故也。

【解读】

本条论述《伤寒论》厥阴病的病状，相当于上热下寒的当归四逆汤证。

脉沉迟，下利清谷为里寒之状。戴阳为热在上之状，身热为热在外之状，此为阴阳内外不相和之状。因此，感觉如有物戴于头部时，汗出而阳气循行则可治愈。"病人"以下文字为后人的追加论述，意思是病人下半身厥冷，颜面戴阳而变得红赤，这是因为下虚的缘故。

【原文】

下利后脉绝，手足厥冷，晬时脉还，手足温者生，脉不还者死。

【解读】

《大汉和辞典》解释道："晬时，为一周年的诞生日，生子一岁。另，晬时为周时。"但在此处意义不通，是否为误字。从前后关系应当取"暂时""一会儿"的意义。

泻利之后，脉搏不能触及，手足变冷，略过片刻后，脉搏回复，手足变温者可存活，脉搏不能回复者死亡。

【原文】

下利腹脹滿，身體疼痛者，先溫其裏，乃攻其表。溫裏宜四逆湯，攻表宜桂枝湯。

四逆湯方方見上

桂枝湯方

桂枝三兩，去皮　芍藥三兩　　甘草三兩，炙，宋本、俞本、趙本作二兩　　生薑三兩　大棗十二枚

右五味，㕮咀，以水七升，微火煮取三升，去滓，適寒溫，服一升。服已須臾啜稀粥一升，以助藥力，溫覆令一時許，遍身漐漐，微似有汗者益佳，不可令如水淋漓。若一服汗出病差，停後服。

【解读】

泻利而腹胀满者，为有里寒。身体疼痛者，为存在表邪。此时里有寒，体表有邪热，但身体疼痛的病证无关乎生命，而泻利腹胀却更为重笃，所以应当先温里而止泻。泻利停止后，再攻其体表的热邪。温里寒宜用四逆汤，攻表邪宜用桂枝汤。

四逆汤处方见上。

桂枝汤方

桂枝 4.0g（去粗皮）　　芍药 4.0g　甘草 4.0g（炙，宋本、俞本、赵本为 2.5g）　　生薑 4.0g　大枣 4.0g

将上五味药物切碎，以水 1400mL 用弱火煎煮，取 600mL，去滓，以适

宜温度服用 200mL。服药后片刻食热稀粥，以助药力。覆盖被子等睡卧约两小时，全身汗液渗出则宜，不可使大汗出如水流离。如果服用一次而汗出病情减轻，则停止服用。

【原文】

  下利，三部脉皆平，按之心下坚者，急下之，宜大承气汤。

【解读】

  即使泻利，但若为寸口、关上、尺中三部脉既不偏于阴，也不偏于阳，而是呈平脉，患者心下部按之坚硬的场合，提示自力不能治愈该泻利，宜急予大承气汤泻下。此时如果不予泻下，放置不顾的话，则会变成四逆汤证样，病情复杂化。所以，往往阴与阳之距离犹如一纸之隔。《伤寒论》中也有如此的论述。我们提及大承气汤与四逆汤时，会感觉二者迥然不同，但是在病理上却不应有那么大的差异。

【原文】

  下利，脉迟而滑者实也，利去欲止，急下之，宜大承气汤。

【解读】

  泻利，脉迟弱者，为里有寒，呈虚的状态，不可攻下，但若脉迟而带有滑象者，为内里有物滞塞之候，即里实状态，腹中有恶性物存在，所以不可止其泻利，宜使用大承气汤急下之。在处置急性患者时可见到这种情况，但是来我们诊所患者很少有起病两周内者，所以对本条的内容并不很明白。

【原文】

  下利脉反滑者，当有所去，下乃愈，宜大承气汤。

【解读】

  若患泻利，其脉应当虚弱，但反而出现滑脉者，乃饮食物仍滞留于胃肠，为里实之征候，必须将其祛除，所以用大承气汤下之则愈。

【原文】

下利已差，至其年月日时復發者，以病不盡故也，當下之，宜大承氣湯。

大承氣湯方見痙病中

【解读】

泻利一度停止，但是至发病的季节又复发，此为病邪尚有滞留，须进一步泻下，宜给予大承气汤。

【原文】

下利讝語者，有燥屎也，小承氣湯主之。

小承氣湯方

大黃四兩　厚樸三兩，炙　枳實大者三枚，炙

右三味，以水四升，煮取一升二合，去滓，分溫二服，得利則止。

【解读】

有燥屎（硬如石头的大便积滞于腹内），出现谵语时，为大承气汤主治之证。本条泻利而有谵语，为大便尚未十分坚硬，所以为未纳入芒硝的小承气汤主治之证。

小承气汤方

大黄5.0g　厚朴4.0g（炙）　枳实3.0g（炙）

将上三味药物置于800mL水中，煎煮取240mL，去滓，分二次温服。出现泻利后便停止服用。

【原文】

下利，便膿血者，桃花湯主之。

桃花湯方

赤石脂一斤，一半剉，一半篩末　乾薑一兩　粳米一升

— 281 —

右三味，以水七升，煮米令熟，去滓，温七合，内赤石脂末方
寸匕，日三服。若一服愈，餘勿服。

【解读】

《伤寒论》少阴病篇有"少阴病，下利，便脓血者，桃花汤主之"一
条，推测引用于此。我在《伤寒论解说》有如下说明："该方的泻利，与赤
石脂禹余粮汤证相似。赤石脂具有收敛的作用，用于直肠括约功能减退之泻
利症。故而，该方用于无食欲不振、呕吐、恶心等来自胃方面症状，病变局
限于直肠者。赤石脂往往会碍胃，宜加以注意。《百疢一贯》（日本江户时
代医家和田东郭口授医著，译者注）亦云：即使泻利，而疼痛于上腹部者，
不可用桃花汤、赤石脂禹余粮汤类。"

桃花汤方

赤石脂 20.0g（一半破碎，一半筛取粉末）　干姜 1.5g　粳米 5.0g

将上三味药物置于 1400mL 水中，煎煮至米熟，去滓，温取 140mL，纳
赤石脂末 3.0g，日服三次。若服一次愈，便停止服用。

【参考】

后藤慕庵在《金匮要略析义》中对该方有如下论述。

"该条在《伤寒论》少阴篇中，但并不应当按阴寒而治之，岂能因方中
有干姜便认为其为里寒。按之，古昔无痢之称，至隋唐而肇始。盖素灵谓之
为肠澼，苑注、深师皆谓之滞下。仲景特谓之下利，以属伤寒诸候中。此条
空恐亦言痢疾，无非在伤寒而谓便脓血也。

赤石脂，《别录》曰治肠澼、下利、赤白。按，干姜助石脂以止脓血，
粳米糊胃肠以对应石脂，三味相得而始全。予尝病热痢、赤白注下，清脓血
而不止，苦楚日笃，乃试服此汤而制之，未及一日而愈。及后屡用而获功，
故漫记以告同志"。

【原文】

熱利下重者，白頭翁湯主之。

白頭翁湯方

白頭翁[①]三兩　宋本、俞本、趙本作二兩　黃連　黃柏　秦皮[②]各三兩

右四味，以水七升，煮取二升，去滓，温服一升，不愈更服。

【注释】

①白头翁——《神农本草经》曰："味苦温，主温疟，狂易寒热，癥瘕，积聚，瘿气。逐血，止痛，治金疮。"狂易寒热，指恶寒、发热之状狂乱的状态。

②秦皮——《神农本草经》曰："秦皮味苦，微寒，治风寒湿痹，洒洒寒气，除热，目中青翳白膜。"

【解读】

患赤痢状热型痢疾，有里急后重（腹部感觉艰涩不适，大便不畅快，便意不绝，腹痛）者，为白头翁汤主治之证。

白头翁汤方

白头翁3.0g　黄连、黄柏、秦皮各4.0g

将上四味药物以水1400mL煎煮，取400mL，去滓，温服200mL。不愈则再服。

【应用】

白头翁汤证的痢疾为急性而非慢性。我仅用过该方二次，一例是产后痢疾不止者，另一例为小儿急性痢疾，效果尚可，但均加用了阿胶和甘草。

【原文】

下利後更煩，按之心下濡者，爲虛煩也，梔子豉湯主之。

梔子豉湯方

梔子十四枚　香豉四合，綿裹

右二味，以水四升，先煮梔子，得二升半，內豉，煮取一升半，去滓，分二服，溫進一服。得吐則止。

【解读】

泻利之后，烦躁，按之心下软者，不是实烦而是虚烦，为栀子豉汤主治之证。此处的濡，应当是含有水分的柔软，犹如硬东西经水浸泡后变成的柔软。

栀子豉汤方

栀子 14.0g　香豉 80.0g（绢包裹）（《研究》原书中香豉原剂量为80.0g，恐为误写，根据《临床应用伤寒论解说》中"药物的用量"一节的换算方法，四合重量应为 2.0g，译者注）

将上二味药物，以水 800mL 先煎煮栀子，取 500mL，然后放入香豉，煎煮取 300mL，去滓，分成二份，温服一次。若出现呕吐则不再服用。

此处"进"一词，可能是指不得已的事情。另外，可能因药中含有香豉，所以后人添加"得吐则止"一句。有人据此而认为该方为吐剂，但栀子豉汤并非吐剂。

【原文】

下利清谷，里寒外热，汗出而厥者，通脉四逆汤主之。

通脉四逆汤方

附子大者一枚，生用　乾薑三兩，強人可四兩　甘草二兩，炙
右三味，以水三升，煮取一升二合，去滓，分温再服。

【解读】

饮食物不得消化，原样排泄出来，里有寒，体表有假热（非实热），流出冷汗，手足厥冷，此为通脉四逆汤主治之证。

此时可有轻微颜面红赤，看似有发热的样子。处于内里冷寒状态，此时温里则可解除外在的症状，但是如果误治而清解外热，病情会立即恶化。这种场合即使使用桂枝汤类较弱的方药也会出现恶化。条文中未描述脉象，但推测应呈微或涩一类的状态吧。

通脉四逆汤方

附子 1.0g（生用）　干姜 4.0g（体质强壮者可用 5.0g）　甘草 2.5g（炙）

将上三味药物，置于 600mL 水中煎煮，取 240mL，去滓，分二次温服。

【原文】

下利肺痛，紫参汤主之。

紫參湯方

紫參[①]半斤　甘草三兩

右二味，以水五升，先煮紫參，取二升，內甘草，煮取一升半，分溫三服。<small>疑非仲景方。</small>

【注释】

紫参——《神农本草经》谓其"主心腹积聚，寒热邪气，通九窍，利大小便"。

【解读】

按照文字表面进行解释，则为泻利而肺疼痛，为紫参汤主治之证。但是这种证候实际存在吗？并不明白，不能排除"肺"字是某字的误写吧。

紫参汤方

紫参 10.0g　甘草 4.0g

将上二味药物，以水 1000mL 先煎煮紫参，取 400mL，再加入甘草煎煮，取 300mL，分三次温服。

方后注有"疑非仲景方"。

据一名药剂师所说，过去紫参曾经作为止泻药物销售得很多，推测该药至少具有止泻利的作用。

【原文】

氣利，訶梨勒散主之。

訶梨勒散方

訶梨勒十枚，煨

右一味，爲散，粥飲和，頓服。<small>疑非仲景方。</small>

【解读】

气利，指感觉大便欲出的状态。

后藤慕庵曰："气利，其状似后重，但甚者无窘迫而排出，非如气。盖伤邪气而不伤形，因毒邪下口而无括缩，但一时，下宿物则瘥。"

关于诃梨勒，《古方药品考》曰："诃子泄气止下痢，时珍曰，诃梨勒为梵语，一名曰诃子。《本经》（《本草经疏》）曰：诃梨勒味苦温，无毒，主冷气，心腹胀满，下食。"

诃梨勒散方

诃梨勒十枚，埋于炭火灰

将右一味制成散，掺于粥中，顿服。

怀疑该方非张仲景之方。

【原文】

> 附方
>
> 千金翼，小承氣湯，治大便不通，噦，數譫語。方見上。

【解读】

《千金翼》的小承气汤治疗便秘，呃逆，时有谵语之证候。

此为有热，所言如伤寒的场合，并非一般杂病的场合。

【原文】

> 外台，黃芩湯，治乾嘔下利。
>
> 黃芩　人參　乾薑各三兩　桂枝一兩　大棗十二枚　半夏半升
>
> 右六味，以水七升，煮取三升，溫分三服。

【解读】

《外台秘要》的黄芩汤，治疗恶心但无物吐出，有泻利者。

黄芩汤方

黄芩、人参、干姜各 4.0g　桂枝 1.5g　大枣 4.0g　半夏 2.5g

将上六味药物，以水 1400mL 煎煮，取 600mL，分三次温服。

黄芩汤为前面出现的黄芩加半夏生姜汤的变方。

瘡癰腸癰浸淫病脈證並治第十八

論一首　脈證三条　方六首

在《脉经》中为痈肿、肠痈、金疮、浸淫病脉证。

疮痈、痈肿，指一般的肿起物，包括所有的化脓性病变。肠痈，指犹如阑尾炎样疾病，但并不局限于阑尾炎一种疾病，化脓性病变可以广泛纳入，甚至也应当包括妇科的一些疾患。金疮，即刀刃伤。关于浸淫疮，《医心方》极要方中记载曰："疗身上疮，疮汁所著处即成疮，名曰浸淫。痒不止方：黄连一两　黄柏一两　芦茹一两　礜石一两　甘草一两　生胡粉一两，右捣甘草以上为散，胡粉于枪子中著，熬令黄，和之为散，欲敷药，先以苦参汁洗，故帛拭干即著药，不过三四度即差。"可知浸淫疮是一种有分泌物，由于分泌物的附着而蔓延，具有瘙痒的皮肤病。

【原文】

諸浮數脈，應當發熱，而反洒淅惡寒，若有痛處，當發其癰。

【解读】

若脉浮数，应当有发热，但是相反，出现哆哆嗦嗦的恶寒，如果有疼痛之处，该处会发生痈肿。

【原文】

師曰：諸癰腫，欲知有膿無膿，以手掩腫上，熱者爲有膿，不熱者爲無膿。

【解读】

老师说道，各种痈肿，患部若有热感则为有脓，若无热感则为无脓。

该条内容与临床实际有不尽相符之处，如干性脓痈，虽无热感但有脓存在。仅作参考吧。

【原文】

腸癰之爲病，其身甲錯，腹皮急，按之濡，如腫狀，腹無積聚，身無熱，脈數，此爲腸內有癰膿，薏苡附子敗醬散主之。

薏苡附子敗醬散方

薏苡仁十分　附子二分　敗醬五分

右三味，杵爲末，取方寸匕，以水二升，煎減半，頓服，小便當下。

【解读】

患肠痈病，身体失于滋润，皮肤变得干燥粗糙，腹皮有局部肿胀，按压该部位时，柔软而非坚硬，如有肿物，但腹内无块状物，身体无热，脉频数。此为肠痈化脓的状态，为薏苡附子败酱散主治之证。

古代的热与无热，与现在体温计测试判断有无发热不同，是以患者自觉症状与医者用手触摸的感觉进行判断，所以对于"身无热"，即无热感，如果一定认为是"体温"正常则是不正确的。

薏苡附子败酱散方

薏苡仁 3.0g　附子 0.6g　败酱 1.5g

将上三味药物，杵为粉末，混合，取 2.0g 入于 400mL 水中，煎煮取 200mL，顿服。小便应当排出。

该方用于使用大黄牡丹汤的时机已过，停滞于局限性化脓阶段者的治疗。

【应用】

如果考虑该证为阑尾炎，则急性症状已经消失，病证为陈旧性，患者营养亦衰竭，相当于发生局限性腹膜炎的场合。

实际临床上，这种状况使用该方是有效的。该方肯定不是阑尾炎初期使用的药方。内有附子，可见陷于相当程度的阴证状态。该方还应该有利尿作用。

宇津木昆台用该方治疗妇人带下病，据其记述，非常有效。这一点很有意义，该方当然适宜于妇科疾患。

【原文】

肠痈者，少腹腫痞，按之即痛，如淋，小便自調，時時發熱，自汗出，復惡寒，其脈遲緊者，膿未成，可下之，當有血，脈洪數者，膿已成，不可下也，大黃牡丹湯主之。

大黃牡丹湯方

大黃四兩　牡丹一兩，《千金》作三兩　桃仁五十個　瓜子半升，《千金》作一升　芒硝三合

右五味，以水六升，煮取一升，去滓，內芒硝，再煎沸，頓服之。有膿當下，如無膿當下血。

【解读】

患肠痈病，下腹部肿且有痞塞状态，按压该部位则疼痛，犹如有尿淋漓症状的膀胱炎、尿道炎样疼痛向下部放射，但小便尿出如平常，出现时时发热，自然汗出，另有恶寒，脉迟紧者，尚未化脓，下之则宜，可能会有血。脉大有力而快速者，为化脓状态，则不可下之，为大黄牡丹汤主治之证。其"大黄牡丹汤主之"一句，应置于"脓未成，可下之"之后。

大黄牡丹汤方

大黄 5.0g　牡丹皮 4.0g（从《千金》）　桃仁 9.0g　瓜子 8.0g　芒硝 5.0g

将上五味药物，以水 1200mL 煎煮取 200mL，去滓，纳入芒硝，再煎沸使溶解，顿服。"有脓当下"以后文字恐为后人之附记。

该方中瓜子为冬瓜子，曾于缺乏冬瓜子的时候多用南瓜子代之，效果亦可。

【应用】

从条文中"如淋"记述，而可以将大黄牡丹汤应用于肛门周围炎重症、痢疾坏疽性严重者、尿路结石等。曾有一名女性患者，患坏疽性痢疾，病室内异臭，高热，用大黄牡丹汤下之而愈，大黄用至 10~20g。另一例肛门周围炎患者，病情重，有尿意而不得出，毅然给予泻下，小便变得通畅，肛周炎症亦消除。

一般使用大黄、芒硝时，多为较重实证、炎症较强的场合，此时不必拘

泥于"有脓""有血"等。但是在阑尾炎，有脓时，例如必须使用薏苡附子败酱散，而误用大黄牡丹汤，则可以导致腹膜炎发生，甚至引起死亡。所以必须理解运用"脉洪数者脓已成，不可下"之意，不可失误。

【原文】

　　问曰：寸口脉浮微而涩，法当亡血若汗出，設不汗者云何，答曰：若身有瘡，被刀斧所傷，亡血故也。

【解读】

　　脉浮微而且涩。在杂病的场合，脉浮为虚，与太阳病的脉浮不同，脉微而涩，是血行不良的表现，因而提示身体虚弱的贫血状态。此时若出血或者汗出，汗与血同，所以是体液损失所致的状态。如果是汗出不多的场合，则为疮疡、刀斧外伤出血所致的贫血。本条恐为后人追加的内容，意思难解，并不具备重要意义。

【原文】

　　病金瘡，王不留行散主之。

　　王不留行散方

　　王不留行十分，八月八日採　蒴藋細葉十分，七月七日採　桑東南根白皮，十分，三月三日採　甘草十八分　川椒三分，除目及閉口，去汗　黃芩二分　乾薑二分　芍藥二分　厚朴二分

　　右九味，桑根皮以上三味，燒灰存性，勿令灰過，各別杵篩，合治之，爲散，服方寸匕。小瘡即粉之，大瘡但服之，產後亦可服。如風寒，桑東根勿取之。前三物皆陰乾百日。

【解读】

　　外伤所致伤疮，为王不留行散主治之证。

　　王不留行散方

　　王不留行十分，八月八日采集　蒴藋细叶十分，七月七日采集　桑东南根白皮十分，三月三日采集　甘草十八分　川椒三分，除去目及口闭者，焙

炒去油　黄芩二分　干姜二分　芍药二分　厚朴二分

　　将上九味药物中的桑根皮以上三味，烧灰存性，注意勿使成灰，不使有效成分消失。然后分别制成粉末过筛，合在一起，充分混合，服约2.0g。小伤口则仅撒敷药粉即可，大伤口则内服。产后服之亦可。于风吹寒冷时，不取桑根皮。应将前三种药物阴干百日。

【应用】

　　王不留行，一般指道灌草，其种子作为药用。大塚修琴堂的家传药方酿乳丸，将此王不留行与白僵蚕共为粉，以寒梅粉制成丸药。《神农本草经》记载其主金疮，止血，逐痛，出刺。

　　故友荒木性次先生曾经告诉我，用节黑全草取得显著效果。先引用《新古方药囊》王不留行条内容如下。

　　"（药品考），一般以道灌草为本品。又，朝鲜品与日本产节黑相似。均为瞿麦类。节黑类似河床生长的瞿麦全草而茎更硬，分节处带有黑色，故云节黑。结实如小豆粒大小，内有鼠色微细种子。叶细长。

　　（药材），我为便利，以节黑全草代用王不留行，于旧历八月八日采集者尤佳。此时分的节黑草，尚有花，叶亦未落，这是我用本草替代王不留行的所以。（后略）

　　（王不留行散应用案例），一老人，平素受伤后伤口容易发炎肿痛，感到很麻烦。一日受到较大的刀刃伤，遂立即服用王不留行散，并撒敷于伤口上。二三日后即痊愈，这次免于伤口化脓，很庆幸。

　　一女子，缝纫机针折断没于手指中，因针入肉中，周围的人也拔不出来，很无奈。忽然想起王不留行散，便散敷于伤口处，缠上绷带，同时内服一次1.0g。创口处疼痛很快消失，扎入肉中的断针亦于第二天露头于皮外，很容易便拔出，即愈。

　　再次重申，王不留行散诚乃金疮之神方也。

　　（采集），节黑为山野自生多年草，高一二尺甚至三尺，茎直立而坚硬。叶附于节对生而柔软，头尖底部细而中部略宽。夏秋之际开花，花为白色，极细，底部膨如壶状，易与其他花草区分开。秋深则枯立，现蒿色而有光泽，呈木质状。旧历八月八日采集，经百日阴干。百日后烧灰存性，即可使用"。

　　蒴藋细叶，即草庭常、接骨木，无售品。苏恭、李时珍认为蒴藋与陆英为同一物，《神农本草经》记载陆英药效曰："味苦寒，主骨间诸痹，四肢拘挛疼酸，膝寒痛，阴痿，短气不足，脚肿。"

《新古方药囊》中"草庭常的采集和用法"内容引用如下：

"草庭常，自生于山野路旁，为宿根植物，多为群生。高凡三四尺，叶呈羽状，为一连五至七个偶数。全体的感觉与接骨木很相似。但接骨木为木本而非草本。此若为草本，可掘得相似的一株。夏季，于茎顶或分枝上开花，花为小白花，亦可见赤褐色之处，呈伞状。伞直径约二三寸，全草有一种令人不快的臭气。旧历七月七日即七夕节，或仅采集叶，或割取全草。如果仅采集叶，则铺于席上，如果是全草，则扎成小束挂吊于阴凉通风处，如此经百日阴干后，烧灰存性备用。

阴干的全草应除去茎及叶柄，真正使用的应当仅是叶。本品质地轻薄甚易燃，烧灰存性时应特别注意火的调节，勿使其灰化。"

另外，桑东南根，指延伸于东南的桑根的白皮。

山椒目，为山椒中的黑色种粒。口闭者为山椒中不开口者，据说有毒。

该方有些药物虽然做法有些奇怪，但确实是一个很有效的药方，治疗疮疡收效迅速。并不含有奇异药材，制作较为容易。

【原文】

排膿散方

枳實十六枚　芍藥六分　桔梗二分

右三味，杵爲散，取雞子黄一枚，以藥散與雞黄相等，揉和令相得，飲和服之，日一服。

【解读】

本条仅有处方，并未提出用于何种病证，但从药方的名称来推测，应当是用于化脓症，具有促使排脓的效果。所以用于疔痈类疾病有效。但是对于发病初期，有红赤、压痛症状，但尚未化脓，未明显肿起者，下面的排脓汤较为适宜。在排脓汤使用时期过后，局部肿起时，则宜于选用排脓散。

排脓散方

枳实 1.6g　芍药 2.0g　桔梗 2.0g

将上三味药物，杵制成粉末，取鸡蛋黄一枚，与药粉一起充分混合，以米汤送服。

【原文】

　　排膿湯方

　　甘草二兩　　桔梗三兩　　生薑一兩　　大棗十枚

　　右四味，以水三升，煮取一升，溫服五合，日再服。

【解读】

　　如上条解读所述，排脓汤适宜于化脓性肿物的发病初期，患部尚未明显肿起，仅有轻微发热、红赤、压痛症状者。

　　排脓汤方

　　甘草 2.5g　桔梗 4.0g　生薑 1.5g　大枣 3.0g

　　将上四味药物，以水 600mL 煎煮取 200mL，温服 100mL，日服二次。

【应用】

　　如果将排脓汤看作是小柴胡汤，那么排脓散则为大柴胡汤，这是二者的区别。排脓散应用时期是病情进展到一定程度。我经常使用排脓散，一般患者来诊时排脓汤的适宜期已经过去。使用排脓散后，患处或破口而愈，或吸收而愈。也有化脓后经吸收而愈的病例。也有将排脓散与排脓汤合方使用的场合。

【原文】

　　浸淫瘡從口流向四支者可治，從四支流來入口者，不可治。

　　浸淫瘡，黃連粉主之。方未見。

【解读】

　　浸淫疮像是一种皮肤病，但到底是何种病，不很清楚。以口为中心向手足方向扩展而去者可以治愈，而手足的病证向口扩展者不可治愈。我考虑该病像丹毒，因为丹毒从手足向口蔓延而至者病情重。但总之还是不能确定。

　　对浸淫疮宜敷用黄连粉，黄连粉应该是单味黄连的粉末吧。

趺蹶手指臂腫轉筋陰狐疝蚘蟲病脈證治第十九

論一首　脈證一条　方五首

趺蹶，绊倒、跌倒之意。手指臂肿，指手指、肘部肿胀。转筋，即腿肚子抽筋。阴狐疝，指阴部疝气。蚘虫，同蛔虫。

该篇似乎有残缺，多处内容不完全。

【原文】

師曰：病趺蹶，其人但能前不能却，刺腨入二寸，此太陽經傷也。

【解读】

腨，有人认为是承筋穴。该穴为太阳经的通道，位于腓肠肌中间部位的凹陷处。患趺蹶病，只能往前走，不能后退，此时可针刺太阳膀胱经承筋穴。本条不易理解。

【原文】

病人常以手指臂腫動，此人身體瞤瞤①者，藜蘆甘草湯主之。
藜蘆②甘草湯方未见

【注释】

①瞤瞤——轻度痉挛，哆嗦抽动的样子。

②藜芦——荒木性次先生的《新古方药囊》记述如下："品考，棕榈草根，为如薤伸长的状态，下部附着多数白色根须，根为白色，外部披以浅黑色网状细毛，长二寸许，粗约二分。无臭气，此点与薤不同。

藜芦甘草汤仅见其证而未见其方，故难以记述。但是若以私意推测，恐该方当为藜芦、甘草二味组成。该方与含有甘草而由二味药物组成并且以二味药物并列而命名的多个方药相似，然而其分量、水量、煮法及服用法等并非可以借想象而得的吧。试以该方与其他二味方进行比较，甘草干姜汤为4:2，芍药甘草汤为4:4，桂枝甘草汤为4:2，甘草麻黄汤为2:4，大黄甘草汤为4:1。

如果参考斟酌而使用这些内容，则不至于有很大的偏误吧。藜芦甘草汤之证，病人的手、指、臂等经常肿胀而动，并且其病在此之上发展到身体哆嗦而发抖，这些是藜芦甘草汤主治之证。"

【解读】

该证为手指、肘臂肿而不自主地舞动，身体呈轻度痉挛，哆嗦抽动的样子。也许是歇斯底里症、精神异常一类疾病吧。

藜芦相当于棕榈草类的根，该方也许是作为吐剂而使用的吧。

【应用】

浅田宗伯在《杂病论识》中记述道："此手臂病，证出而方阙，因而诸家皆未明晰。余尝诊一妇人，诊脉时，病人指臂舞动，身体转动，触其膝，则恬然而无回避之色。问之则云每于发作之时皆如此。余窃以为脏躁证，乃给予甘麦大枣汤，但连服而不愈，并添加咳嗽。以为是瞑眩，但胸中却无成案。及阅本邦诸家方书，得藜芦汤，遂用之，患者吐痰涎数升，旧疾顿愈。一日翻阅《金匮要略》至该篇，言病人常手指臂肿动，身体眴眴者，藜芦甘草汤主之，该方虽欠缺，但其意即如此。诊病当时，泛然而未精思，偶幸获效。学仲景氏方数年，甚愿合其治术。"

【原文】

　　轉筋之爲病，其人臂脚直，脈上下行微弦，轉筋入腹者，雞屎白散主之。

　　雞屎白散方
　　雞屎白①
　　右一味，爲散，取方寸匕，以水六合和，温服。

【注释】

鸡屎白——鸡尿，即附着于鸡大便的白色部分。也许雌雄鸡均可，但我觉得应该是雄鸡尿。《名医别录》记载，屎白微寒，破石淋及转筋，利小便，止遗溺。鸡屎白是转筋，即腿肚子抽筋的良药，也是利尿剂。据说对肾结石、胆囊结石也有效。

【解读】

转筋病，手足绷紧而伸直，脉变弦，仅上下而动，呈突出紧绷之态。《诸病源候论》中记载，寒冷之邪入于足三阴三阳则谓转筋，冷入之所随筋而转。转筋入腹者，鸡屎白散主治之证。

鸡屎白散方

鸡屎白

将上一味药物制成粉末，取约 2.0g，温水送服。

【应用】

宇津木昆台著《古训医传》记载，出现腹水、可见腹部青筋的病人，多方治疗无效，给予鸡屎白而治愈。

鸡屎白对于肝硬化腹水者应该是一种有意义的治疗药物。

【原文】

陰狐疝氣①者，偏有小大，時時上下，蜘蛛散主之。

蜘蛛散方

蜘蛛②十四枚，熬焦　桂枝半兩
右二味，爲散，取八分一匕，飲和服，日再服，蜜丸亦可。

【注释】

①阴狐疝气——推测为阴囊疝气病。

②蜘蛛——应使用何种类，诸说不同。《古方药品考》曰："蜘蛛檐间布网一面，居中而待虫触。其首小尻大黑灰色者是也。"《类聚方广义》曰："黑色而有黄斑纹者是也。"《新古方药囊》记述道："陶弘景曰，蜘蛛类数十种，今此用悬网状如鱼罾者。据此应当取夏时屋外悬巢而大形者。"

【解读】

阴囊疝气，表现为一边大、一边小，或入于内，或出于外，为蜘蛛散主治之证。《类聚方广义》称蜘蛛散瞑眩强烈。对于阴囊疝气或可手术治疗，不做手术亦可使用桂枝加芍药汤、小建中汤等治疗，而对使用瞑眩强烈的蜘蛛散应有所顾忌。

蜘蛛散方

蜘蛛 14 枚，熬焦　桂枝 1.0g

将右二味药物制成粉末，取 0.3g 与米汤混合服用，日服二次。制成蜜丸亦可。

【原文】

问曰：病腹痛有蟲，其脈何以別之。師曰：腹中痛，其脈當沉若弦，反洪大，故有蚘蟲。

蚘蟲之爲病，令人吐涎，心痛發作有時，毒藥不止，甘草粉蜜湯主之。

甘草粉蜜湯方

甘草三兩　粉①一兩重，趙本，無重字　蜜四兩

右三味，以水三升，先煮甘草取二升，去滓，內粉蜜，攪令和，煎如薄粥，溫服一升，差即止。

【注释】

粉——是何种粉，诸说不同。《古方药品考》认为是粳粟（据《广辞苑》，粳粟为黏性弱、不能做成黏糕、做粟饭用的粟米，译者注）的粉，曰："按，《千金》《外台》俱引用此方，使用粱米粉，可知仲景氏所用者亦为粱米粉。"我去年对于因剧烈腹痛而入院的患者，给予使用白米粉的甘草粉蜜汤获得速效。

【解读】

问道，腹痛病，有因虫而致者，此时如何以脉象进行辨别呢。老师回答道，腹痛时，脉象应当是沉或弦，但如果反而出现脉洪大，则是有蛔虫的缘故。

蛔虫所致疾病，病人口流涎液，有腹痛发作。如果攻击性药力强的药物不能止痛，则为甘草粉蜜汤主治之证。

甘草粉蜜汤

甘草 2.5g　粉 1.0g　蜂蜜 5.0g

将上三味药物，先以水 600mL 煎煮甘草，取 400mL，去滓，加入白米粉和蜂蜜，搅拌混合，再煎成如稀薄粥，温服 200mL。愈后则停止服用。

【原文】

　　蚘厥者，當吐蚘，今病者靜而復時煩，此爲臟寒蚘上入膈，故煩，須臾復止，得食而嘔，又煩者，蚘聞食臭出，其人當自吐蚘。蚘厥者，烏梅丸主之。

　　烏梅丸方

　　烏梅三百個　　細辛六兩　　乾薑十兩　　黃連一斤　　當歸四兩　　附子六兩，炮　　川椒四兩，去汗　　桂枝六兩　　人參六兩　　黃柏六兩

　　右十味，異搗篩，合治之，以苦酒漬烏梅一宿，去核，蒸之五升米下，飯熟，搗成泥，和藥令相得，內臼中，與蜜杵二千下，丸如梧子大，先食飲服十丸，日三服，稍加至二十丸。禁生冷滑臭等食。

【解读】

　　形成蛔厥时，应当吐出蛔虫。蛔厥的病人，安静复又时时烦苦，这是因为腹部寒凉，蛔虫欲出于外，而上出横膈膜所致。因此而烦苦，片刻后可变得安静，进食后可出现呕吐。此时又出现烦苦，是因为蛔虫嗅到饮食物的香气而出于上所致，病人又会吐出蛔虫。蛔厥为乌梅丸主治之证。

　　乌梅丸方

　　乌梅三百个　　细辛 8.0g　　干姜 13.0g　　黄连 20.0g　　当归 5.0g　　附子7.5g，炮　　川椒 5.0g，炒去油　　桂枝 8.0g　　人参、黄柏各 8.0g

　　将上十味药物，先将乌梅以外的药物分别制成粉末，过筛，充分混合。另将乌梅用醋渍泡一夜后，去核，置于 1000mL 米下蒸，待饭熟，与饭一起捣制成泥状，将其与先前的药物混合，置于臼中，与蜂蜜搅合，捣制二千遍。制成如梧桐子大小药丸。饭前服用十丸，日三服，渐次增加至二十丸。禁食生、冷、黏滑、有令人生厌气味的东西。

　　本条应为从《伤寒论》厥阴病篇引用至此，《伤寒论》尚有条文"伤寒，脉微而厥，至七八日肤冷，其人躁，无暂安时，非蛔厥也"，论述脏厥与蛔厥的区别，请参照之。

【应用】

　　该方用于出现下半身发冷，上面有轰热感样证候时，亦有良好的效果。方中含有附子、蜀椒，却配伍黄连、黄柏，颇具意义。只是制作丸药很费事，我一般使用煎剂。

新编金匱要略方論 卷下

婦人妊娠病脈證并治第二十

證三条 方九首

【原文】

師曰：婦人得平脈，陰脈小弱，其人渴不能食，無寒熱，名妊娠，桂枝湯主之。方見利中於法六十日當有此證，設有醫治逆者，却一月加吐下者則絕之。

【解读】

老师说道：妇人呈正常平脉，阴脉即尺脉以测知内里，其小而弱，口渴，食欲不振，无恶寒、发热等外邪的征候，此为妊娠，不是疾病，此为桂枝汤主治之证。一般于妊娠六十日时应可见到妊娠恶阻的症状。如果此时医者误治，或用吐法，或用下法，胎儿的生命会断绝。

我对于妊娠时发生头痛者经常使用桂枝汤，桂枝汤具有调和阴阳的作用。

【原文】

婦人宿有癥①病，經斷未及三月，而得漏下不止，胎動在臍上者，爲癥痼害妊娠，六月動者，前三月經水利時胎也，下血者，後斷三月衃②也。所以血不止者，其癥不去故也。當下其癥，桂枝茯苓丸主之。

桂枝茯苓丸方

桂枝 茯苓 牡丹去心 桃仁去皮尖，熬 芍藥各等分

右五味，末之，煉蜜和丸如兔屎大，每日食前服一丸，不知加至三丸。

【注释】

①癥——癥，指腹中的块状物。癥痼，指从以前就存在的块状物。

②衃——瘀血。

【解读】

本条中"为癥痼害妊娠"后应当接续"当下其癥，桂枝茯苓丸主之"。即，妇人腹中从以前就存在块状物，月经停止仅三个月，但子宫出血不止，脐上有胎动，这是腹中积块妨害妊娠的情况。应当去除该积块，宜用桂枝茯苓丸。

从"六月动者"至"其癥不去故也"应为后人的注释文字，其意为妊娠六个月感觉胎动，为月经未止时发生妊娠，其义难明。衃指恶血，即瘀血，下血为月经停止后三个月的恶血，其血不止者，是因为腹中积块残留的缘故，这里的意思不甚明了，大概存在脱漏的文句。

但是，这里的要点是使用桂枝茯苓丸去除腹中的积块，其他内容没有重要意义。

桂枝茯苓丸方

桂枝、茯苓、牡丹皮（去心）、桃仁（去涩皮及胚芽）、芍药各等分

将上五味药物制成粉末，用炼蜜（将蜂蜜用弱火煎熬减少水分而变黏者）制成如兔粪大小（重约 3 至 6g）的药丸，每日食前服用一丸，如果无效，则可增加至三丸。

【应用】

桂枝茯苓丸经常用于治疗子宫肌瘤，但对于何种类型的肌瘤有效或者无效呢。我曾经治疗一例子宫肌瘤患者，给予桂枝茯苓丸。后经某妇产科医生诊察，说如果现在不进行手术摘除以后会出大事的，但患者本人不愿意做手术，不知如何是好。因为我也担负着责任，便给予患者桂枝茯苓丸丸药继续服用，同时住院。这样一来，结果肌瘤变小了，被告知不做手术也无妨，遂出院回家，患者非常高兴。从这个病例来看，桂枝茯苓丸确实是有效的。另有一例子宫肌瘤如苹果大小，从五年前开始服用桂枝茯苓丸，但总是不见好转，因为患者厌恶手术便持续服药，到去年年底，发现肌瘤突然变小了。这是怎样的道理，不太清楚，应该与妇科医生配合，搞清楚是如何起效的。还有些患者在服药中止以后出现好转。但是也有些病例不管怎样治疗最终还是

无效。

对于卵巢囊肿也有使用桂枝茯苓丸而好转的病例。

【原文】

婦人懷娠六七月，脈弦發熱，其胎愈脹，腹痛惡寒者，少腹如扇①，所以然者，子臟②開故也，當以附子湯溫其臟。方未見。

【注释】

①少腹如扇——下腹部肿胀的状态。《脉经》中"如扇"后有"之状"二字。有说法认为是子宫失去收缩包裹性，如打开的扇子状。也有观点认为"如扇"是指扇子扇风状，但这种解释与"子脏开故也"无关联。

②子脏——即子宫。

【解读】

本条论述对于脏冷而有流产征兆者，使用附子汤温之以预防流产。

浅田宗伯在《杂病论识》中对该证进行解释，其意为：本条也是论述胎动一证。该证脉象当沉，但现在却呈弦象，并且有发热，似有表邪。但身体无疼痛，反而有腹痛，且恶寒，这是因为阴寒侵犯胎气，而突然出现腹痛。所谓"开"，是指缺乏收缩包裹性。"少腹如扇"是形容子宫打开的状态。有注释者认为是"扇风"之意，是错误的。子脏开，是指子宫不能够包裹胎儿，因此出现下腹如扇的样子。此时宜急予温暖子宫，使用附子汤。

该附子汤处方内容不详，《伤寒论》中的附子汤是否适用，不甚明了。

【原文】

師曰：婦人有漏下①者，有半產②後，因續下血都不絕者，有妊娠下血者，假令妊娠腹中痛，爲胞阻③，膠艾湯主之。

芎歸膠艾湯方一方，加乾薑一兩。胡洽治婦人胞動，無乾薑。

芎藭　阿膠　甘草各二兩　艾葉　當歸各三兩　芍藥四兩　乾地黃原欠兩數，《千金》《外台》用四兩。

右七味，以水五升，清酒三升，合煮取三升，去滓，內膠令消盡，溫服一升。日三服，不差更作。

【注释】

①漏下——连续少量的子宫出血。

②半产——流产。

③胞阻——《诸病源候论》中，漏胞又称为胞阻。妊娠数月，经水时下，即妊娠中的子宫出血，此时伴有腹痛。

【解读】

老师讲道：子宫出血有以下种类，一种是非经期而出现连续少量的子宫出血，另一种是流产后出血不止，再有一种是妊娠中出血，伴有腹中疼痛者称为胞阻，有流产的危险。这些子宫出血症均为芎归胶艾汤主治之证。

芎归胶艾汤方

芎藭、阿胶、甘草各 3.0g　艾叶、当归各 4.0g　芍药 5.0g　干地黄5.0g（原本无两数，据《千金》、《外台》）

将上七味药物，置于水 1000mL 与清酒 600mL 混合液中，煎煮取600mL，去滓，加入阿胶，使其充分溶化，温服 200mL。日服三次。如果未愈，则再作药服用。

【应用】

该方还可用于预防流产，对于月经期长不能停止者也有效。曾用于十三四岁初潮的孩子，月经三十日未停止，获得良效。这样的疾病几乎都是用该方而获效。

该方对肾出血等也有良效，还可用于痔疮出血及其他各种出血。

但是对于血色很好、颜面发红，即有所谓充血症状者，如果使用该方，病情反而会加重。有一女孩，月经期过长，不易停止。服用该方后却令人惊诧地多量出血。问其原因，其母亲说，孩子从来不感冒，即使冬天也不会感觉到冷。其颜面红赤，遂给予黄连解毒汤，出血遂停止。阴阳虚实非常重要，与患者交谈多了解情况也很有益。

【原文】

妇人怀妊，腹中疠痛，当归芍药散主之。

當歸芍藥散方

當歸三兩　芍藥一斤　茯苓四兩　白朮四兩　澤瀉半斤　芎藭半
斤，一作三兩

右六味，杵爲散，取方寸匕，酒和，日三服。

【解读】

妇人妊娠中，突然出现腹部痉挛样、牵拉样疼痛，此为当归芍药散主治
之证。

当归芍药散方

当归 4.0g　芍药 20.0g　茯苓 5.0g　白术 5.0g　泽泻 10.0g　芎
藭 10.0g

将上六味药物杵制成粉末，一次 2.0g，以酒送服。日服三次。

该方不仅用于妊娠腹痛，对于妊娠中诸病均可应用，并且具有预防妊娠
病发生的效果。

【应用】

该方以酒送服，前面的胶艾汤也是加入酒煎煮，考虑其目的是否与防止
胃弛缓有关呢，大凡地黄入药，如八味肾气丸等也是以酒送服，虽然当归芍
药散方中并无地黄。

在我刚开始汉方诊疗时候，认为当归芍药散当然以粉末为好，但服用粉
末的患者却发牢骚说很难喝，服用后不舒服，川芎的香气会引起不断地嗳
气，很难受。还应是煎剂宜于服用吧。

我曾使用当归芍药散加地黄，用于治疗妊娠中毒症主诉总是感到疲惫的
病人。对于适宜当归芍药散但胃弱者，可给予加味逍遥散。

在本篇意识到一点，进入妇人病篇，丸剂、散剂增多，煎剂减少。对于
妊娠者，也许散剂较煎剂更易于服用吧。

【原文】

妊娠嘔吐不止，乾薑人參半夏丸主之。

乾薑人參半夏丸方

乾薑　人參各一兩　半夏二兩

右三味，末之，以生薑汁糊爲丸，如梧子大，飲服十丸，日三服。

【解读】

妊娠恶阻而呕吐不止，为干姜人参半夏丸主治之证。

干姜人参半夏丸

干姜、人参各 1.5g　半夏 3.0g

将上三味药物制成粉末，用生薑汁和米糊制成梧桐子大小药丸，一次服用十丸，一日服用三次。

【应用】

该方不限于治疗妊娠恶阻呕吐，可以作为呕吐药物来使用。我一般不使用丸药，多用煎剂，效果相同，且告诉患者待药物放凉后服用。

【原文】

妊娠小便難，飲食如故，當歸貝母苦參丸主之。

當歸貝母苦參丸方男子加滑石半兩

當歸　貝母　苦參各四兩

右三味，末之，煉蜜丸如小豆大，飲服三丸，加至十丸。

【解读】

妊娠中，小便变得不通畅，饮食与前相比较无变化，此为当归贝母苦参丸主治之证。男子小便不通畅时加滑石 0.7g，此句恐为后世注文。

当归贝母苦参丸方

当归、贝母、苦参各 5.0g

将上三味药物制成粉末，以炼蜜制成如小豆大小药丸，服用三丸，可增量至十丸。

【应用】

该方中三味药物似乎难以考虑为通利小便的药物，但组成药方却有改善尿出的效果，其中包含什么样的道理呢。所以仅用单味药的功用并不能解释说明。

该方亦可用于男性尿道炎、膀胱炎，曾治疗一例男子小便不利，虽然未加入滑石，但亦奏效。

该方制作丸药往往来不及，我一般使用煎剂，亦有良效，但该药较难喝。

【原文】

妊娠有水氣，身重，小便不利，洒淅惡寒，起即頭眩，葵子茯苓散主之。

葵子茯苓散方

葵子[①]一斤　茯苓三兩

右二味，杵爲散，飲服方寸匕，日三服，小便利則愈。

【注释】

葵子——《神农本草经》曰："治五脏六腑之寒热羸衰，利小便。"《古方药品考》记载："夏秋开花，经冬结实。气味淡滑降，故能除水气、通利小便闭塞。"

【解读】

妊娠中出现浮肿，身体沉重，小便量减少，哆嗦而恶寒，起立时头眩晕，此为葵子茯苓散主治之证。

葵子茯苓散方

葵子 20.0g　茯苓 4.0g

将上二味药物杵制成粉末，一次服用 2.0g，日服三次。小便出则为愈。

【应用】

我对于妊娠浮肿，小便少，眩晕，恶寒者，一般使用当归芍药散，没有使用葵子茯苓散的经验。但当归芍药散也有无效者，也曾想尝试该方。

葵子若具有利尿作用，则可以在各种场合使用，如少尿浮肿的疾病、肾炎一类的疾病，可以使用五苓散加葵子、当归芍药散加葵子等，很有意思。

但药铺里并不出售葵子，我想过自己种植，葵子是我曾经打算自己种植的药物之一。

【原文】

婦人妊娠，宜常服，當歸散主之。

當歸散方

當歸　黃芩　芍藥　芎藭各一斤　白朮半斤

右五味，杵爲散，酒飲服方寸匕，日再服。妊娠常服即易產，胎無苦疾。產後百病悉主之。

【解读】

妊娠中，宜经常服用当归散。

当归散方

当归、黄芩、芍药、川芎各20.0g　白术10.0g

将上五味药物杵制成粉末，一次取2.0g，以酒送服。一日服二次。妊娠中服用，则生产会容易，胎儿不生疾病。亦主治产后发生的诸种疾病。

【应用】

这是一个应用广泛而便利的药方，有持桂里在《方舆輗》中说道，对于妊娠中咳嗽，即使麦门冬汤无效的场合，当归散亦有效。但浅田宗伯认为，产后百病悉主之并非治愈百病之意，而是说产后百病使用该方亦无不可。学者当读出其意。

【原文】

妊娠養胎，白朮散主之。

白朮散方見外台。

白朮　芎藭《外台》用各四分　蜀椒三分，去汗　牡蠣原缺銖兩，《外台》用二分

右四味，杵爲散，酒服一錢匕，日三服，夜一服。但苦痛加芍藥，心下毒痛，倍加芎藭，心煩吐痛，《外台》，吐痛作吐唾，不能食飲，加細辛一兩、半夏大者二十枚。服之後，更以醋漿水服之，若嘔，《外台》有亦字，以醋漿水服之，復不解者，小麥汁服之。已後渴者，大麥粥服之，病雖愈，《外台》有盡字，服之勿置。

【解读】

妊娠中，养护腹中的胎儿，宜用白术散。

白术散方

白术、川芎各1.3g　蜀椒1.0g，炙　牡蛎0.6g

方中蜀椒去汗，即去油，可使药性更平稳一些。从《外台秘要》所出分量，但"分"有按比率裁分之意，也有六铢为一分的重量之意，在此取重量之意，并将其换算成现代的克（g）数。

将右四味药物杵制成粉末，一次取1.0g，以酒送服。白天服三次，夜间服一次。若腹痛，加芍药。所谓"毒痛"指性质不良的令人厌恶的疼痛，此时倍用川芎。这里对于腹痛，下腹疼痛加芍药，鸠尾处疼痛用川芎，以我们一般的常识来看，不易理解。其后，心烦而吐痛，不欲饮食时加细辛1.3g、半夏大者20个。醋浆水，即酿制的醋。服药后再饮服醋。如果呕吐则饮醋。仍未好转者，饮小麦汁。已后，指心烦吐痛好转之后，此时口渴者，饮服大麦粥，即使在病情痊愈之后也不停止，在妊娠期一直服用。

该方的方后加减，有难以理解之处。

【参考】

对于本条，浅田宗伯在《杂病论识》中论述如下：

此为妇人色白、水性浮胖而有寒时的药方。妊娠中对胎儿造成损伤，有热所致，有寒所致。所以仲景设置前面的当归散与本条的白术散，对于由热所致者用当归散，而对因寒所致者，给予白术散，二方便区别开来。

有徐氏治疗迪可弟之姊案。该妇人尚未妊娠时痰嗽并出血，妊娠后痰嗽未止而消瘦，于是给予该方治疗，腹痛时加大剂量芍药，随后痰减少，咳嗽停止，该妇人变得神清气爽，胎儿亦安稳。可谓颇得其要旨。

按，《外台》引《古今录验》，白术、芎劳各四分，牡蛎二分，当从之。（后略）

以上二条举出妊娠常服的方药，本篇内容当结束。虽然前一条谓常服，本条言养胎，但服药之际当根据脉之迟、数、虚、实而加减，病时当服，无病则不当服用。徐氏曰，仲景之妊娠篇，十中之七为丸或散，汤为其三。汤者荡也，扫荡、荡涤之意。而妊娠以安胎为主，所以应避免重剧的治疗，当用丸、散缓缓而图其治。此说合乎道理。

【原文】

　　婦人傷胎懷身，《玉函》，傷胎作傷寒，腹滿，不得小便，從腰以下重如有水氣狀，懷身七月，太陰當養，不養，此心氣實，當刺瀉勞宮及關元，小便微利則愈。見《玉函》。

【解读】

　　推测本条后来从《金匮玉函经》转载至此，《金匮玉函经》中"伤胎"作"伤寒"。本条的主旨与其他条文的内容差异太大，条文的词语可懂，但意义难以理解。

　　妇人妊娠中出现不正常的情况，腹胀满，小便不出，从腰以下感觉沉重而呈浮肿的状态。妊娠第七个月由太阴（推测为肺经）滋养胎儿。心气（此为脾）实，此时针刺泻劳宫和关元两个经穴，小便出而治愈。其结果为，针刺泻脾而救助妊娠。

　　总之，该条的内容不甚明白。在孙思邈的《千金方》中记述道：妊娠第一个月养肝，第二个月养胆囊，第三个月养心，第四个月少阳，第五个月心包经，第六个月三焦经，五行轮转至第十个月而生产。

婦人產後病脈證治第二十一

論一首　證六条　方八首

【原文】

　　問曰：新產婦人有三病，一者病痓，二者病郁冒，三者大便難，何謂也。師曰：新產血虛，多汗出，喜中風，故令病痓。亡血復汗，寒多，故令郁冒。亡津液胃燥，故大便難。產婦郁冒，其脈微弱，嘔不能食，大便反堅，但頭汗出，所以然者，血虛而厥，厥而必冒。冒家欲解，必大汗出。以血虛下厥，孤陽上出，故頭汗出。所以產婦喜汗出者，亡陰血虛，陽氣獨盛，故當汗出，陰陽乃復。大便堅，嘔不能食，小柴胡湯主之。方見嘔吐中。

【解读】

　　"痓"，即在"痓湿暍病"篇出现之"痓"，原本作"痓"。痓，即现在所谓之破伤风。新产后，大量出血，汗出多，在体力消耗之时，受风邪，即感染破伤风菌，形成破伤风，此为其一。此证应为大承气汤主治之证。

　　"郁冒"，因贫血，汗出多，恶寒，气郁积而头部眩晕，昏蒙不清。在《本事方》称此为晕厥假死状态，曰："人平虚。忽然如死人，身不动摇，默默而不知，目闭而不能开，口噤而不能言，或少知人，恶闻人声。但眩冒，移时而正。此为或汗多出，或血出而引起。阳升于上，气机塞滞，不能循行而如死状。"如此所述，郁冒犹如一时晕厥的病状。《本事方》出白薇汤（白薇、当归、人参、甘草），用于忽然受风而意识丧失，或心气狂乱。该方很有意思，在治疗精神状态恍惚的方剂中，白薇应是加入其中的药物。如果将该方用于治疗神经官能症、精神分裂症等疾病不是很有意义吗？

　　桂枝加龙骨牡蛎汤，去桂枝，加白薇、附子，则为二加龙骨汤。龙骨汤见于《外台秘要》，用于郁郁不乐者，因此我对郁病经常使用龙骨汤，有一定数量的病例出现较好的疗效。

　　津液，即体液。胃，指包括肠在内的胃肠。体液丧失则胃肠干燥，大便因此变得坚硬。其过程不必考虑得过于复杂。

此处应接续"……但头汗出，小柴胡汤主之"。从"所以然者"至"大便坚，呕不能食"，为后人注释。大体上，《伤寒论》《金匮要略》中出现的"所以然者……"均为注释。"所以然者"的文句，对何故、为什么进行说明，如果混入正文，正文则变得难解了。

试对"所以然者"内容加以说明，"血虚（失血）下厥"之厥，指手足变冷，所以，贫血而足冷，因此阳气浮上而头汗出。阳气浮上而阴气下降，故而导致颜面红赤而头汗出。

【原文】

病解能食，七八日更發熱者，此爲胃實，大承氣湯主之。見痙病中。《脈經》，接前爲一條。

【解读】

疾病治愈，食欲出，经过七八日后，又出现发热者，为阳明胃实，是大承气汤主治之证。

本条提示在产后也有使用大承气汤的场合，大承气汤并非作为泻下剂仅用于腹满、便秘证，亦可用于气上冲之证，即使无腹满、便秘证候亦应可使用。

【原文】

產後腹中疞痛，當歸生薑羊肉湯主之。並治腹中寒疝，虛勞不足。

當歸生薑羊肉湯方　見寒疝中

【解读】

产后，出现腹部拘挛状疼痛，这种场合是重度虚证，为当归生薑羊肉汤主治之证。《本草纲目》称黄芪别名羊肉，则该方组成应为当归、生薑、黄芪，也很有意思。

又，该方还用于腹部冷而疼痛、非常疲劳衰弱体力消耗的场合。这样一来，该方则成为一种温暖而补充体力的药物，那么羊肉仍应以动物羊的肉为宜吧。

【原文】

產後腹痛，煩滿不得臥，枳實芍藥散主之。

枳實芍藥散方

枳實_{燒令黑，勿大過}　芍藥_{等分}

右二味，杵爲散，服方寸匕，日三服，並主癰膿，以麥粥
下之。

【解读】

产后，腹痛，腹部胀满而烦苦，不得仰卧，此为枳实芍药散主治之证。

枳实芍药散方

枳实（烧使之变黑，但不可成灰）、芍药等分

将上二味药物，杵制成粉末，混合后一次服用2.0g，日服三次。另可治疗化脓性痈肿，以麦粥服之。

麦粥，未说明大麦小麦，但当用麦粥服药。该方若加桔梗则为排脓散，所以易于理解其"主痈脓"之意。

【应用】

枳实、芍药均为松弛柔和肌肉紧张发硬的药物，所以该方用于产后，应当是用于子宫收缩所致疼痛，即所谓后阵痛时吧。

【原文】

師曰：產婦腹痛，法當以枳實芍藥散。假令不愈者，此爲腹中
有乾血著臍下，宜下瘀血湯主之。亦主經水不利。

下瘀血湯方

大黃_{三兩}　桃仁_{二十枚}　䗪蟲_{二十枚，熬，去足}

右三味，末之，煉蜜和爲四丸，以酒一升煎一丸，取八合，頓
服之，新血下如豚肝。

【解读】

老师说道，妇人产后腹痛，一般应用枳实芍药散，如果不奏效，则是因

为瘀血附着于下腹的缘故，宜使用下瘀血汤。下瘀血汤也可用于月经停滞不畅，具有通经的效果。

下瘀血汤方

大黄 4.0g　桃仁 6.0g　蟅虫 6.0g（焙炙，去足）

将上三味药物，制成粉末，用炼蜜制成四个药丸，用清酒 200mL 煎一丸，取 160mL，一次服用。服用该药后会重新下出如豚肝样血。

此处"新血下如豚肝"一句中，新血，似乎应当理解为如新鲜的血，但新鲜的血却不应该像豚肝脏那样脏污，有些相互矛盾。查看两三册注解书籍，均未触及该问题。有观点认为"新"字是个错误字，但是我感觉如果将新字理解为重新、再次，即重新、再次下血之意，而并非新鲜血，则较为适宜。

我曾使用下瘀血汤治疗一名子宫肌瘤患者，那是将《伤寒论》《金匮要略》奉若神明的时候，认为其脐下有干血，所以只能用下瘀血汤。约一周后往诊，诉从服药第三日起，下血为大量鲜红的血液，并非如豚肝样血。因为第一次遇到这种情况，没有经验预测后续病情的变化，感到可怕，便停止了用药。

【原文】

　　產後七八日，無太陽證，少腹堅痛，此惡露不盡。不大便，煩躁發熱，切脈微實，再倍發熱，日晡時煩躁者不食，食則讝語，至夜即愈，《脈經》，煩躁發熱以下，作四五日趺陽脈微實再倍，其人發熱，日晡所煩躁者不能食，譫語，刺之則愈。宜大承氣湯主之。熱在裏，結在膀胱也。見痙病中。

【解读】

产后经七八日，无恶寒、发热等如太阳病证候，出现下腹部坚硬而疼痛，这是恶露残留的缘故。此处如果加入"桃核承气汤主之"，则变得容易理解。至此为一个层次。

那么，不大便，烦躁，发热，诊脉为轻微实象，而此时发热又增多，至傍晚出现烦闷而苦者，不能进食，进食则会出现谵语，此证候至夜间可愈。治疗宜使用大承气汤。

后面的"热在里，结在膀胱也"一句乃指桃核承气汤的病证，可以理解为"热在里，结在膀胱也，宜桃核承气汤"，所以应与大承气汤区分开来。

本条论述的要点是，同时存在瘀血证和阳明胃实证（大承气汤证）两种情况，因此须加以区别。瘀血的场合应使用桃核承气汤，胃实的场合应使用大承气汤。胃实的时候，入夜则变得安静，而瘀血的时候入夜反而变得烦躁。这是阴阳的差别，阳病昼间痛苦而夜间变得安静，阴病则有昼间变得安静之倾向。

推测本条文有错简，文意有难通之处。

【原文】

產後風，續之數十日不解，頭微痛，惡寒，時時有熱，心下悶，乾嘔汗出，雖久陽旦證續在耳，可與陽旦湯。即桂枝湯，方見下利中。

【解读】

产后患中风证，数十日间，不得治愈，有轻微头痛，恶寒，时时有发热，心下痞闷不适，干呕，汗出。这种状态虽然持续时间很长，但桂枝汤证依然存在，当仍给予桂枝汤为宜。

阳旦，指桂枝，桂枝为阳之初始。所以，阳旦汤为桂枝汤的别名。

【原文】

產後中風，發熱，面正赤，喘而頭痛，竹葉湯主之。

竹葉湯方

竹葉一把　葛根三兩　防風一兩，《千金》用二兩　桔梗　桂枝
人參　甘草各一兩　附子一枚，炮　大棗十五枚　生薑五兩

右十味，以水一斗，煮取二升半，分溫三服。溫覆使汗出。頸項強，用大附子一枚，破之如豆大，煎藥揚去沫。嘔者，加半夏半升洗。徐氏曰，大該是入字。

【解读】

前两条论述产后患太阳病者，本条举出太阳病兼阴证、阴阳夹杂的病

例。此处的面正赤，并非《伤寒论》中二阳并病"面色缘缘正赤者"之正赤，而是相当于当归四逆加吴茱萸生薑汤证的下半身厥冷、阳气上逆而面赤之正赤。此处给予竹叶汤，温服而使汗出。

竹叶汤方

竹叶一把（据《本草序例》约二两，以 2.0g 为宜）　葛根 4.0g　防风一两（据《千金方》二两，折合为 2.7g）　桔梗、桂枝、人参、甘草各 1.5g　附子（炮，0.5~1.0g）　大枣 5.0g　生薑 6.5g

将上十味药物，以水 2000mL 煎煮取 500mL，分三次温服，温覆使汗出。颈项拘急者以大附子一枚，破开如豆大使用，煎煮药时弃去上浮的泡沫。若有呕吐者，加半夏 2.5g。

【原文】

婦人乳①，中虛，煩亂嘔逆，安中益氣，竹皮大丸主之。《脈經》，乳作產。

竹皮大丸方

生竹茹②二分　石膏二分　桂枝一分　甘草七分　白薇③一分

右五味，末之，棗肉和丸彈子大，以飲服一丸。日三、夜二服。有熱者倍白薇，煩喘者加柏實④一分。

【注释】

①乳——生产之意。

②竹茹——淡竹削去青皮者。内藤尚贤在《古方药品考》称："竹性不畏暑，不惧寒，青青而直上。体中虚而含气，刮去其青皮者称竹茹。味淡苦清凉，故能降泄痰火之逆上。"

③白薇——清凉解除郁热，有利尿功效。

④柏实——《古方药品考》曰："味苦辛，气芳达，故能降泄喘逆烦热。"

【解读】

产后中焦虚，有郁热，精神烦乱，不得安定，呕恶，为竹皮大丸主治之证。该方具有安和中焦益气的功效。"安中益气"推测为注解文字。

竹皮大丸方

生竹茹 0.6g　　石膏 0.6g　　桂枝 0.3g　　甘草 2.3g　　白薇 0.3g

将上五味药物制成粉末，加入大枣果肉，制成重 2.0g 的药丸，用米汤服一丸。昼间服用三次，夜间服用二次。有发热者加倍白薇剂量，有喘鸣烦苦者加用柏实 0.3g。

妇人乳，指妇人生产。矢数道明先生在《汉方临床》发表的文章讲道：大体上汉方书中记述的乳难，字面上是乳汁不出之意，但真正的意思是难产。山田业广经重重考证，澄清了这个问题。此人是江户时代一流的学者，著有《九折堂读书记》，将《伤寒论》《金匮要略》《千金方》《外台秘要》中难以解释的问题挑选出来，加以考证。其中便有妇人乳为生产的问题。山田业广着力于《金匮要略》研究，被当时的汉方医认为是研究《金匮要略》的第一人。

该条在竹叶汤之后，接着提出竹皮大丸，这种对竹的使用很有意思。

【原文】

產後下利虛極，白頭翁加甘草阿膠湯主之。

白頭翁加甘草阿膠湯方

白頭翁① 甘草 阿膠各二兩 秦皮② 黃連《千金》各二兩 柏皮③各三兩

右六味，以水七升，煮取二升半，內膠令消盡，分溫三服。

【注释】

①白头翁——《神农本草经》曰："味苦，微寒，主温疟，狂阳，寒热，癥瘕，积聚，瘿气，逐血，止痛，疗金疮。"
②秦皮——具有消炎、下热、止泻的功效。
③柏皮——同黄柏。

【解读】

产后持续下痢，陷于重度虚证状态，为白头翁加甘草阿胶汤主治之证。

白头翁加甘草阿胶汤方

白头翁、甘草、阿胶各 3.0g　秦皮、黄连、柏皮各 4.0g（《千金方》中

秦皮、黄连各 3.0g)

将上六味药物，以水 1400mL 煎煮取 500mL，滤去药滓，加入阿胶，使其溶化，分三次温服。

产后下痢非常可怕，排出的大便很臭，一进门便可以闻到重度坏疽样排泄物的气味，预后极差。我仅诊疗过一例这种病症的患者，别的医生也说无济于事，最后也未能挽救回来。我用的该方，但少秦皮。不知如果有秦皮会怎么样。

该方药对于并非产后的下利也应当可以使用。

【原文】

> 附方
>
> 千金三物黄芩湯，治婦人在草蓐①，自發露②得風，四肢苦煩熱，頭痛者，與小柴胡湯，頭不痛，但煩者，此湯主之。
>
> 黄芩一兩，《千金》用二兩　苦參二兩　乾地黄四兩
>
> 右三味，以水六升，煮取二升，溫服一升，多吐下蟲。

【注释】

①草蓐——女性生产。
②发露——意为显露，这里指露出阴部。

【解读】

附方

《千金方》的三物黄芩汤，妇人生产之际，外邪侵入阴部，出现发热，因手足热而烦苦，对于有头痛者，给予小柴胡汤，头痛停止，苦于烦热，为三物黄芩汤主治之证。

黄芩 3.0g（从《千金方》）　苦参 3.0g　干地黄 5.0g

将上三味药物，以水 1200mL 煎煮取 400mL，温服 200mL。或吐或下多量的虫。

苦参具有杀虫的效果，但"多吐下虫"恐为后人的注文而非原文。

【应用】

该方用于产褥热，我仅有一个病例，给予小柴胡汤加苦参、地黄，疗效

非常好，但现在这样的患者见不到了。

三物黄芩汤适应证患者表现出很强的苦于四肢烦热的状态，足底很强的发烧感，直欲覆冰冷却，主诉将脚放入被子里便难以入睡。曾有一例患者，为身体强壮的妇人，诉足热而不能入眠，便给予三物黄芩汤，当晚便可入睡，脚的发烧感也去除了，患者很高兴。

大体上，地黄具有凉化血液的作用，三物黄芩汤对于重度手足烧热感的疗效，不仅是地黄，苦参也起到参与作用。因此，该方亦常用于脓疱疮，仅服用此方则可好转。对于患脓疱疮手足心皮肤变厚的病人，即使手足并无烧热感，但如果问一下，则回答局部接触凉东西感觉舒适，也可以看做四肢烦热，给予三物黄芩汤后，便可利索地好转。合于证则三五周可见病情减轻，如果这样治疗仍不见好转，则是因为不合于证，再如何治疗也无效。一般即使是慢性病，用药两三周仍不见好转时，则须考虑自己的诊断是否有误。即使是五年、十年的长期疾病，如果治疗两三周，不见丝毫变化，或者加重者，可以认为诊断的错误。当然，其中也有一个月以上才显现疗效的。

三物黄芩汤对脚气也有效，因为苦参具有杀虫作用吧。

【原文】

千金内補當歸建中湯，治婦人產後，虛羸不足，腹中刺痛不止，吸吸少氣^①，或苦少腹中急摩痛^②《千金》，中急摩作拘急二字引腰背，不能食飲，產後一月，日得服四五劑爲善，令人強壯宜。《千金》，宜作方。

當歸四兩　桂枝三兩　芍藥六兩　生薑三兩　甘草二兩　大棗十二枚

右六味，以水一斗，煮取三升，分溫三服，一日令盡。若大虛，加飴糖六兩，湯成內之，於火上暖令飴消。若去血過多，崩傷^③內衄^④不止，加地黃六兩，阿膠二兩，合八味，湯成內阿膠。若無當歸，以芎藭代之。若無生薑，以乾薑代之。

【注释】

①吸吸少气——呼吸急促状。

②摩痛——有观点认为急迫而疼痛状。据《千金方》作"拘急"，可知

为拘挛性疼痛。

③崩伤——子宫出血。

④内衄——吐血。

【解读】

《千金方》的内补当归建中汤，治疗生产后瘦弱气力虚衰，腹部刺痛而不止，呼吸浅而急促，下腹部拘急疼痛而烦苦，牵引及腰背，不能进饮食。产后一个月以内，一日服用四五剂为宜。具有令人强壮的效果。

该方药物如下：

当归 5.0g　桂枝 4.0g　芍药 8.0g　生薑 4.0g　甘草 2.5g　大枣 4.0g

将上六味药物，置于 1200mL 水中，煎煮取 600mL，分三次温服，如果为重度虚弱者，加饴糖 8.0g，待药物煎成后纳入，置于火上使其充分溶化。若子宫出血、吐血持续时间长者，加地黄 8.0g、大枣 3.0g，共八味药物，待其他药物煎成后再纳入阿胶。无当归时，用川芎代用，无生薑时，用干姜代用。

该方一般并不加入饴糖，在虚弱程度重时加饴糖。

该方可用于月经不调、痛经，腹痛很重甚至到使用麻醉药物的程度，桂枝茯苓丸等无效，须使用当归建中汤。一般的月经不调，多于月经的第一、二天出现不适，但也有在月经结束后腹痛者。这种情况为虚证，其中当归建中汤证多见。我想起一个病例，一位母亲溺爱孩子，孩子入小学时仍哺乳。因子宫收缩，每月当月经结束时痛苦不堪，到某大学医院看病，医生告诉她："打算哺乳到什么时候？这种状态下治不好"，于是找到我诊治。诊察后确认为严重虚证状态，给予当归建中汤，治疗六个月后好转。这是很久以前的病案，现在这个孩子已经大学毕业工作了。另有一名少女，月经初潮时，出现月经一两个月不止的情况，妇科医生说是因为卵巢功能弱，慢慢会好起来。家长不放心，便来找我诊疗，按照当归建中汤大虚证加地黄、阿胶，经治疗后好转。

婦人雜病脈證並治第二十二

論一首　脈證合十四条　四疑衍　方十四首　四當作三

已经就妇人妊娠病脉证与妇人产后病脉证进行了论述，该篇收集与妊娠、产后无关的疾病作为杂病进行论述。

【原文】

婦人中風七八日，續來《傷寒論》來作得寒熱，發作有時，經水適斷，此爲熱入血室，其血必結，故使如瘧狀，發作有時，小柴胡湯主之。方見嘔吐中。

【解读】

本条论述道，在感冒之前已至的月经，在患感冒后提前停止，出现恶寒与发热，形成往来寒热的情况，持续七八日犹如疟疾发作的样子，这是因为热入血室、与血相结的缘故。此非太阳病，已经变成少阳病，所以是小柴胡汤主治之证。

血室，有观点认为是指子宫，但我考虑血室为肝的说法更为妥当。热入血室为瘀血症状，但此处使用一般不被认为是祛瘀血剂的小柴胡汤，很有意思。另外，在前面的内容中，黄疸后面接着是瘀血证，可以认为是古人对肝脏损害与瘀血关联的关注吧。

【应用】

有研究表明，有胸胁苦满者，经常同时出现瘀血证腹证。汤本求真先生对具有瘀血腹证的患者一定使用柴胡剂，如果此时没有胸胁苦满体征，也认为是其隐蔽未现。相反，如果有胸胁苦满的场合，则一定使用祛瘀血剂，如果此时没有瘀血腹证，也认为是隐蔽未现。我想这些认识是汤本先生从长期经验而来，所以先生的处方中，祛瘀血剂与柴胡剂必定是在一起的。急性病另当别论，在慢性病治疗时则是这样做的。在本条所论述的这种场合，虽然并未明言胸胁苦满，但应当是有临床表现的吧。

【原文】

　　婦人傷寒發熱，經水適來，晝日明了，暮則譫語，如見鬼狀
者，此爲熱入血室，治之無犯胃氣及上二焦，必自愈。

【解读】

　　本条所述为伤寒证，较中风证为重，但却指出即使不服用药物也可以自然痊愈。

　　妇人因伤寒而发热，如患流感而出现高热等症状，又适逢月经始来，则出现白天精神状态清楚，至傍晚则发谵语、出现幻觉和意识混沌。《诸病源候论》记述道：阴气盛时则眠，阳气盛则不眠。不眠证是因为阳气过盛而不眠，阴气若盛则欲眠。此处的"昼日明了"，为昼日阴气被阳气抑制，所以头脑清楚，但至夜间则阳气衰退，便出现谵语。但这时的谵语与大承气汤所治的谵语不同。这是因为热入血室所致。犯胃气，指使用泻下剂。上二焦，指发汗、吐法。所以勿施汗、吐、下治疗，可保持这种状态，因为月经已经开始，经血顺利下行，将随经血下后，邪去热退而自然痊愈。

　　前条则是因为发热持续不去，所以须使用小柴胡汤治疗。

【原文】

　　婦人中風，發熱惡寒，經水適來，得七八日《傷寒論》得下有之
字，熱除脈遲，身涼和，胸脅滿，如結胸狀，譫語者，此爲熱入血
室也，當刺期門，隨其實而取之。

【解读】

　　发热恶寒为表证，妇人患感冒有太阳表证时，适逢月经开始，得之七八日后，数脉变迟，恶寒、发热解除，身体感觉凉爽，但是却出现胸胁苦满，从心窝部指胸部胀满如结胸证状态，并有谵语，为热入血室所致。因为期门为肝经募穴，这种场合应当针刺期门使之出血，泻其实而可以痊愈。这个内容在《伤寒论》中也曾出现。

【原文】

　　陽明病，下血譫語者，此爲熱入血室，但頭汗出，當刺期門，

隨其實而瀉之，濈然汗出者愈。

【解读】

这里虽言阳明病，但推测可能是因为有便秘而称阳明病，恐怕不是因阳明病而导致下血谵语。便秘，大便中混杂有血，并出现谵语，这种情况也是属于热入血室，与真正的阳明病不同。如果是真正的阳明病，发热时，汗出并非仅见于头部，而应当是全身汗出。阳明病时出现的潮热、汗出，应该是从头顶至脚尖无一漏处全身汗出，就像潮水涨满至海岸线一样，其发热也犹如定时而至。而此处的但头汗出，为阳气但逆于上，所以汗从头部而出，这种情况可见于《伤寒论》的茵陈蒿汤证、柴胡桂枝干姜汤证。此时亦针刺期门，则濈然汗出而愈。

《伤寒论》中为"濈然汗出即愈"，而非"者"字。

【原文】

婦人咽中如有炙臠，半夏厚朴湯主之。

半夏厚朴湯方《千金》，作胸滿，心下堅，咽中帖帖如有炙肉，吐之不出，吞之不下。

半夏一升　厚朴三兩　茯苓四兩　生薑五兩　乾蘇葉二兩

右五味，以水七升，煮取四升，分溫四服，日三，夜一服。

【解读】

妇人，咽中如有炙肉片样感觉者，为半夏厚朴汤主治之证。

该症状不是实际存在炙肉片，而是犹如有的感觉。多用于不安定性神经官能症，也有以眩晕、发作性悸动等症状为主诉者。经常有害怕心脏骤停猝死而不敢独自外出的情况。不仅为女性，也可见男性患者。

该方应用范围广泛，也可用于治疗支气管哮喘。

半夏厚朴汤方

半夏 5.0g　厚朴 4.0g　茯苓 5.0g　生薑 6.5g　干苏叶 2.5g

将上五味药物，置于 1400mL 水中，煎煮取 800mL，去滓，分四次温服。日三次，夜一次服用。

【应用】

该证至后来（江户时代）则写作梅核气，如梅核挂滞于咽部的感觉。在半夏厚朴汤方之处有"千金作胸满，心下坚"文字，这是重要的一点，但在《金匮要略》中未曾提及，即，对于腹部软弱无力、腹壁贴脊背样无力的病例，即使有咽中如有炙脔的症状，而使用半夏厚朴汤，也不会有好的效果，相反会出现疲劳加重、食欲更差的结果。所以我想，这种胸满、心下坚的情况应该很重要，应当成为使用半夏厚朴汤时的腹证之一。可以推测，咽中如有炙脔感是从心窝部痞满而来的吧。想吐出而不得出，欲咽下又不得下。这是强迫性神经官能症、歇斯底里症，以及类似疾病所能见到的症状。一般情况下，配伍有厚朴的药方，相对更多地应用于腹肌紧张度较好的场合，较少用于重度软弱无力的腹证。

另外，对于咽中如有炙脔感，也并非一定局限于咽部。以前曾治疗一名患者，总是在心脏部位有手绢等布团卡在那里样感觉，挥之不去，要经常用手戳按心脏部位，于是给予半夏厚朴汤，一下子变得爽快了。我把这种症状看作咽中炙脔的一种变化形态。

另有一名神经官能症患者，自身也在业余学习汉方医学，主诉腹部经常咕噜咕噜地感觉很不舒服，随后给予多种药方治疗，效果不佳。腹中有多量气体滞留，腹部并非软弱无力。又诉说虽然无腹痛，但感觉腹中好像有东西存在，却又判断不清楚。就这样经过了两三个月，患者自己说，我的肚子是不是半夏厚朴汤证呢？是啊，的确可以使用，于是给予半夏厚朴汤，便一下子治好了。那时真惭愧呀。此后用心诊察，确实存在这种症候，即：没有真切的特征、要领，腹部总是有感觉，不爽利，既不是便秘状态，也不是泻利的情况，总觉得腹胀而感觉很不舒服，腹中有积块可动。

在当归汤中，配伍有厚朴和蜀椒，这一点有深意。对于冠心病心绞痛、肋间神经痛等种种疾病的腹部胀而痞满状态，可使用该方。我感觉厚朴这味药物可以松弛肌肉的紧张，具有改善气机循行的作用，所以，大承气汤、小承气汤中的厚朴并不是仅以治疗腹痛为目的。承气之意为促进气机循行，所以古人认为气机通畅后大便即可下。帕金森病患者等，肌肉变得非常硬，使用厚朴可以抑制其硬固的状态。对喘促的病人使用厚朴可以控制其呼吸困难的程度，其原因应该是解除气管的肌肉紧张和痉挛吧，其作用于气管的机理与含有麻黄的方药治疗支气管哮喘的道理不同，所以有厚朴与麻黄配伍在一起的方药。我也常在当归汤中加入大黄使用。浅田宗伯、原南阳也经常使用当归汤。

【原文】

婦人臟躁^①，喜悲傷欲哭，象如神靈所作，數欠伸，甘麥大棗湯主之。

甘草小麥大棗湯方
甘草三兩　小麥^②一升　大棗十枚
右三味，以水六升，煮取三升，溫分三服。亦補脾氣。

【注释】

①脏躁——歇斯底里症。

②小麦——《古方药品考》记述如下："《别录》曰：小麦，味甘微寒，无毒，主除热，止燥渴咽干，利小便。按，其味甘凉滑降，故可止干燥利小便。"

【解读】

妇人患歇斯底里症，经常出现悲伤、大声哭泣、动作犹如神灵附体，处于异常的精神状态，屡屡打哈欠，此为甘草小麦大枣汤主治之证。

甘草小麦大枣汤方
甘草 4.0g　小麦 5.0g　大枣 3.0g
将上三味药物，置于 1200mL 水中，煎煮取 600mL，分三次温服。该方亦有补益脾气的功效。

该方是治疗歇斯底里症的方药，也可用于舞蹈病、神经官能症、面肌抽搐等疾病。

"亦补脾气"，恐为后人追加记述。

【应用】

脏躁之脏字，有人认为是子宫的意思，但我想脏躁一词可以理解为歇斯底里症。

哈欠可以舒缓紧张情绪，打完哈欠后感觉舒畅。所以，这种场合的哈欠也绝不是在歇斯底里开始发作时出现，经过一段时间开始缓解时出现哈欠，哈欠后便治愈，这是因为紧张得以舒缓的缘故。所以，在出现条文中描述的较为剧烈症状的阶段，哈欠并不出现，这是由于初起阶段紧张程度强的原因。

我第一次使用该方时，非常奏效，其后四十余年间，再没有获得好的效果。那个唯一的有效病例是一名家住大阪的十余岁女孩，在运动会跑步时摔倒，头部碰到混凝土物上，意识丧失三天，终于清醒后却出现一天十余次痉挛抽搐发作，大小便失禁，不能说话。这种状态持续了两三年，到各地医院就诊也未治愈，身体渐渐衰弱下去，家人认为已无可挽救，便准备运回老家去，邀我往诊而开具诊断证明书。我看到病人时，其正在发作抽搐，在诊察过程中，频繁地打哈欠。我在回家的路上想，有没有用于哈欠的药方呢。那时我尚不知道甘麦大枣汤，查看一些书籍，渡边氏著《汉方处方各论》中有该方。我想，就是它，于是在家里配药、煎药、装瓶，将药交给了患者家人。这样服药七天左右，痉挛抽搐渐渐减少，约服药三个月后，便基本上痊愈了。中间有一次忽然又发作，往诊看时，才知道是因为施用灸法后复发的，恐怕是因为灸法刺激过强的缘故吧。便又继续治疗数月，从最初算起，共经过约六七个月而治愈，可以上学了。这时我移居到东京来了，一段时间后接到患者来信，她已结婚，但因担心丈夫酗酒，又引发了抽搐发作。我把处方告诉了患者，但后来再无消息，是否治愈便不知道了。

对于这种病情，一般会考虑到癫痫病，但是在癫痫的恢复阶段并未见到打哈欠，看起来这种情况还是歇斯底里症吧，所以会有效。而近期使用甘麦大枣汤治疗癫痫病并未收到效果。但该药方对于舞蹈病是有效的，舞蹈病的恢复阶段是会出现哈欠的。舞蹈病存在着忽然发生的紧张状态，紧张缓解时则会打哈欠。《洛医汇讲》［山本亡羊（1778—1859）著，译者注］这本书中详细讲解了舞蹈病的发病与治疗。

关于甘麦大枣汤，今泉玄佑（日本江户时代医家，生卒年不详，译者注）著《疗治夜话》中有不少使用的记载，并且是有效的经验。但仔细看其验案，并非都是甘麦大枣汤起的效果，按现在的说法，像是一种精神疗法。

【原文】

　　婦人吐涎沫，醫反下之，心下即痞，當先治其吐涎沫，小青龍湯主之。涎沫止，乃治痞，瀉心湯主之。

【解读】

　　条文的大意是，妇人吐出涎液、唾液样物，是因为内里有寒的缘故，应当温之。医者误治，反而给予泻下剂，则出现心窝部痞满。应当先治其吐涎唾为宜，此为小青龙汤主治之证。如果吐涎唾停止，则治疗痞满，以泻心汤主之。

　　实际上对该条文的理解有困难，我在临床中也没有这么做的经验。按照《伤寒论》的治疗原则，对于后出现的痞证，应该先进行治疗，然后再治疗吐涎唾，而这里的顺序是相反的，是否正确呢，不太明白。

　　小青龙汤的适应证中有不少是存在心下痞的，有些场合也许可以使用小青龙汤连心下痞一起治疗吧。

【原文】

　　婦人之病，因虛積冷結氣，爲諸經水斷絕，至有歷年，血寒積結胞門，寒傷經絡，凝堅在上，嘔吐涎唾。久成肺癰，形體損分，在中盤結，繞臍寒疝，或兩脅疼痛。與臟相連，或結熱中，痛在關元。脈數無瘡，肌若魚鱗。時著男子，非止女身。在下未多，經候不勻。令陰掣痛，少腹惡寒。或引腰脊，下根氣街，氣衝急痛，膝脛疼煩，奄忽眩冒，狀如厥癲。或有憂慘，悲傷多嗔。此皆帶下，非有鬼神。久則羸瘦，脈虛多寒。三十六病，千變萬端，審脈陰陽，虛實緊弦，行其針藥，治危得安。其雖同病，脈各異源。子當辨記，勿謂不然。

【解读】

　　本条论述妇人诸病原因。妇人之病，因虚、长期积寒积冷、气的循行不良而郁结等引起月经断绝。在《千金翼》中，胞门为关元左侧二寸，右侧曰子户。经过多年的时间，血冷而积结于胞门。寒邪损伤经络，上及上焦气虚之处，侵犯脾胃，出现呕吐唾液痰涎等症状。这种状态日久而成肺痈，身体更加瘦弱，具有的机能受损伤。寒在脐下腹中盘结，或形成脐周围冷而腹痛，或出现左右胁部疼痛。所谓寒疝，是指腹中冷而疼痛一类疾病。

脏，应当指肝、肾吧。结热中，谓有热，《素问·风论篇》云"风之伤人也，或为寒疝，或为热中，或为寒中"，出现关元部位疼痛。脉数为疮形成，这一点在《伤寒论》中出现过，但此处的脉数，是新陈代谢旺盛而发热，并无肿物。皮肤如鱼鳞样干枯粗糙无光泽，是瘀血证可见到的状态，时时可见男子也出现该症，并非单独发生在女子身体。在下未多，其"未"字恐为"来"字之误，可以理解为"来的多"之意吧。此为下半身病证，月经不调，从外阴部涉向内阴部而有拘挛样疼痛。下腹部恶寒，从腰牵引背部而疼痛。气街同气冲，在此分开叙述，是指从脐下往下至生阴毛处，在可触及骨头的地方再向旁边，有脉搏搏动，相当于腹股沟部位。膝胫阵阵剧痛，忽然出现眩晕，犹如厥癫样倒扑。或忧郁而痛，或悲伤而苦，多有嗔怒，诸多由精神方面的感情剧烈动荡引起的疾病，皆属带下，非为鬼神凭附所致。这里所称的带下，为带脉以下部位的疾病，指妇人诸病，并非现在所说的女性带下。

如果这种状态长期持续，会出现羸瘦，脉虚，严重畏寒怕冷。三十六病的观点，出自《千金方》，指十二癥、九痛、七害、五伤、三痼，也可以认为泛指各种各样的疾病。疾病的变化多端，可以呈现出多种状态，应审察脉的阴阳、虚实、紧弦，使用针刺、药物于各自的适应证候，解除危险重笃的情况。这些疾病虽然相同，但脉象根源不同，当充分辨识牢记，不要认为不应当如此。

【原文】

问曰：妇人年五十所，病下利，数十日不止，暮即发热，少腹里急，腹满，手掌烦热，唇口干燥，何也。师曰：此病属带下，何以故。曾经半产，瘀血在少腹不去，何以知之。其证唇口干燥，故知之。当以温经汤主之。

温经汤方

吴茱萸三两　当归　芎䓖　芍药各二两　人参　桂枝　阿胶　牡丹皮去心　生姜　甘草各二两　半夏半升　麦门冬一升，去心右十二味，以水一斗，煮取三升，分温三服。亦主妇人少腹寒，久不受胎。兼取崩中去血，或月水來過多，及至期不來。

【解读】

此处"下利"推测为"下血"之误。子宫出血，数十日而未停止。年龄五十岁余，为更年期妇人。至傍晚则出现发热，这里的发热并不一定表现为体温的上升，是自觉症状，多主诉为一种突然出现的发热，伴随或汗出、或头面轰热感，下腹部拘急，腹部胀满，手掌发热而感觉不舒服，口唇干燥，这是什么原因呢？针对这个问题，老师回答道：这是因为曾经流产，那时的瘀血残留在下腹而未去的缘故。如何知道其原因，其证据是，从口唇干燥的状态而得知。此为温经汤主治之证。

温经汤方

吴茱萸 4.0g　当归、芎劳、芍药各 2.5g　人参、桂枝、阿胶、牡丹皮（去心）、生薑、甘草各 2.5g　半夏 5.0g　麦门冬（去心）5.0g

将上十二味药物，置于 2000mL 水中，煎煮取 600mL，分三次温服。亦主妇人下腹冷、长期不妊娠及严重子宫出血。另外，还兼治月经过多及月经愆期。

【应用】

温经汤是一个副作用相对少，容易使用的药方，而当归芍药散等则有一定的副作用。

使用温经汤最重要的指征是手掌灼热感。经常可以见到诉足心发热而不得眠的患者，但诉手心发热者较少，当怀疑是否为温经汤证时，应当积极地问诊，问患者有否口唇干燥。虽然可以从望诊得知，但还是以问一问为好。曾经治疗湿疹患者，仅发于手指端，看上去类似手掌角皮病，给予温经汤后治愈。

温经汤对于手掌角皮病有良效，多数病例服药二、三个月可治愈，即使对有类似湿疹症状者也有好的效果，可见手掌部位皮肤干燥粗糙，有热感，严重时甚至蔓延至手背。

另外，温经汤亦适宜于不孕症的场合。曾有一例病人，治疗目的是其他疾病而并非不孕症，持续服用温经汤二年，在其婚后第十八年怀孕，当时其丈夫也同时服用八味肾气丸。这是服药时间最长的一例，一般服药一年左右如果仍未怀孕，则大体上不会奏效了。

【原文】

带下，经水不利，少腹满痛，经一月再见者，土瓜根散主之。

土瓜根散方阴颓肿亦主之。

土瓜根　芍藥　桂枝　䗪蟲各三分

右四味，杵爲散，酒服方寸匕。日三服。

【解读】

妇人病，或月经不能按期而至，或下腹部胀满疼痛，或月经一个月至二次者，为土瓜根散主治之证。

土瓜根散方（亦治阴颓肿）

土瓜根、芍药、桂枝、䗪虫各1.0g

将上四味药物，杵制成散，用酒送服2.0g。日服三次。

土瓜根，亦称王瓜根，据说有祛瘀血作用。

阴颓病推测是阴囊肿之类的疾病，但不像疝气病，并不能确认相当于现在的何种疾病。

【原文】

寸口脉弦而大，弦则爲减，大则爲芤，减则爲寒，芤则爲虚，寒虚相搏，此名曰革，妇人则半产漏下，旋覆花汤主之。

旋覆花汤方

旋覆花①三兩　蔥十四莖　新絳②少許

右三味，以水三升，煮取一升，頓服之。

【注释】

①旋覆花——《神农本草经》曰："旋覆花，味咸甘温。主结气，胁下满，惊悸。除水，去五脏间寒热，补中下气。"

②新绛——绛，指红花等染红的布。新绛，则为新染的布。有止血效果。

【解读】

脉弦，见于阳气虚少的场合，弦则为减，指阳气减弱。芤，为阳气不足之脉。减则为寒，即阳气不足，所以出现寒证。此时的脉象称为革。半产，指流产，漏下为子宫出血，出现这种脉象时，妇人或流产出血不止，或子宫出血，此为旋覆花汤主治之证。

旋覆花汤方

旋覆花 4.0g　葱十四茎　新绛少许

将上三味药物，置于 600mL 水中，煎煮取 200mL，顿服之。

该方似乎从来很少使用。

【原文】

婦人陷經漏下，黑不解，膠姜湯主之。臣亿等校诸本，无胶姜汤方，想是妊娠中胶艾汤。

【解读】

妇人子宫出血，其血色黑，为尚有瘀血的缘故，此为胶姜汤主治之证。

胶姜汤方未出现，推测其中配伍有阿胶、干姜，如果搜寻《千金药方》《外台秘要》等书籍，可能找到与此相当的药方。

【原文】

婦人少腹滿如敦狀①，小便微難而不渴，生後者，此爲水與血俱結在血室也，大黃甘遂湯主之。

大黃甘遂湯方

大黃四兩　甘遂②二兩　阿膠二兩

右三味，以水三升，煮取一升，顿服之。其血當下。

【注释】

①敦状——如碗状物，指下腹膨胀的样子。

②甘遂——为有毒植物，具有剧烈的利尿作用。

【解读】

妇人下腹部膨满，如球状，小便排出困难，口不渴，生产后如果出现这种状态，为水与血一起聚结在子宫的缘故，此为大黄甘遂汤主治之证。

大黄甘遂汤方

大黄 5.0g　甘遂 2.5g　阿胶 2.5g

将上三味药物，以水 600mL 煎煮取 200mL，顿服之。则应当出现下血。我没有使用该方的经验。

【原文】

婦人經水不利下，抵當湯主之。亦治男子膀胱滿急，有瘀血者。

抵當湯方

水蛭三十個，熬　蝱蟲三十枚，熬，去翅足　桃仁二十個，去皮尖

大黃三兩，酒浸

右四味，爲末，以水五升，煮取三升，去滓，溫服一升。

【解读】

月经停止，桃核承气汤、桂枝茯苓丸等无效的场合，则为抵当汤主治之证。（也可用于男子下腹部膨满、拘急而有瘀血者。虽言膀胱，实指膀胱所在之周围）

抵当汤方

水蛭三十个，熬　蝱虫三十枚，熬，去翅足　桃仁二十个，去皮尖　大黄 5.0g，清酒浸

将上四味药物，制成粉末，以水 1000mL 煎煮取 600mL，去滓，温服 200mL。

蝱虫是一种强力下瘀血的药物，水蛭、蝱虫具有溶解血液不使其凝固的作用，临床上服用该药方可使血下行。

【原文】

婦人經水閉不利，臟堅癖不止，中有乾血，下白物，礬石丸

主之。

　　礬石丸方

　　礬石三分，燒　杏仁一分

　　右二味，末之，煉蜜和丸棗核大，內臟中，劇者再內之。

【解读】

　　矾石丸是治疗妇人病的栓剂，月经停止，子宫变得坚硬，瘀血停留于子宫，出现带下病者，为矾石丸主治之证。

　　矾石丸方

　　矾石三分，烧　杏仁一分

　　将上二味药物制成粉末，用炼蜜制成枣核大小药丸，将其纳入阴中。重症者，二次纳入。

【应用】

　　烧矾石，即烧明矾。用矾石、杏仁、蜂蜜制作起来很困难。我的做法是，用丝绸做成比拇指略长的袋，将药物塞在里面，连上带子并扎住。尽量往深处放置，取出时牵拉带子即可。在《方舆锐》中记载有详细的使用方法。

　　对带下而瘙痒者等有好的效果。

【原文】

　　婦人六十二種風，及腹中血氣刺痛，紅藍花酒主之。

　　紅藍花酒方疑非仲景方

　　紅藍花一兩

　　右一味，以酒一大升，煎減半，頓服一半。未止再服。

【解读】

　　六十二种风是什么样的疾病，不能明确。腹中血气刺痛，指腹中如受到刺伤样疼痛。红蓝花是何种药物，可能是红花吧。对于六十二种风及腹中血气刺痛，一并使用红蓝花酒治疗，难以认可是仲景方药。

　　后藤慕庵的《金匮要略方析义》中记述道："红蓝花，读《博物志》得知为张骞在西域得到种子，据此可知建安末年在中国已经有此物。"张骞是西汉武帝时人，书中又对该说法进行质疑，"红蓝花在《开宝本草》里首次出现，《神农本草经》中均未见红蓝花或红花的名称。"

这样我们只是知道张骞带回了种子，而红蓝花酒在汉代是否存在就无法说明了。如果汉代存在的话，《神农本草经》是应当有记载的。

注"疑非仲景方"者是何人，也不清楚。

【原文】

婦人腹中諸疾痛，當歸芍藥散主之。

當歸芍藥散方見前妊娠中

【解读】

本条文为妇人腹痛均可用当归芍药散治疗之意。

【原文】

婦人腹中痛，小建中湯主之。

小建中湯方見前虛勞中

【解读】

应当说明的是，临床上该方并非特别多用于妇人，而是不拘于男子、妇人，均可用于其虚劳性腹痛。

前条云"诸疾痛"，而本条仅言"痛"，虽然有所不同，但该二条仅据文中内容无法使用。

【原文】

問曰：婦人病飲食如故，煩熱不得臥，而反倚息者何也。師曰：此名轉胞①，不得溺也。以胞系了戾②，故致此病。但利小便則愈，宜腎氣丸主之。

腎氣丸方

乾地黃八兩　薯蕷四兩　山茱萸四兩　澤瀉三兩　茯苓三兩　牡

丹皮三两　桂枝　附子炮，各一两

右八味，末之，炼蜜和丸梧子大，酒下十五丸，加至二十五丸，日再服。

【注释】

①转胞——胞，指尿胞，即膀胱。血胞，指子宫。转胞，《金匮要略辑义》引《诸病源候论》论述："巢源云，胞转之病，由胞为热所迫，或忍小便，俱令水气还迫于胞，屈辟不得充张，外水应入不得入，内溲应出不得出，内外壅胀不通，故为胞转。其状小腹急痛，不得小便，甚者致死。"

②胞系了戾——胞系，推测相当于现在所说的输尿管吧。了戾，为扭曲的非正常状态。

【解读】

问道，妇人病，饮食如平常能食，足底甚至全身烦热而不能卧，须坐起倚靠某物而呼吸，呈痛苦病状，此为何病。老师回答道，此为胞转之病，尿不得出，是因为尿的通路出现异常而致此病，如果使小便排出则治愈。此证为肾气丸主治之证。

其中饮食如平常能食，提示疾病不在中焦而在下焦。烦热，为血热的表现，为产褥热等疾病时经常见到的热型。不得卧，则是因为小便不得排出，卧位时膀胱胀满而痛苦，所以采取起而坐位，这样解释应该合理吧。我想，男性的前列腺肥大也应相当于这种情况。

肾气丸方

干地黄10.0g　薯蓣5.0g　山茱萸5.0g　泽泻4.0g　茯苓4.0g　牡丹皮4.0g　桂枝1.5g　附子1.5g，炮

将上八味药物，制成粉末，以炼蜜制成如梧桐子大小药丸，用酒送服十五丸。若无效，则可增加至二十五丸。一日服用二次。

【应用】

我曾治疗一名友人的妻子因产褥热引起的尿闭症，给予八味肾气丸而获得显著效果。当时患者产后40℃以上高热持续三四日，从头至腹部，放置冰块降温，因为下腹部凉而小便排不出，则用暖水袋温脚。我诊察后，嘱撤去全部冰袋，给予八味肾气丸口服，药后不到两个小时，小便很顺畅地排出而治愈。这种尿闭，是下腹部炎症而致小便不出，还是因发热而冷却所导致

的呢，应该怎么考虑呢？

该方对妇科手术后出现的尿闭症亦有好的效果。

本条论述的是尿闭症治疗，其实该方对尿失禁也有效。也经常用于膀胱炎、尿道炎等。大体上无论男女，在发生尿闭的场合，可尝试使用肾气丸，但如果有尿路结石、肿瘤时，肾气丸则可能无效。曾用肾气丸治疗一例前列腺肥大无效，后来获知有尿路结石阻塞。

【原文】

蛇床子散方。温陰中坐藥。

蛇床子仁①

右一味，末之，以白粉②少許，和合相得，如棗大，綿裹內

之，自然溫。宋本、俞本、趙本，合作令。

【注释】

①蛇床子——有两个种类，《古方药品考》药材条中记述如下："蛇床子有二种，其中称为真蛇床子者，形短小如小茴香、辛有荆芥气者为佳。生自南方海滨，尚未出见于药铺。今贩卖者为形如米粒而有毛茸，即《尔雅》之窃衣子。《图经》《入门》《证类》皆以此为蛇床子。邦俗相效既久，然其疗阴痒、阴肿亦非无效。"认为窃衣子也有治疗效果。

刘米、木村两氏在《和汉药用植物》中也举出"蛇床""窃衣子"，认为蛇床为窃衣子的果实，日本产蛇床子被汉药蛇床子代用，作为收敛性消炎药外用于妇人阴中瘙痒。

②白粉——有白米粉、胡粉、粉锡等多种说法，但云林院了作的《金匮要略国字解》推测为烧明矾石，我认为较为正确。但是我实际曾使用过白米粉。

【解读】

蛇床子散，为温暖阴中的栓剂，将蛇床子制成粉末，加少许烧明矾，充分混合，取如枣大者，以丝绸裹缚，纳入阴中。为取出时方便，可连上小带子。有温暖效果，对瘙痒、带下有效。

【原文】

少陰脈滑而數者，陰中即生瘡，陰中蝕瘡爛者，狼牙湯洗之。
《脈經》，陰中蝕瘡上有婦人二字，分爲別條。

狼牙湯方

狼牙三兩

右一味，以水四升，煮取半升，以綿纏筋如繭，浸湯瀝陰中，
日四遍。

【解读】

少阴脉为足内踝处之脉，诊察肾的功能活动。少阴脉滑而数，阴部生疮
如溃疡者，宜用狼牙汤洗患处。

从“少阴脉”至“生疮”难以理解，浅田宗伯认为是后人的添加文字。

关于狼牙，《古方药品考》记述道：“狼牙药材，舶来品中无此药，今
以狼牙草（mitsumotoso）代之，亦非常态。又药铺中贩卖者均系水杨梅，非
真品。”另可参照九痛丸条。

狼牙汤方

狼牙 4.0g

将上一味药物，以水 800mL 煎煮取 100mL，以筷子样物缠绸布如蚕茧
状，浸蘸药液，滴沥阴部。一日重复四次。

【原文】

胃氣下泄，陰吹而正喧，此穀氣之實也，膏發煎導之。

膏發煎方　見黃疸中

【解读】

胃气下泄，即矢气，应当从肛门而出的气体反从前阴出来，发出喧响的
声音，此为消化力充实的表现。使用膏发煎引导气体。膏发煎即在黄疸篇出
现的膏发煎。

未曾诊察过此症患者，不很明白。

【原文】

小兒疳蟲蝕齒方疑非仲景方

雄黃　葶藶

右二味，末之，取臘月豬脂鎔，以槐枝綿裹頭四五枚，點藥烙之。原本，月誤日，今從《幼幼新書》正。

【解读】

腊月即阴历十二月，于十二月取猪脂，熔化雄黄、葶苈二味的粉末为药，将槐枝端用绸布包裹，蘸药涂牙齿。

我未曾使用过该方。

引用《杂病论识》的见解如下："是为治小儿蚀齿方，与本篇不相关。《宋书·艺文志》有仲景口齿论，恐宋臣将其遗方附于此处。然旧注既已疑之，程氏、魏氏从之而不辨，皆有其理，今不敢释之。

将右二味药物制成粉末，取腊日猪脂熔化，以绸布裹槐枝头四五枚，点药烙之。

按，《幼幼新书》引本条，葶苈下有各少许三字，腊日作腊月，熔上有和字。烙，一本作炤。烙，为烧灼之意。炤，同照。五枚，沈本作五枝。"

雜療方第二十三

論一首 證一条 方二十二首

《金匮要略》的最后几篇有许多内容难以理解，但其总归是古人的生活智慧。江户时代研究《伤寒论》《金匮要略》的学者们对此都保留原样，不作注释解说，大概他们认为注解这些内容有损体面吧。但是我想，古代中国从汉代跨越至三国六朝的时期，应该在讲这些事情吧。

本篇的药方与治法，学者们多数认为是后人添加的内容，但是其中也列出了三物备急丸、治马坠及一切筋骨损方等重要方剂，故不可一概舍去。

【原文】

退五臟虛熱，四時加減柴胡飮子方。

冬三月加柴胡八分　白朮八分　大腹檳榔①四枚並皮子用　陳皮五分
生薑五分　桔梗七分

春三月加枳實　減白朮共六味

夏三月加生薑三分　枳實五分　甘草三分，共八味

秋三月加陳皮三分，共六味

右各哎咀，分爲三貼，一貼以水三升，煮取二升，分溫三服。如人行四五里進一服。如四體壅，添甘草少許。每貼分三小貼，每小貼，以水一升煮取七合，溫服。再合滓爲一服，重煮。都成四服。疑非仲景方

【注释】

大腹檳榔——日本没有大腹檳榔，《古方药品考》中记载如下："檳榔健脾、破滞、开气。大腹檳榔即大腹子。《别录》曰：檳榔子，味辛温涩无毒，主消谷，逐水除痰癖。《日华子本草》曰：味涩，除一切风，下一切气，通关节，利九窍，补五劳七伤，健脾，调中，除烦，破癥结，下五膈之气。药材采集，檳榔，舶来品有两种。其中从中国输入者，形扁圆，味涩敛，作为大腹檳榔，属良品，在药铺称为比良样。另外，大腹皮是其壳类。

另一种西洋输入者，头尖微长，涩味重，称为槟榔，属下品，称为也末陀加。"

【解读】

发热分实热与虚热，例如长时间走路出现足底发热，此为虚热，是由疲劳而致的热感，并非真正的发热。该方为祛除这种虚热的药方。另外，虚热不是外邪等所引起的发热，而与气郁等因素有关，柴胡饮子具有使滞留于胸腹的气体开散的作用。

随春夏秋冬四季变化而加减的药方，很罕见。"并皮子用"，指外皮与内里的种子一起使用。约人行四五里的时间服一次药，没有钟表的古代这样表示时间。"如四体壅，添甘草少许"，指手足壅滞、血行不良时加少许甘草吧。

在《伤寒论》《金匮要略》中，春夏秋冬分开记述，以及一贴、二贴的煎煮法、服用法等均为第一次出现，应该可以说这不是仲景方。

另外，该方在《伤寒论》《金匮要略》中是剂量最小的方剂。

我没有使用过该方。

【原文】

> 長服訶黎勒丸方 疑非仲景方
>
> 訶黎勒赵本有煨字　陳皮　厚朴各三兩
>
> 右三味，末之，煉蜜丸如梧子大，酒飲服二十丸，加至三十丸。

【解读】

本条未说明证候，推测此应长期服用，用于慢性病，胃肠病而泻利者应可用吧。李时珍曰，久服令髭发白者变黑。

【原文】

> 三物備急丸方见《千金》，司空裴秀爲散用亦可，先和成汁。乃傾口中，令從齒間得入。至良驗。

大黃一兩　乾薑一兩　巴豆一兩，去皮心熬，外一本別研如脂。《外台》及《医方類聚》，外作別。

右藥各須精新，先搗大黃乾薑爲末，研巴豆內中，合治一千杵，用爲散，蜜和丸亦佳。密器中貯之。莫令歇气。

主心腹諸卒暴百病，若中惡客忤，心腹脹滿，卒痛如錐刺。氣急口噤，停尸卒死者。以暖水若酒，服大豆許三四丸，或不下。捧頭起，灌令下咽，須臾当差，如未差，更與三丸。当腹中鳴。即吐下便差，若口噤，亦須折齒灌之。

【解读】

本方是巴豆为主药的泻下剂，顿服可用于治疗突然不省人事、丧失意识、或陷入昏厥假死状态，其有神效，若一旦误服也可以杀人。中恶，指遭遇恶气，煤气中毒应属此列吧。客忤，指孩子突然看见不习惯的东西，受到惊吓，引起抽搐等精神刺激引起的疾病。停尸、卒死，并非真正死亡，而是昏厥假死状态。虽然可用于中恶、客忤、停尸、卒然昏厥等昏厥假死状态，但是这些仅限于平素身体健康者突然出现遭受恶气，或者剧烈的精神波动等的昏厥状态，此时必须准确判断是否为适宜使用烈性泻下剂的证候，不能轻率使用，慢性疾病不可使用。

贮存在密闭容器里勿使泄气，因为巴豆贮存不当则失去其油脂，作用会消失。

三物备急丸，是一种能够将腹中恶性物全部排出的的峻烈药剂，与紫丸相似，但较紫丸容易使用。

我没有使用过该方。

【原文】

治傷寒令愈不復，紫石寒食散方見《千金翼》

紫石英　白石英　赤石脂　鍾乳①碓鍊　栝樓根　防風　桔梗　文蛤　鬼臼②各十分　太一餘糧十分，燒　乾薑　附子炮，去皮　桂枝去皮，各四分

右十三味，杵爲散，酒服方寸匕。

【注释】

①钟乳——《古方药品考》曰："钟乳，性顺，利窍，通筋。《本经》

曰：石，钟乳，味甘温。治咳逆上气，明目益精，安五脏，通百节，利九窍，下乳汁。药材采集，钟乳邦产多有之，其形如手指，白色或褐色，另有如翅管，中空透明而轻者曰鹅管石，俱为上品。又形长大质粗、中实者为下品，药铺总称钟乳石。"

②鬼臼——《古方药品考》曰："鬼臼为通明，《纲目》为山荷叶，《本经》为九臼。《本经》曰，鬼臼，味辛温，主杀虫毒，鬼疰，逐邪，解百毒。药材采集，鬼臼，邦产难得，舶来品亦无。今药铺贩卖者，为也具留未草之根而非真品。（略）笙洲西山曰，鬼臼生于深山阴谷，雪后生苗，一茎一叶，当茎梢叶心，颇似蓖麻叶，有锯齿，云其经一年者，歧一茎，生一叶。"

【解读】

治疗伤寒，防止再发的方法。该方多用石类，多为寒凉性药物。据《千金方》，此方为张仲景所作。

《诸病源候论》卷六中有服用寒食散的方法。详细叙述服用五石寒食散期间，不能吃寒冷之物，也不能吃温热之物，最好用温酒服用，服用后会有各种各样的副作用等，但是紫石寒食散没有附加那么多苛刻条件。

另，在鲁迅《魏晋风度及文章与药及酒之关系》文中，有关于五石寒食散的有趣记载。

【原文】

救卒死方
薤捣汁，灌鼻中。
又方
雄鸡冠割取血，管吹内鼻中。
猪脂如鸡子大，苦酒一升，煮沸灌喉中。
鸡肝及血，涂面上，以灰围四旁，立起。
大豆二七粒，以鸡子白并酒和，尽以吞之。

【解读】

卒死，指突然倒仆，陷入昏厥假死的状态。以上举出了数种急救的方法。

　　鸡肝，疑为鸡冠之误。鸡冠处可以挤出多量血液。

【原文】

　　救卒死而壯熱者方

　　礬石半斤，以水一斗半，煮消，以漬脚令沒踝。

【解读】

　　救昏厥而身体仍有高度发热者的方法。

　　煮消，指煮后使之变凉。

【原文】

　　救卒死而目閉者方

　　騎牛臨面，搗薤汁灌耳中，吹皂莢末鼻中，立效。

【解读】

　　骑牛，指像骑马一样跨在患者身上。

【原文】

　　救卒死而張口反折者方

　　灸手足兩爪後，十四壯，了飲以五毒諸膏散。有巴豆者。

【解读】

　　该五毒诸膏散无处可查寻，不清楚。

【原文】

　　救卒死而四肢不收，失便者方

　　馬屎一升，水三斗，煮取二斗以洗之。《外台》之作足。又取牛洞稀粪也一升，溫酒灌口中，灸心下一寸，臍上三寸，臍下四寸，各一百壯，差。

【解读】

牛洞，指牛稀便。

【原文】

救小兒卒死而吐利，不知是何病方。

狗屎一丸，絞取汁以灌之。無濕者，水煮乾者取汁。

【解读】

小儿昏厥而原因不明时的方法。

【原文】

尸蹶，脈動而無氣，氣閉不通，故靜而死也。治方。脈證見上卷。

菖蒲屑內鼻兩孔中吹之。令人以桂屑著舌下。

又方

剔取左角髮方寸，燒末，酒和灌令入喉，立起。

【解读】

菖蒲屑有刺激性臭气，桂枝屑也是一种刺激的方法。

【原文】

救卒死、客忤死，還魂湯①主之。方。

《千金方》云，主卒忤②鬼擊③飛尸④，诸奄忽，气绝无復觉，或已無脉，口噤拗不開，去齒下湯。湯下口不下者，分病人髮左右，捉搦肩引之。葯下復增取一升。須臾立甦。

麻黃三兩，去節，一方四兩　　杏仁七十個，去皮尖，一本作十七粒　　甘草一兩，炙，《千金》用桂心二兩右三味，以水八升，煮取三升，去滓，分令咽之。通治诸感忤。

又方

韭根一把　乌梅二十枚，一本作二十七个　吴茱萸半升，炒

右三味，以水一斗煮之，以病人栉内中，三沸，栉浮者生，沉者死。煮取三升，去滓，分饮之。

【注释】

①还魂汤——意为招回还魂，为麻黄汤去桂枝而成。

②卒忤——突然惧怕某物而意识丧失呈昏厥假死状态。

③鬼击——当人遭遇灾难、遇到恶性气息等外在刺激打击而出现昏厥假死状态，但并非精神性刺激所致。

④飞尸——尸，谓看不见的恶性小虫。好像小虫飞入鼻中而倒仆。

【解读】

突然出现的昏厥假死状态，用还魂汤治疗。

《千金方》中是指突然出现的假死状态，没有意识，或者已经不能触及脉搏，牙关紧闭不能开口，即使想把口打开也不能打开时，应拔去牙齿，把药灌入口中。若即使药已经入口，也不能下咽时，把病人的头发左右分开，双脚踩在肩上，抓住头发往后拉，药可灌入。药喝下入之后应增量至200mL左右，不久会出现呼吸。

麻黄4.0g（去节，另一本为5.0g）　杏仁21.0g（去涩皮和胚芽，另一本为5.0g，应从之）　甘草1.5g（炙。《千金方》中用桂心二两，恐有误）

上述三味药加水1600mL，煎煮取600mL，去滓，分服。可以用于突然出现的假死状态。

又方

韭菜根一把　乌梅20枚（一本27个）　吴茱萸2.5g（炒）

上述三味药以水2000mL煎煮，取患者的梳篦放入药液中，稍微煮沸后如果梳篦漂浮起来则可能存活，沉下去则会死去。煎煮取600mL，去滓，分服。

1930年，我在汤本求真先生门下学习时，一名两三岁幼儿因肺炎而呼吸停止，处于濒死状态，先生使用该方治疗，患者服药一次而使呼吸恢复，

苏醒得救。

我没有使用过该方。

【原文】

救自缢死。旦至暮，虽已冷，必可治。暮至旦，小难也，恐此当言阴气盛故也。然夏时夜短於昼，又热，犹应可治。又云：心下若微温者，一日以上犹可治之。

方。

徐徐抱解，不得截绳。上下安被卧之，一人以脚蹈其两肩，手少挽其发，当弦弦勿纵之。一人以手按据胸上，数动之。一人摩捋臂胫，屈伸之。若已殭，但渐渐强屈之，并按其腹，如此一炊顷，气从口出，呼吸眼开，而犹引按莫置，亦勿苦劳之。须臾可少桂汤及粥清含与之，令濡喉。渐渐能咽及《外台》及作乃稍止。若向令两人以管吹其两耳。罙好，此法最善，无不活也。《外台》，罙作彌。

【解读】

具体论述自缢身亡者的救治方法。早上自缢而至晚上发现者，即使身体已经发凉，也能治愈。如果晚上自缢，第二天早上发现者，能够治愈但有些困难，这是因为夜间阴气盛的缘故。但是夏季昼长夜短，有可能治愈，若心窝部还微有温热者，即使已经一天以上，也能治愈。

其救治方法，如下所述。

首先抱起自缢患者，慢慢解开绳套，不能猛地把绳子剪断。解开绳套后让患者舒适地平卧于被中，一个人用脚踩住双肩，用手挽住头发，稍微用力拉住，不能放松。另一个人进行胸上按压，时时使胸部摇动，另外一个人按摩患者上肢和下肢，并进行屈伸。如果身体强直，难以活动时，应当渐渐用力屈伸，随着节律按压腹部。

这样操作持续进行约做一顿饭的时间，患者开始口中有气息，出现呼吸，睁开双眼，即使这样，也不能停止拉引、按摩等操作，但也不能让患者感到痛苦。

呼吸恢复后，稍微予以桂枝汤，口含米汤，润喉，慢慢下咽。稍事休息，然后两个人用管从左右吹耳，最好用力吹，这种方法最好，患者均能得到救治。

　　细野史郎先生刚开始汉方行医时，对一名喘息患者给予神秘汤治疗，患者却出现重度呼吸困难，急忙叫我赶过去，用上述方法竭力抢救，患者最终脱离了危险。那真是一场非常恐怖的经历。神秘汤虽然有效，但会引发这种情况。

【原文】

　　凡中暍死不可使得冷，得冷便死。療之方。

　　屈草帶，《外台》草作革，繞暍人臍，使三兩人溺其中，令溫。亦可用熱泥和屈草，亦可扣瓦椀底按，及車缸，《外台》，按及作若脫，以著暍人。《外台》，有臍上二字。取令溺。須得流去《外台》須作不，今從之，此謂道路窮卒無湯，當令溺其中，欲使多人溺，取令溫。若湯便可與之。《外台》，汤上有有字。不可泥及車缸，《外台》，可作用，恐此物冷。暍既在夏月得，熱泥土，暖車缸，亦可用也。

【解读】

　　中暑晕倒的患者不能冷敷，遇冷便死。

　　其治疗方法是用草做成圈，围住患者的肚脐，使三四人尿在其中，温暖脐部。另外也可以用温泥和草混合使用，以免尿液外漏。也可以用瓦碗底按住，也可以用承受车轮的铁管，放在脐部，向其中尿入小便，使不外流。在路上晕倒，没有热水，用小便代替热水温之。如果有热水便可给予。泥和车缸并不佳，恐其冷凉。因中暑为夏季疾病，如果能够得到热的泥土和暖热的车缸也可以使用。

【原文】

　　救溺死方

　　取竈中灰兩石餘，以埋人。從頭至足，水出七孔，即活。

【解读】

　　救治溺死者，使用炉灶灰两石余，将人从头至足埋上，七窍（眼、鼻、耳、口）出水后可治愈。

【原文】

右療自縊、溺、暍之法，並出自張仲景爲之。其意殊絶，殆非常情所及，本草所能關，實救人之大术矣。傷寒家數有暍病，非此遇熱之暍。見《外台》，肘後目。宋本、俞本无目字。

【解读】

如上所述自缢而死、溺死、中暑的治疗方法出自张仲景，是非常了不起的方法，非常人可及，本草书中也未涉及。实为救人的重要医术。

"伤寒家数有暍病，非此遇热之暍"一句语意不明，推测为后人之论，应当删除。

【原文】

治馬墜及一切筋骨損方見《肘後方》

大黃一兩，切，浸，湯成下　《肘後》用三兩

緋帛[①]如手大，燒灰

亂髮如雞子大，燒灰用

久用炊單布[②]一尺，燒灰

敗蒲[③]一握三寸

桃仁　四十九個，去皮尖，熬

甘草　如中指節，炙，剉

右七味，以童子小便量多少，煎湯成，内酒一大盞，次下大黃，去滓，分溫三服。先剉敗蒲席半領，煎湯浴，衣被蓋覆，斯須通利數行，痛楚立差。利及浴水赤，勿怪，即瘀血也。

【注释】

①緋帛——《古方药品考》曰："茜草染的绸绢。按，绛，原指用茜草根染成的绢。绯帛，以茜草根染丝，然后织成物品。《别录》曰，茜根，味苦寒，主止血内崩，下血，膀胱不足。可以染绛。"

②久用炊单布——即炊事时用的旧布巾，不明其道理。另有一说认为炊布经常在蒸笼里，是常受谷气的物品，故能养血生肉。

③败蒲——旧的蒲席。也有蒲灰说，蒲灰，利尿逐瘀血。按，其性生长于泽水中，故能利水以逐瘀血。

【解读】

治疗从马上坠落等一切筋骨损伤方。

大黄一两，切碎浸水后放入

绯帛如手掌大小，烧灰

乱发即头发，如鸡蛋大小，烧灰用

久用炊单布一尺烧灰

败蒲一握，三寸

桃仁四十九个（去涩皮、尖）

甘草如中指节大小，炙后细切

上述七味药物，取适量儿童小便煎煮后，放入酒一大杯，然后再放入大黄，去滓，分三次温服。先细切半张旧蒲草席，煎汤沐浴，穿上衣服，经过一段时间，小便屡屡自出，疼痛立即缓解。小便的颜色和浴汤的颜色均发红赤，不必惊异，这是瘀血出的缘故。

该方中使用了蒲席、头发烧灰、茜草染的布等，方中的桃仁、大黄、绯帛等具有祛瘀血的作用，跌打损伤时进行这种沐浴治疗有意义。

禽獸魚蟲禁忌並治第二十四

論辯二首　合九十法當八十六法　方二十一首當二十首

论述关于禽类、兽类、鱼类、虫类等的禁忌及其治疗方法。

【原文】

凡飲食滋味，以養於生。食之有妨，反能爲害。自非服藥煉液。焉能不飲食乎。切見時人，不閑調攝，疾疢競起，若不因食而生，沈氏云，若恐是莫字，苟全其生，須知切忌者矣。所食之味，有與病相宜，有與身爲害，若得宜則益體，害則成疾，以此致危，例皆難療。

凡煮藥飲汁，以解毒者，雖云救急，不可熱飲。諸毒病得熱更甚，宜冷飲之。

【解读】

一般来说，饮食滋养物品，可以强壮身体，但是若食之影响健康，反而对身体有害。只要不是服用仙药，无论如何都要摄入饮食。观现在之人，不关心摄生，反而经常患病。这些疾病均与食物有关。如果想保全自己的性命，有必要知道哪些食物对人体不利。食物有些有益于治疗疾病，但也有些会损害身体。摄取好的食物有助于身体健康，而摄取坏的食物会导致疾病，甚至出现生命危险，此时则难以治疗。

许多毒物致病，服药时即使紧急也不能热服。因毒致病者，热服会使病情逐渐加重，最好冷服。

【原文】

肝病禁辛，心病禁鹹，脾病禁酸，肺病禁苦，腎病禁甘。

【解读】

此条文根据五行学说，以五味配五脏来论说相生相克原理。

肝发病时，不能食辛辣之物。心发病时，不能食咸物。脾发病时，不能食酸味之物。肺发病时，不能食苦味之物。肾发病时，不能食甘味之物。

【原文】

春不食肝，夏不食心，秋不食肺，冬不食腎，四季不食脾。辯曰：春不食肝者，爲肝氣王，脾氣敗。若食肝，則又補肝，脾氣敗尤甚，不可救。又肝王之時，不可以死氣入肝，恐傷魂也。若非王時即虛，以肝補之佳，余臟准此。

【解读】

本条中肝、脾、心等，均指动物内脏。

春季不食用动物肝脏，夏季不食用动物心脏，秋季不食用动物肺脏，冬季不食用动物肾脏。四季的土用不食用脾脏。这是因为春季肝旺，若食用肝脏，肝气更加旺盛，可以导致脾虚。

关于"死气入肝"，在《金匮要略析义》中有记载："李时珍在本草中引用延寿书云，临杀死时，惊恐之气入心，气绝则归入肝脏，不应多食，必伤人。"

由此，不使死气入肝脏则宜，否则恐伤其魂。若肝气虚时，最好食用肝脏以补之。其他脏器的情况以此类推。

这些论述也是以五行相克而立论。

【原文】

凡肝臟自不可輕噉，自死者彌甚。

【解读】

不能随便食用动物肝脏。尤其是那种不是被宰杀，而是病死动物的肝脏更不能食用。

【原文】

凡心皆爲神識所舍，勿食之。使人來生復其報對矣。

【解读】

一般地说，心脏为精神之舍，禁止食用。若食用，来世会有报应。

【原文】

　　凡肉及肝，落地不著塵土者，不可食之。

【解读】

　　一般来说肉和肝脏落地会沾上尘土，不沾尘土则是异常现象，若食之，或许有害，最好不食用。至于为什么，也不甚明白。以下的情况以此类推。

【原文】

　　猪肉落水浮者，不可食。

【解读】

　　如果猪肉落入水中而漂浮起，则不可食用。

【原文】

　　諸肉及魚，若狗不食，鳥不啄者，不可食之。

【解读】

　　如果连犬和鸟类都不吃或啄的各种肉和鱼肉，人不可食用，恐怕有毒。

【原文】

　　諸肉不乾，火炙不動，見水自動者，不可食之。

【解读】

　　可以认为不是一种普通状态，恐怕有毒，故不可食用。

【原文】

　　肉中有如朱點者，不可食之。

【解读】

　　若肉上有红色点状物者，为异常现象，不宜食用。

【原文】

六畜肉，热血不断者，不可食之。

【解读】

马、牛、羊、猪、犬、鸡等六畜的肉，若热血出不止者，不可食用。

【原文】

父母及身本命肉，食之令人神魂不安。

【解读】

如果食用父母或者自己的属相动物的肉（例如，羊年出生者食羊肉），会精神不安。

【原文】

食肥肉及热羹，不得饮冷水。

【解读】

食用肥肉、肥肉与蔬菜一起烹饪的热菜后，不可饮冷水，因其有碍消化。

【原文】

诸五脏及鱼，投地，尘土不污者，不可食之。

【解读】

如果把肉扔到地上，被尘土污染是很正常的事情。可是五脏和鱼类投地而不被污染则为异常现象，或许有毒，不可食用。

【原文】

秽饭，馁肉，臭鱼，食之皆伤人。

【解读】

污染的米饭、变质的肉类、腐臭的鱼类等不能食用，食后对身体有害。

【原文】

自死肉口闭者，不可食之。

【解读】

恐有毒，不可食用。

【原文】

六畜自死皆疫死，则有毒，不可食之。

【解读】

六种牲畜不是宰杀，而是因病致死者，多数是患疫病而死亡，有毒，不可食用。

【原文】

獸自死北首，及伏地者，食之殺人。

【解读】

兽死头部向北及伏地而死者，有毒，食后恐怕会毒杀人。本条内容有传说的意味。

【原文】

食生肉，飽飲乳，變成白蟲—作血蟲。

【解读】

食用生肉，贪饮牛乳，就会生绦虫。另一说为血蛊。

【原文】

疫死牛肉，食之令病洞下，亦致坚积，宜利药下之。

【解读】

食用因疫病而死的牛肉，出现腹泻，腹部出现坚硬肿物，宜用泻下剂治疗。

【原文】

脯藏米甕中有毒，及經夏食之，發腎病。

【解读】

把晒干的肉存放在米坛里，有毒。若经过夏季后再食用，可以引发肾病。

【原文】

治自死六畜肉中毒方
黄柏屑搗，服方寸匕。

【解读】

治疗自然死亡的六种牲畜肉中毒方
黄柏屑捣碎为末，服用一寸四方药匙一满杯。

【原文】

治食鬱肉漏脯中毒方。鬱肉，密器蓋之，隔宿者，是也。漏脯，茅屋漏下粘著者，是也。
燒犬屎，酒服方寸匕，每服人乳汁亦良。《肘後》，犬作人。飲生韭汁三升，亦得。

【解读】

治愈食用郁肉或漏脯引起中毒的方剂。郁肉，密闭容器内储存的肉类。

漏脯，被雨水淋湿的干肉。

烧犬粪，以酒冲服一寸四方药匙。《肘后方》中犬作人。也可以人乳送服，或者饮用生韭菜汁三升。三升约600mL。

【原文】

治黍米中藏乾脯，食之中毒方。

大豆濃煮汁，飲數升，即解。亦治狸肉、漏脯等毒。《肘後》，
狸作諸。

【解读】

把晒肉放在黏米和大米中，食用晒肉后出现中毒症状，治疗这类中毒的药方。

取大豆煮浓汁，饮数升（一升约200mL）可解毒。对晒干貉子肉被雨淋湿引起的中毒也有效。

【原文】

治食生肉中毒方。

掘地深三尺，取其下土三升，以水五升，煮數沸，澄清汁，飲一升，即愈。

【解读】

治疗食用生肉中毒的药方。

掘地深三尺，取其土三升，放入五升水煮之，略煮沸后取上面澄清汁，服用一升可治愈。

【原文】

治食六畜鳥獸肝，中毒方。

水浸豆豉，絞取汁，服數升愈。

【原文】

馬脚無夜眼者，不可食之。

【解读】

不能夜行之马的肉，不可食用。

【原文】

食酸馬肉，不飲酒，則殺人。外台酸作駿，今正之。

馬肉不可熱食，傷人心。

馬鞍下肉，食之殺人。

白馬黑頭者，不可食之。

白馬青蹄者，不可食之。

馬肉、犹肉共食飽，醉臥，大忌。

驢馬肉合豬肉食之，成霍亂。

馬肝及毛不可妄食，中毒，害人。

治馬肝毒，中人未死方。

雄鼠屎二十七粒，末之，水和服，日再服。屎尖者是。

又方

人垢取方寸匕，服之佳。

【原文】

治食馬肉，中毒，欲死方。

香豉二兩　杏仁三兩

右二味，蒸一食頃，熟杵之服，日再服。

又方

煮蘆根汁飲之，良。

【解读】

治疗食用马肉中毒濒死方

香豉二两　杏仁三两

将上二味药物，蒸之约一顿饭时间，熟后捣碎服用，一日两次。

又方

也适宜芦根煮水喝。

【原文】

疫死牛，或目赤或黄，食之大忌。

牛肉共猪肉食之，必作寸白蟲。

青牛腸不可合犬肉食之。

牛肺從三月至五月，其中有蟲，如馬尾割去勿食，食則損人。

牛羊猪肉，皆不得以楮木桑木蒸炙食之，令人腹內生蟲。

噉蛇牛肉殺人，何以知之，噉蛇者，毛髮向後順者是也。

治噉蛇牛肉，食之欲死方。

飲人乳汁一升，立愈。

又方

以泔洗頭，飲一升，愈。

牛肚細切，以水一斗，煮取一升，暖飲之，大汗出者愈。

治食牛肉中毒方

甘草煮汁，飲之即解。

【原文】

羊肉其有宿熱者，不可食之。

【解读】

有发热者，不可食用羊肉。

【原文】

羊肉不可共生魚、酪食之，害人。

【原文】

羊蹄甲中，有珠子白者，名羊懸筋，食之令人癲。

【解读】

羊蹄甲中有白珠样点者，称为羊悬筋，食用后会引起癫痫发作样痉挛抽搐。

【原文】

白羊黑头，食其脑，作肠癥。

【解读】

食用身体为白色、头部为黑色的羊脑，腹部生肿物。

【原文】

羊肝共生椒食之，破人五臓。

【解读】

羊肝和生山椒一起食用，损伤五脏。

【原文】

猪肉共羊肝和食之，令人心闷。

【解读】

猪肉和羊肝一起食用，使人心中满闷。

【原文】

猪肉，以生胡荽同食，烂人脐。

【解读】

猪肉与生胡荽一起食用，使人脐部溃烂。

关于胡荽，香月牛山翁曰，俗称古惠牟土吕，为方言。

【原文】

猪脂，不可合梅子食之。

【解读】

猪油和梅的果实不可同时食用。

【原文】

猪肉，和葵食之少氣。

【解读】

用葵花叶与猪肉一起食用，可引起呼吸变浅，不能深呼吸。

【原文】

鹿肉，不可和蒲白，作羹食之，發惡瘡。

【解读】

鹿肉和香蒲的嫩芽一起加工后不可食用，食后易发恶疮。

【原文】

麋脂及梅、李子，若妊娠食之，令子青盲，男子傷精。

【解读】

驯鹿的脂肪和梅子、李子的果实一起食用，会导致孕妇生子青盲，男子伤精。

【原文】

麞肉，不可合蝦及生菜梅李果食之，皆病人。

【解读】

獐肉和虾、生蔬菜、梅子、李子的果实不可一起食用，否则会使人生病。

【原文】

痼疾人，不可食熊肉，令終身不愈。

【解读】

有慢病史的患者不可食用熊肉，否则会终生不愈。

【原文】

白犬自死不出舌者，食之害人。

【解读】

白犬自然死亡，舌头没有伸出来者，食之会损害身体。

【原文】

食狗鼠餘，令人發瘻瘡。

【解读】

瘻是指颈部周围长出的肿物。疮是指其他部位长出的疖肿。食用犬或鼠吃剩的食物，颈部周围生肿物。

【原文】

治食犬肉不消，心下堅，或腹脹，口乾大渴，心急，發熱，妄語如狂，或洞下方。

杏仁一升，合皮，熟研用

右一味，以沸湯三升和取汁，分三服，利下肉片，大驗。

【解读】

食用犬肉不易消化，心下部位痞硬，或腹胀，口干，重度咽喉干渴，胸部拘急不畅，热出，谵语，精神处于癫狂状态，突然腹泻。治疗药方如下。

杏仁 5.0g，不去皮，细研

右一味药，加入 600mL 煮沸的水，充分搅拌，取汁，分三次服用，下肉食积很有效。

【原文】

婦人妊娠，不可食兔肉山羊肉及鱉雞鴨，令子無聲音。

【解读】

妇人妊娠中，不能食用兔肉、山羊肉、鳖、鸡、鸭等食物，否则胎儿出生后不会发音。

【原文】

兔肉不可合白雞肉食之，令人面發黃。

【解读】

兔肉和白鸡肉不可同时食用，否则会使面色发黄。

【原文】

兔肉著乾薑食之，成霍亂。
凡鳥自死，口不閉，翅不合者，不可食之。
諸禽肉肝青者，食之殺人。

【原文】

雞有六翮四距者，不可食之。

【解读】

如果鸡有六个翅膀和四个后爪者，不可食用。

【原文】

烏雞白首者，不可食之。

【解读】

黑色鸡而颈部为白色者不可食用。

【原文】

雞不可共葫蒜食之，滯氣。一云，雞子。

【解读】

胡蒜即丝葱、胡葱。如果鸡肉和胡葱一起食用，会引起气机阻滞不畅。
（一说是鸡蛋）

【原文】

山雞不可合鳥獸肉食之。

雉肉久食之，令人瘦。

鴨卵不可合鱉肉食之。

婦人妊娠，食雀肉，令子淫亂無恥。

雀肉不可合李子食之。

燕肉勿食，入水爲蛟龍所噉。

鳥獸有中毒箭死者，其肉有毒，解之方。

大豆煮汁，及鹽汁，服之解。

【原文】

魚頭正白如連珠，至脊上，食之殺人。

【解读】

鱼头上有白珠相连，延伸至脊背者，食之则杀人。

【原文】

魚頭中無鰓者，不可食之，殺人。

【原文】

魚無腸膽者，不可食之，三年陰不起，女子絕生。

【解读】

不能食用无肠、无胆的鱼类。否则会致阳痿三年，女子不孕。

【原文】

鱼頭似有角者，不可食之。
鱼目合者，不可食之。

【原文】

六甲日，勿食鳞甲之物。

【解读】

六甲之日，不能食用鳖、虾、螃蟹之类带甲壳之物。

【原文】

鱼不可合雞肉食之。

【解读】

鱼类和鸡肉不可同时食用。

【原文】

鱼不得合鸕鹚肉食之。

【解读】

鱼类不能和鱼鹰一起食用。

【原文】

鲤鱼鮓，不可合小豆藿食之。其子不可合猪肝食之，害人。

【解读】

鲤鱼做的寿司不能和赤小豆的叶子一起食用。小鲤鱼也不能和猪肝一起食用，会损害人体。

【原文】

鯉魚不可合犬肉食之。

鯽魚不可合猴雉肉食之。一云不可合猪肝食。

鯷魚合鹿肉生食，令人筋甲縮。

青魚鮓，不可合生葫荽及生葵並麥中食之。《外台》引《肘後》，中作醬。

鯌鱓不可合白犬血食之。

龜肉不可合酒菓子食之。

鱉目凹陷者，及厭下有王字形者不可食之。其肉不得合雞鴨子食之。

龜鱉肉，不可合莧菜食之。

蝦無須及腹下通黑，煮之反白者，不可食之。

食膾飲乳酪，令人腹中生蟲為瘕。

鱠食之，在心胸間不化，吐復不出，速下除之，久成癥病，治之方。

橘皮一兩　大黃二兩，《肘後》，用三兩　朴硝二兩

右三味，以水一大升，煮至小升，頓服即消。

食鱠多不消，結爲癥病，治之方。

馬鞭草

右一味，搗汁飲之，或以姜葉汁，飲之一升，亦消。又可服吐藥吐之。

食魚後，食毒，兩種煩亂，治之方。

橘皮濃煎汁服之即解。

食鯸鮧魚，中毒方。蘆根煮汁服之即解。

蟹目相向，足班目赤者，不可食之。

食蟹中毒，治之方。

紫蘇煮汁飲之三升。紫蘇子搗汁飲之亦良。

— 363 —

又方

冬瓜汁饮二升。食冬瓜亦可。

凡蚌未遇霜多毒，其熟者乃可食之。

蜘蛛落食中，有毒，勿食之。

凡蜂蝇虫蚁等多集食上，食之致瘘。

果實菜穀禁忌並治第二十五

论述关于水果、蔬菜、谷类的禁忌及其治疗方法。

【原文】

果子生食，生瘡。

【解读】

生食水果之类，可以生疮疡。

【原文】

果子落地經宿，蟲蟻食之者，人大忌食之。

生米停留多日，有損處，食之傷人。

桃子多食，令人熱，仍不得入水浴，令人病淋瀝，寒熱病。

杏酪不熟，傷人。

梅多食，壞人齒。

【原文】

李不可多食，令人臚脹。

【解读】

胪胀，即腹胀。

【原文】

林檎不可多食，令人百脈弱。

橘柚多食，令人口爽，不知五味。

梨不可多食，令人寒中。金瘡、產婦，亦不宜食。

櫻桃杏多食，傷筋骨。

— 365 —

安石榴不可多食，損人肺。

胡桃不可多食，令人動痰飲。

生棗多食，令人熱渴氣脹寒熱，羸瘦者，彌不可食，傷人。

食諸果中毒，治之方。

豬骨燒过，宋本、赵本，过作灰。

右一味，末之，水服方寸匕。亦治馬肝，漏脯等毒。

【原文】

木耳赤色及仰生者勿食。

【解读】

言有毒木耳吧。

【原文】

菌仰卷及赤色者不可食。

【解读】

言有毒蘑菇类吧。

【原文】

食諸菌，中毒，悶亂欲死，治之方。

人糞汁，飲一升，土漿飲一二升，大豆濃煮汁飲之，服諸吐利藥，並解。

【解读】

各种蘑菇中毒治疗。

土浆，将土置于大容器内，加入水后搅拌，静置后取其上清液。

【原文】

食楓樹菌，而笑不止，治之以前方。（原本，樹作柱，笑作哭。

今正）

【解读】

据说有些食用菌类，食后会出现舞蹈、兴奋的情况。

【原文】

　　誤食野芋，煩毒欲死，治之方，以前方。其野芋根，山東人名魁芋。人種芋三年，不收亦成野芋並殺人。

【原文】

　　蜀椒閉口者有毒，誤食之，戟人咽喉，氣病欲絕或吐下白沫，身體痹冷，急治之方。

　　肉桂煎汁飲之，多飲冷水一二升，或食蒜，或飲地漿，或濃煮豉汁飲之，並解。

【解读】

　　食用不开口的山椒果，刺激咽喉出现气绝，或口吐白沫，身体麻木发冷。治疗方法，肉桂煎汁后服用，或服用冷水一二升，或食用大蒜，或服用地浆水，或服用浓度高的纳豆汁。

　　地浆即土浆，在一斗大小的容器内放入土，然后倒入水，充分搅拌后，取上清液，为地浆水。

【原文】

　　正月勿食生葱，令人面生遊風。

　　二月勿食蓼，傷人腎。

　　三月勿食小蒜，傷人志性。

　　四月，八月，勿食胡荽，傷人神。

　　五月勿食韭，令人乏氣力。

　　五月五日勿食一切生菜，發百病。

　　六月，七月，勿食茱萸，傷神氣。

八月，九月，勿食姜，伤人神。

十月勿食椒，损人心，伤心脉。

十一月，十二月勿食薤，令人多涕唾。

【原文】

四季勿食生葵，令人饮食不化，发百病。非但食中，药中皆不可用，深宜慎之。

【解读】

春夏秋冬一年四季不能食用生葵，不易消化，会引起诸多疾病。不但不可食用，也不宜药用，须谨慎。

【原文】

时病差未健，食生菜，手足必肿。

【解读】

流行病虽然好转，但在尚未痊愈之前生食蔬菜，手足必出现浮肿。

【原文】

夜食生菜，不利人。

【解读】

晚上生食蔬菜对健康不利。

【原文】

十月，勿食被霜生菜，令人面无光，目涩心痛腰疼，或发心疟。疟发时，手足十指爪皆青，困委。

【解读】

十月不能生食遭受霜害的蔬菜，否则会出现面色无光泽，目光呆滞，胸痛，腰痛，或者发作疟疾一种的心疟，疟疾发作时，手足十指端紫绀，乏力，不易退热。

【原文】

葱韭初生芽者，食之傷人心氣。

【解读】

不能食用葱、韭菜的芽，否则伤人，引起心气乱。

【原文】

飲白酒，食生韭，令人病增。

【解读】

《古方药品考》中，白酒，按曰，其味甘辛，性大温，故养脾胃，和血脉以致润畅。酒有数十品，凡入药者，需用米酒。其味甘辛，美色如琥珀者称清酒、醇酒，方书中称为黄酒、无灰酒，初酿熟者为白酒。京都产者为佳品。

但是如果饮白酒而生食韭菜，会加重病情。

【原文】

生葱不可共蜜食之，殺人。獨顆蒜彌忌。

【解读】

生葱和蜂蜜一起食用可以杀人。独头蒜更是大忌。

【原文】

棗合生葱食之，令人病。

【解读】

枣和生葱一起食用，会患病。

【原文】

生葱和雄雞、雉、白犬肉食之，令人七竅經年流血。

【解读】

生葱和雄鸡、雉、白犬肉等一起食用，日久会出现七窍流血。七窍，指人面部的二目、二鼻孔、二耳、口等七个孔窍。

【原文】

食糖蜜後，四日內食生葱、蒜，令人心痛。

【解读】

食用糖蜜后四天内，若食用生葱、蒜，会出现胸部疼痛。

【原文】

夜食諸姜、蒜、葱等，傷人心。

【解读】

夜间食用各种生姜、蒜、葱等会出现胸部疼痛。

【原文】

蕪菁根多食，令人氣脹。

【解读】

大量食用芜菁的根，腹部积聚气体，出现腹胀。

【原文】

薤不可共牛肉作羹食之，成瘕病。韭亦然。

【解读】

不可食用薤白和牛肉制作的羹汤，否则腹部会出现癥瘕。韭菜也一样。

【原文】

蓴多食，動痔疾。原本，食讝病。今正。

【解读】

大量食用莼菜，会加重痔疮。

【原文】

野苣不可同蜜食之，作內痔。

【解读】

野苣菜不可与蜂蜜一起食用，否则会患痔疮。

【原文】

白苣不可共酪同食，作䘌蟲。

【解读】

白莴苣和糯米酒不能一起食用，否则会出现像虫咬过的溃疡。另一说为在隐蔽的地方生虫之意。

【原文】

黃瓜食之，發熱病。

【解读】

有人认为条文中的黄瓜就是普通的蔬菜黄瓜，但是食黄瓜生热的说法妥当吗，有疑问。

【原文】

葵心不可食，傷人。葉尤冷。黃背赤莖者，勿食之。

【解读】

不能食用葵花的芽，否则会损伤身体。其叶最冷。叶背发黄，茎赤色者不可食用。

【原文】

胡荽久食之，令人多忘。

【解读】

若久食胡荽，易使人健忘。

【原文】

病人不可食胡荽及黄花菜。

【解读】

病人不可食用胡荽和黄花菜。

【原文】

芋不可多食，動病。

【解读】

芋亦属薯类。

【原文】

妊婦食薑，令子餘指。

【解读】

如果姜指生薑，妊娠期间服用生薑可使胎儿多生手指的说法难以相信。

【原文】

蓼多食，發心痛。

【解读】

蓼指柳蓼类，不是辛辣类食物。

【原文】

　　蓼和生魚食之，令人奪氣，陰欬疼痛。《千金》引《黃帝》，欬作核。

【解读】

　　一本认阴咳作阴核，但二者均意义不明。
　　蓼和生鱼一起食用，会出现头懵，阴部疼痛。

【原文】

　　芥菜不可共兔肉食之，成惡邪病。

【解读】

　　芥菜和兔肉不能一起食用，否则会患恶性的疾病。

【原文】

　　小蒜多食，傷人心力。

【解读】

　　大量食用小蒜，会使人乏力。

【原文】

　　食躁或躁方。赵本及《医方类聚》，或作式。
　　豉
　　濃煮汁飲之。

【解读】

　　不清楚食躁或躁是怎样的病状，躁应该是躁动不安的状态，所以应该是食后恶心欲吐烦躁不安的状态吧。此时用香豉浓煎服之，应当有效。

【原文】

　　鈎吻與芹菜相似，誤食之殺人，解之方。《肘後》云，与茱萸食芹相似。

　　蔏茋八兩

　　右一味，水六升，煮取二升，分溫二服。鈎吻生地，傍無他草，其
莖有毛，以此別之。

【解读】

钩吻与芹菜相似，食用杀人，解毒方。

莽茞八两

上一味药以水六升，煎至二升，分两次温服。钩吻生长之处，其他杂草
不生。其茎有毛，可以辨认。

莽茞，推测是在日本称为荞麦菜者。《古方药品考》谓八月掘取根，似
人参，有人以此伪作人参。

【原文】

　　菜中有水莨菪，葉圓而光，有毒，誤食之，令人狂亂，狀如中
風，或吐血，治之方。

　　甘草

　　煮汁服之即解。

【解读】

水莨菪在《古方药品考》中记载为"田芹"。田芹四月开黄花，五月结
果，别名石龙芮。食用水莨菪会引起精神异常，或者出现吐血。治疗方法为
甘草煎服，甘草具有解毒作用，服之可去毒。

【原文】

　　春秋二時，龍帶精入芹菜中，人偶食之爲病，發時手青，原本，
青譌背，今正，腹滿痛不可忍，名蛟龍病。治之方。

　　硬糖二三升

　　右一味，日兩度服之，吐出如蜥蜴三五枚，差。

【解读】

春秋二季，龙在芹菜中生精产卵，龙是一种什么动物呢，属现在的吸虫

类吧。食之会得蛟龙病。其症状手足发青，腹胀，疼痛剧烈。服用冰砂糖吐出蜥蜴样物 3~5 个后治愈。

【原文】

> 食苦瓠中毒，治之方
>
> **黍穰**原本，黍譌黎，今正。
>
> **煮汁，數服之解。**

【解读】

食用葫芦中毒者，黍子的茎煮汁频服可以治愈。苏言，过度食用苦瓠，吐泻不止者，服用黍穰汁，可以好转。

【原文】

> **扁豆寒熱者不可食之。**

【解读】

有寒热者不可食用扁豆。

【原文】

> **久食小豆，令人枯燥。**

【解读】

久食赤小豆，可以使人皮肤干燥。

【原文】

> **食大豆屑，忌噉豬肉。**

【解读】

食用大豆的碎屑后，禁食猪肉。

【原文】

大麥久食，令人作癬。赵本，癬作癬，癬即癬訛。

【解读】

久食大麦使人生癣。

【原文】

白黍米不可同飴蜜食，亦不可合葵食之。

【解读】

白黍米即白色糯米，饴蜜即饴糖和蜂蜜。

【原文】

苽麥麪多食，令人髮落。

【解读】

大量食用荞麦面，会引起脱发。

【原文】

鹽多食，傷人肺。

【解读】

过量食用盐，会伤肺，但不仅限于肺脏。

【原文】

食冷物，冰人齒。
食熱物，勿飲冷水。

【原文】

飲酒食生蒼耳，令人心痛。

【解读】

饮酒后再食生苍耳，会出现胃痛。

【原文】

夏月大醉汗流，不得冷水洗著身，及使扇，即成病。

【解读】

夏季饮酒大醉出汗，不可用冷水浸泡身体或使用扇子扇风，会引起疾病。

【原文】

飲酒，大忌灸腹背，令人腸結。

【解读】

饮酒醉后，不能过度灸腹部和背部，其热会引起腹中结块的肠结病。

【原文】

醉後勿飽食，發寒熱。

【解读】

醉酒后，不可饱食，否则会出现寒热症状。

【原文】

飲酒食猪肉，臥秫稻穰中，則發黃。

【解读】

饮酒食用猪肉，睡在糯稻的稻壳中，可出现黄疸。

【原文】

食飴多飲酒，大忌。

【解读】

吃糖再加上大量饮酒，非常不好，为大忌。

【原文】

凡水及酒，照见人影动者，不可饮之。

【解读】

大凡水中或酒中能够映照出人影动者，不可饮用。

【原文】

醋合酪食之，令人血瘕。

【解读】

醋和糯米甜酒一起食用者，腹中会出现血块。

【原文】

食白米粥，勿食生苍耳，成走疰。

【解读】

走疰，指身体多处疼痛的疾病。食用白米粥，不可一起食用生苍耳，否则会引起身体各处疼痛。

【原文】

食甜粥已，食盐即吐。

【解读】

食用甜粥后再食盐，会立即出现呕吐。

【原文】

犀角筋搅饮食沫出，及浇地坟起者，食之杀人。

【解读】

用犀牛角制作的筷子搅拌饮料和食物，搅拌出的泡沫浇注于地，地面会隆起，食之后可杀人。

【原文】

饮食中毒烦满，治之方。

苦参三两　苦酒一升半

右二味，煮三沸，三上三下，服之，吐食出即差。或以水煮亦得。

【解读】

食物中毒，腹部胀满烦苦，可用下方治疗。苦参 4.0g，苦酒 30.0g，略煎煮，煮沸三次，使各三次沸起回落，将食物吐出。吐出后即治愈。也可以用水煎煮。

【原文】

又方，犀角汤亦佳。

【解读】

也可以犀角煎汁服用。

【原文】

贪食，食多不消，心腹坚满痛，治之方。

盐一升　水三升

右二味，煮令盐消，分三服，当吐出食，便差。

【解读】

食入过多，不能消化，心窝部、腹部坚硬胀痛时，以水煮将盐溶化，分三次服用，吐出食物即愈。把盐当作催吐剂，应是一种好方法。

【原文】

礜石,生入腹,破人心肝,亦禁水。

【原文】

商陸以水服殺人。

【解读】

商陆作为利尿剂使用,但是否达到杀人的程度,持疑问态度。

【原文】

葶藶子,傅頭瘡,藥成入腦殺人。

【解读】

葶苈子涂在头疮上,药物成分会吸收入脑,导致死亡。该说法何处有误吧。

【原文】

水銀入人耳,及六畜等,皆死。以金銀著耳邊,水銀則吐。

【解读】

叙述水银有毒,但认为皆死亡却有夸张。

【原文】

苦練無子者,殺人。

【解读】

不结果实的苦楝能够杀人,这样的说法不易理解。在中药里使用其果实苦楝子。

【原文】

　　凡諸毒多是假毒以投，无知時，宜煮甘草薺苊汁飲之，通除諸毒藥。原本，无譌元，今正。

【解读】

　　大凡治疗诸种中毒时，多为假借毒性之力而投药，"无知"，指未见疗效。无效时宜煎煮甘草、荠苊饮服。无论何种中毒，均可祛除。

　　至此，《金匮要略》的解说结束了，实为很粗陋的解说。

后　记

　　1980 年 10 月 15 日，八十岁的父亲大塚敬节走完了他的一生，这是自 1930 年叩门拜师于汤本求真门下以来，长达半个世纪的汉方研究一条道路的人生。其贯穿生涯而研究汲取的是《伤寒论》及其姊妹篇《金匮要略》，以此两书为核心，也面向后世方和本草学。"首先必须彻底研习《伤寒》《金匮》，学成之后再读《千金》《外台》及金元医学流派和本草为宜。但是如果作为核心的《伤寒》《金匮》不能扎实牢固，其所得也就成了肤浅的百事通'万金油'"，这是父亲一贯坚持的观点。

　　本书"小半夏加茯苓汤"的条文下有如下记载："在我自学汉方的时候，应邀赴邻村往诊，患者是一位三十多岁的妇人，肤色白，虚胖，患胸膜炎，近处的医生给予利尿剂，目的是去除胸腔的积水。但患者一服药后便引起呕吐，食欲很差。平躺时呼吸困难，夜间坐位而眠。我给予五日量小半夏加茯苓汤。隔一日再去诊察时，诉一日的药量尚未用完，呕吐便已停止，小便十数次后好转。两三日后，诊其胸腔的水分便去除干净，变得可以平躺，恶心症状亦消失。患者全家很高兴。我当时对汉方的效果大吃一惊。"读这段文字时，仿佛看到了年轻时的父亲喜悦和惊奇的样子。

　　对本书进行校订的山田光胤博士，幼年时是父亲的患者，克服了在当时难治的胸膜炎，目前作为汉方医学界的中心人物而活跃在第一线。还有就是一层私人关系，山田光胤博士也是我的义兄，也可以说是继承父亲学问的第一人。

　　《金匮要略》作为一部三世纪初的著作，经过一千八百年的风雨，即使在现在具有现代医学最先进水平的日本医疗机构里，仍然保持着实用的价值。希望这部著作能够对《金匮要略》研究增添新的生命力而广为人们接受。

1996 年 4 月

北里研究所附属东洋医学综合研究所 所长

大塚恭男

方剂索引

药物索引

人名索引

书籍索引

始于《伤寒论》 终于《伤寒论》
——译后小记兼论《伤寒论》之象思维

描述，观象，在证象流动与转化中体悟脉证方治本真本然，《伤寒论》式动态整体直观

当代中国象思维创始人王树人先生在《回归原创之思："象思维"视野下的中国智慧》一书中论述道：象思维是对中国传统思维的本质内涵和基本特征的概括，正是"象"或其他最高理念之作为动态整体的"非实体性"，决定了中国传统思想文化具有的"非对象性""非现成性"及"原发创生性"诸品格。非实体性范畴显示为一种动态的终极的原发创生性，所以不仅不能用概念思维，而且只有中止或"悬置"概念思维，或只有进入象思维，才有可能领悟，从而有可能使思与境界跃升至原发的创生境域。

笔者认为，《伤寒论》（包括《金匮要略》，后同）所呈现的正是中医临证之际的原发创生境域。《伤寒论》的"脉证并治"思维是中国传统思维在医学上的典范应用，是一种通过描述而观证象的方法，由脉证与方药共筑原象，从证象的流动与转化中体悟疾病及其治疗的本真本然。《伤寒论》在描述脉证及其方证关系中尽显象思维之"思"的精神运动，表现出"天人合一"式的动态整体直观。《伤寒论》式思维当属象思维，而非西方文化的概念逻辑的线性理性化思维。

现象学研究给人们的认知带来了新的启示，海德格尔的一个重要用语"缘在"（Dasein）所显示"存在"的意义，即不是概念的规定，而是一种描述。"缘在"不仅是动态的，而且是整体的即具有张力的整体。这种作为动态的整体，只要用概念思维方式加以规定，"存在"及其意义就因而被遗忘或遮蔽了。"存在"本身，或者说本真的"存在"，作为动态的整体，它是不可用概念思维的方式加以揭示的，王树人先生认为这里需要的倒是"象思维"体"道"的整体观。《回归原创之思》论述道，现象学的最重要目标是"回到事情本身"或"回到原初境域"。在概念思维的前提下，无论是经验主义的"解释"，还是科学主义的"分析"，从胡塞尔到梅洛-庞蒂都认为脱离了"事情本身"。现象学力图换一种视角，换一种方法，以便能更有效地"面向事情本身"。这种视角和方法，实质上都是在努力打破经验主义和科学主义在把握整体上的无能或局限性，也就是向整体直观的"象思维"趋近。梅洛-庞蒂在《知觉现象学》中提出"我是绝对的起源"，试图打破科学观点所作的"我"与世界的隔离或割裂，具有趋向"本真之我"的意义。其从知觉现象学的立场出发指出："应该描述实在事物，而不是构造或构成事物。这意味着我不能把知觉与属于判断、行为或断言范畴的综合等同起来"、"问题在于描述，而不在于解释和分析"、"纯描述的要求是既不采用分析的方法，也不采用科学解释的方法"。这些观点启示我们，"描述"不是概念判断的解释和分析，而是对"事情本身"的新发现，描述能比概念思维更接近把握"事情本身"。就是说，作为"绝对起源"的"我"，其"体验"和"知觉"，由于与所"体验"和"知觉"的世界是一体，所以不能用对象化的概念思维作判断、分析、综合，要把握这里的本真本然，则只能描述。

　　笔者认为，从整体上来看，《伤寒论》主要的方法即是描述，其中对脉证方药描述的比重远远大于解释，重要用语的形成也基本上使用描述的方法，而不是建立概念定义的方法，三阳三阴篇呈现出多种证候群、证象的发生、流动、转化和呼应，是一种描述的整体动态的"缘在"状态，以此揭示出方证治疗的关系。其"道理"蕴含在"恍兮惚兮"中，但并不强行基础理论体系的建构与阐释，如此"不立文字"，就是不诉之于语言，中止概念思维，非不能为，乃知其不可为也。

　　例如，"太阳病，发热，汗出，恶风，脉缓者，名为中风"揭示太阳中风证，是一种描述而非概念，不可以用现代医学对疾病进行定义的方式来建立太阳中风证的概念。"桂枝汤方，桂枝三两去皮，芍药三两去皮，甘草二两炙，生薑三两切，大枣十二枚擘"也是一种描述而非定义，不可以用药典中对如阿司匹林等西药的定义模式来规约桂枝汤。"太阳中风，阳浮而阴弱，阳浮者，热自发，阴弱者，汗自出，啬啬恶寒，淅淅恶风，翕翕发热，鼻鸣干呕者，桂枝汤主之"，更是一种描述，条文与组方、服法、将息法一起呈现为脉证与方药的共同筑象，而非逻辑与分析。事实上，不可以对太阳中风、桂枝汤下定义、建立概念，无法形成对太阳中风与桂枝汤方证之间的逻辑判断与分析，若"强字之曰"则易走入概念思维，偏离"事情本身"，而陷入"断桥"的僵局。

又如，《伤寒论》中有许多关于腹诊证候的描述，如果按照部位大致分类，心下部位则可见"心下濡""心下痞""心下痞硬""心下痞坚""按之心下满痛""心下满微痛""心下满而鞕痛""正在心下，按之则痛""心下痞鞕满，引胁下痛""心下痛，按之石硬""从心下至少腹鞕满而痛不可近""心下支结""心下悸"等；胸胁部位则有"胸胁苦满""胸胁逆满""胸胁支满""胸胁下满""胸胁满微结""胸下结鞕""胁下痞鞕""胁下素有痞，连在脐旁，痛引少腹入阴筋"等；腹部包括少腹、脐下等部位则描述为"腹濡""腹满""腹胀满""腹满痛""腹中急痛""苦里急""虚劳里急""少腹满""少腹硬""少腹当硬满""膀胱急，少腹满""少腹满如敦状""内拘急""少腹拘急""少腹里急，腹满""少腹急结""少腹坚痛""少腹肿痞，按之即痛如淋""脐下悸""脐下有悸"等。笔者认为，如果从腹诊角度来考察，上述腹证的一部分属于患者自觉，但更多更重要的是医者诊察的他觉，其中包括性质、形状、程度、范围等丰富的内容，每一个描述用语均呈现出具有特点的一种"腹象"，几乎不能互相代替使用。并且，显然这些腹诊证候也不能用概念定义的方式来表示，只能在描述中把握特征、形成"腹象"，以"触联"证治的联系。

可见在《伤寒论》，把握证候本质的最佳方式采用的是描述的态度与方法，描述，再描述，体悟证象。其所见体悟，不是概念、判断、推理所得出的结论，而是进入原象，在象的流动与转化中整体贯通的原发创生之境域。如此方得本真本然，方得源头活水，此乃老子所称"万物并作，吾乃观其复"的境界。所以，整体《伤寒论》表达的内涵，不可能用概念方式加以定义、诠释，不可能用逻辑思维进行推导、分析，却需要象思维的动态整体观来体悟。

《伤寒论》犹如一首恢弘精微的脉证方治长篇叙事诗，是古代医家参悟人身"天地"、把握证治经纬的哲思结晶，是中国古文化"早熟"特点在对人体生理、疾病、治疗领域即"醫"界的体现，以张仲景为首的《伤寒论》流派的开拓者、创造者们是一群高尚的先知。

笔者认为，日本汉方医学古方派正是体悟到《伤寒论》具有的这种原创性和启发原创性的深邃特质和雄浑底蕴，所以在治学中罢黜百家，独尊仲景，把《伤寒论》式思维发挥到极致，"始于《伤寒论》，终于《伤寒论》"（《临床应用伤寒论解说》）便是这种治学特点和学术境界的简约描述。

大塚敬节先生是现代古方派的代表，其治学的突出特点便是推崇《伤寒论》《金匮要略》，凸显仲景学说的原创性、根基性和指导性地位，践行"始于《伤寒论》，终于《伤寒论》"的方法论与境界观。笔者认为大塚先生对《伤寒论》《金匮要略》的学习理解与临床运用似可概括为以经学治经、以《论》理释《论》、以条文照应条文、从证候中得要领、"在病人身上读出《伤寒论》"等特点。

在大塚先生入于汤本求真门下学习汉方的最初阶段，汤本求真严苛地规定只许读《伤寒论》和《金匮要略》，不允许读第三本书。对此大塚先生在晚年感慨道："最初的两三年里，我全力以赴地做了《伤寒论》和《金匮要略》的研究。这样一来我达成了与汉方医学最根本经典的亲近和熟悉"，"像这样在学习的初期，没有涉及杂学，而能够直接全力攻读了《伤寒论》，这是汤本先生予我的恩赐"，"我想把《伤寒论》研究持续下去，直到生命的终点。"

汤本求真当时这样规范大塚敬节，大塚先生也这样教诲后人和弟子，大塚恭男先生记述道："父亲贯穿生涯而研究汲取的是《伤寒论》及其姊妹篇《金匮要略》，以此两书为核心，然后也面向后世方、本草学"，始终认为"必须彻底地做好《伤寒》《金匮》，这件事做好后可以去学习《千金》《外台》、金元流派医学及本草学，但是如果核心的东西没有牢固掌握，其所得也就成了百事通'万金油'。"

此语看似平常叙述，但是寓意深奥，入门伊始应该读什么样的书，形成怎样的最基本的框架，将怎样的根本认知方式深植心中，并且训练成自觉的操作意识和方法，对汉方医学的成长路径、成长类型及成长限度有着非常重要的决定作用。入门阶段的大塚敬节先生并不懂如何去学习，他按照汤本求真的要求去做，并一生实践这种方式，明白了这样读书的好处，深谙其妙，深受其益，在自己的晚年感慨汤本先生的"恩赐"，可谓语重情深。

那么，《伤寒论》"核心的东西"指的是什么呢？当然是疾病"脉证并治"的方法，但笔者认为如果在象思维视野下，"核心的东西"应指描述脉证、观其证象、在证象的流动与转化中体悟脉证方治的本真本然，这种《伤寒论》式动态整体直观。汉方医学古方派医家认为没有《伤寒论》就没有汉方医学，《伤寒论》式思维是汉方医学临床诊疗的全面的、根基性的、指导性思维，《伤寒论》君临万卷医书之上，不能把它当作是众多科目中的普通课程之一。所以医家们对张仲景和《伤寒论》的赞颂不吝言辞，如"自天地生以来，未见妙文如此者，此非圣作更为谁，当予盛赞"（宇津木昆台语）、"医学之有《伤寒论》，犹如儒学之有《论语》《孟子》"（喜多村栲窗语）、"伤寒中有万病，万病中有伤寒"、"一部《伤寒论》置于枕旁足矣"、"凡欲学古医道者，当先熟读《伤寒论》，而后择良师友事之，亲试诸事实。不然则虽读尽亿万卷之书，要无益于术焉"（永富独啸庵语）、"非至圣作为，谁人能得如此"（浅田宗伯语）。

大塚敬节先生本人赞赏《伤寒论》"尽善尽美"，在《临床应用伤寒论解说》中阐述的观点认为：无论如何，在汉方医学古典医籍中能够与《伤寒论》地位等同的医书是空前而又绝后的，即使是能够相提并论的也没有。如独啸庵所云，《伤寒论》论述了疾病的变化法则和顺应这些法则的治疗方法，这是其他书中而绝无的，这也是《伤寒论》能够君临万卷医书之上之所以然。《伤寒论》是前后相照应的一篇大文章，论述正而顾及变，使人看到病状的转变无常（定）之处，这个特点贯穿全书，所以必须抓住这个关联性来读《伤寒论》。《伤寒论》讲述疾病的变化和对于这种变化的治疗方法，并以此为例，阐释了一般疾病的治疗法则。像这样将疾病从发病到痊愈或直至死亡，追逐着时间过程而进行论述的做法，无可类比者，诚为空前绝后。读《伤寒论》者，必须留意这一点，就像要在病人身上读出《伤寒论》那样地去顾念倾心。古人有"汉方医学研究，始于《伤寒论》，终于《伤寒论》"的说法，我也想把《伤寒论》研究持续下去，直到生命的终点。

笔者认为，大塚敬节总结的"始于《伤寒论》，终于《伤寒论》"这十个字，既是治学方法，也是学术境界。这十个字讲的是一个过程，从《伤寒论》开始，长期研读与临证，无数训练与磨砺，体悟到《伤寒论》的奥妙，千回百转，见遍山水，最后还是归结于本真本然的《伤寒论》。这十个字强调的是《伤寒论》式思维、《伤寒论》式认知方式和《伤寒论》具有的学术境界。这种学术的观点、思想、境界和思维方式，可谓继往圣之绝学，予后学以警启，值得中国 21 世纪的中医者借鉴、学习。

遮蔽理，见（xian）道，恢复一个灵魂比失去一个王国更要紧

《伤寒论》教示于人的方法，从总体上来看，其避开了理论体系的语言

论述及对具体脉证、方药细节的机理阐释，淡化了理论王国的建构，侧重于描述脉证、证候群、证象，依据其流动与转化揭演证象与方药的关系，把握疾病的本质。这种方法显示出不同于理性概念与逻辑思维的特质，超越了理论的思维与表达的极限。乍看起来，朴素而简单，但实为大道至简，大象无形，回到事情的本身或原初境域，在主客混一、物我两忘中恢复具有原发创生性的能力和灵魂。

从现象学研究来看，使用语言文字建立概念、阐释机理、建构理论体系，不可避免地将事物对象化、概念化。这种思维方式从概念出发，而不是从"事情"本身出发，对于人本身是一种疏远化的思维方式，它在本质上并不关心处于整体性中活生生的人性。概念思维方式中包含着简化与僵化，单纯靠这种思维方式，不可能把握事物活生生的、有机变化发展的整体，反而会偏离有机的活生生的整体性和由此所生发的层出不穷的创造性。并且这种对象化活动的直线性，还会导致从对象化、疏远化到异化的产生。

另外，从符号学的角度看，语言文字在运用时会碰到"意义过剩"的问题。概念思维把语言文字作为定义、概念、判断、推理的分析解释会使得其所表达的意义难以确定，反而造成混乱，甚至出现"语言游戏"状态。

《周易》言："易者象也，象也者像也""观物取象""象以尽意"。易学家们也有"立象以尽意""尽意莫若象，意以象尽"的感悟。《回归原创之思》中象思维观点认为："我象思"的生命活力与原创性，不仅在于它中止了对象化的概念思维活动，解除了对象化僵化的束缚，还在于此时的"我"感受力最强、触角最多，"我"的本真状态具有概念思维所不可比拟的广阔自由的思维时空。就是在这种"惟恍惟惚"中，在象的流动与转化中，本真的"我"会有所悟，或会有所发现。"大象无形"是最具创造活力的"原象"的原发创生境域，只能为"象思维"所体悟和把握，而为常识和概念思维所无法想象和把握。

在《伤寒论》产生的时代，医者对证候、证象的观察有极大的依赖性，久而久之，长期的训练具备了比现今医生对证象观察、描述、非概念化、非对象化处理及对证象的流动与转化所带来的启示的灵敏而深邃的体悟。如果站在象思维和现象学立场，"象以尽意"，可以理解为不足象则无以尽意、只有象方可尽意，所以甚至可以说在某种程度上只有依靠《伤寒论》的这种证象流动和转化才能接近或揭示疾病的本质，如果不采取这种方法就会偏离真相，就会无法逼近疾病的本质。相反，如果我们用《伤寒论》中并不存在的"理论"或者说并非主要的方法对《伤寒论》的"脉证并治"作过度解析或者说强饰，作层层分析阐释，反而会背离《伤寒论》真正的内涵和用意。也可以这么说，《伤寒论》遮蔽理以观道，"不说理"，道乃见（xian），遮蔽理，道乃见（xian）。反之，若沉湎于理，若纠缠于理，若醉意于理论盘带，从说理的左右逢源中而获得快感，则道反被遮蔽，不得到场与呈现，道必不见（xian）。西哲云：在纯粹的光明中，如同在纯粹黑暗中一样，也是什么也看不见的。《老子》也指出"为学日益，为道日损"这种认识的二重性，进而发出了"绝圣弃智"的呼唤。《庄子》应帝王篇"中央之帝""浑沌"被报恩者善意地"日凿一窍，七日而浑沌死"的悲剧，也提示了保持"道"的"浑沌"本性、本真、本然状态的重要性。

笔者认为，大塚敬节先生深谙此"道"。从著作中可以看到，已如前述，他对《伤寒论》的研究特点在于重考据、重证候、重方治、重疗效，不作过度的理论注脚，避免牵强的理论解释，观证候活生生的原态，悟其转化与演变，得到脉证方治的本真本然。对于一部分理论色彩较浓的内容不予深究，甚至质疑其是否为原著的原文，对机制阐释性文句如"所以然者……"一类文字认定为后人掺入文，警惕其对仲景原著的误导。这种不诉之于语言解释的做法，"悬置"已知之知，中止概念思维，最大限度地保障"医者之我"在本真状态中感受和进入《伤寒论》所提供的"象思维"的原发创生境界。这种治学方式兼具江户医学馆考证学遗风与提倡"实证亲试"的古方派学风，将绵密细致的学者审慎态度与救病挽逆的临床现场医者硬朗作风揉和在一起，形成了独特的学术风格与魅力，同时至少在临床治疗学角度最大程度地还原了作为临床渊源的《伤寒论》、也是被大塚先生自己称为"世界最高的论述治疗学的古典医著"《伤寒论》的本来面目。

娄绍昆先生讲述阅读《汉方诊疗三十年》的感触时道："时时亲切细腻地体验到具象的经方知识和大塚敬节先生的临床智能与技巧。在医案叙说的字与字关联之中，朦胧地传递着破解方证对应的密码，不知不觉之间欣喜地理解到临床时意向性思维的作用，渐渐地懂得从原始的临床资料去接近经方。还原方证这是经方医师的必须要经过的一道窄门。"（久久不能释怀的《中医之味》）真挚妙语，娓娓道来，每字每句均耐琢磨，笔者也从中参悟到了中止概念思维、直观进入本质的现象学内涵。同时娄先生也冷峻而犀利地指出："中医经方的方证辨证在日本却得到长足的发展。日本汉方家把庞杂的中医理论进行削尽陈繁留清瘦的扬弃，竟然尽显其仲景思想的本色之美。章太炎先生有'吾道东矣'一语，暗指这一令人难以启齿的历史事实。"彭坚先生率性而评：这个结论有如石破天惊，大胆而直率！在当今仍然处于半闭锁状态，一心向西看，不愿向东看的中医界，必将掀起一阵狂潮。(《中医思想者第二辑·漫漫从医路，切切经方情》)

笔者试图借助此时的语境再陈私见：其一，胡希恕先生提出的"辨方证是辨证的尖端"的观点，如果从象思维和现象学的角度思考，则可以感悟到胡老所据的高度，加深理解这个观点在于强调《伤寒论》式思维的唯一性、不可替代性，也就是说，在某种场合、某种情况下只有凭借《伤寒论》式思维才能够最大程度地逼近疾病的本质。其二，岳美中先生有一句名言："不以理论取胜"，窃思岳老的这句话在某种程度上是在强调《伤寒论》式思维，并非不要理论，要害在"胜"字，胜即胜利，也可以理解为同音字"盛"和"剩"，即盛气和过剩。理论上层层解析，看似明了，而实际上过多的盘带会削弱象思维取向，"渐行渐远渐无书，水阔鱼沉何处问"，结果反而是背离着疾病的本质。"大象无形""大音希声"，这些玄妙之门却在"醫"之学术中尽显其实在得无以复加的致用价值。

有人会说，这种治学方法有偏颇。笔者认为，这种指摘适宜于任何一种学术流派或学术现象。易学史中，也产生了象数派与义理派及其论争，焦点乃在于象数的卦爻与作为卦爻辞的系辞哪个更根本更重要。朱子就此论云："先见象数，方说得理，不然事无实证，虚理易差。"在禅宗史上，一些禅师使用非佛教的如棒、打、斩、烧等方法启迪参禅者，对此，铃木大拙站在禅悟的立场上这样看待：恢复一个人的灵魂难道不比失去一个王国更为要紧吗？

回归《伤寒论》，回归象思维，回到我们阔别千年的家

王树人先生认为，"象思维"是人生来的一种本能，一种本原性的思维。只是在概念思维占统治地位之后，或者说概念思维成为思维的"常态"之后，这种"本能"或"本原"就经常被遮蔽或抑制，久之，甚至有所退化。应当恢复象思维，如同老子提倡的"复归于婴孩"，找回思或精神的原发生机，这种追根溯源，看似走回头路，实际上是真正向前开拓。

就中医而言，随着如岳美中先生为代表的成长于新文明新文化彻底洗刷时代之前、接受过正统传统文化教育与熏陶、具有深厚儒学修养、对中医基本文化和思维具有与生俱来的能力和境界、对"新文化"有强大"免疫力"

的最后一代儒医的远逝，不为儒焉能"醫"的意识由淡化到丧失，中医者进入中医文化状态的能力逐代减弱，反而在现代科学概念逻辑方法、现代医学的认知方法的训练下，多熟悉与寄附于"科学技术"的方式，依赖于已有，只知"从有到有"，反而忘记了"从有到无"开拓思维空间的意义，更不知"有生于无"的"原发创生"。在进入中医经典创生的境界、熟稔古代医家当时的语境和意象、使用本真本然的传统思维认知疾病等问题上，可以说是群体失语、失忆，甚至有意无意间拒绝、反水。原本在传统中医中重体验重感悟的象思维，逐渐为科学的、技术的、理性的、逻辑的概念思维所取代。

对于人类越来越依赖技术的局面及技术本身，海德格尔这样指出："我们现在只还有纯粹的技术关系""技术在本质上是人靠自身力量控制不了的东西""技术越来越把人从地球上脱离开来而且连根拔起"（《海德格尔选集》，上海三联出版社）。对于人在异化中离开了"本真之我"，海德格尔又"惊慌失措"地疾呼："人生而被抛""无家可归"。

与"儒医"岳老们对照，我们眼前的中医者生来即在现代文明为主流的世界，相对于西方文化无处不在的包围与诱惑、无孔不入的浸染与灌输，可以说本真的中国传统文化是与我们基本上无缘的。科学是理所当然的正统，我们是"科学技术教"的信徒，习惯于概念和逻辑思维，用科学的标准来衡量一切事物和现象的价值与意义，凡是不科学的即是不正确的或无价值的，甚至有害的，而对于传统文化内涵及"象"思维是隔膜的、陌生的，处于一种"被抛"的状态。我们憧憬科学的标榜，却浑然不知科学"伪善"和不雅驯的一面，虽然在呼吁学习经典、回归传统，但一旦进入实际操作，仍然习惯于用清晰的概念、严密的逻辑、可控的路径、强制性的规范来规定和评判中医活动，中医者与中医学的关系也在很大程度上成为"纯粹的技术关系"，理性技术将中医从象思维的家园中脱离开来而且连根拔起，中医正在面临着"无家可归"的境地。

"曝霜露，斩荆棘，以有尺寸之地"（苏洵《六国论》），《伤寒论》是张仲景为代表的医家们在艰苦卓绝的临证实践中开拓的一方领地，《伤寒论》的"脉证并治"是中医临床思维的故园，所显示的描述与"象思维"的内涵丰富而珍贵，临床效验历千年而不衰，实为世界医学的一大奇观。笔者吁请大家清晰地去看，从十七、十八世纪医家名古屋玄医、吉益东洞起，汉方医学古方派在回归《伤寒论》、回归象思维、回归临床思维故园的路上已经迈进了三百余年的时空，山重水复，柳暗花明，风景无限。"始于《伤寒论》，终于《伤寒论》"便是这一路行旅的罗盘与指归，众多医家的经验与感悟犹如一处处果实累累的采摘园，值得我们现代中医者去虚心地学习、借鉴。回归《伤寒论》，回归象思维，回到我们阔别千年的家，这应当成为我们学术灵魂的自醒、当仁不让的自负和传承责任的自觉。

该译后记实为学习尊敬的王树人先生名著《回归原创之思》的读书笔记，基本思路及大量文句几乎原样引自该著作。读张祥龙先生方知现象学，读王树人先生方知象思维，拜读先生文章与著作，其中的启迪性的观点与见解，挚爱与回护中华文化的精神与情怀，具体到象思维对象医学研究的启发，均深深受益，在此谨向王树人先生表示衷心的谢意！

译后记试图引进象思维、现象学的观点和原理来解读《伤寒论》及经方学派的思维，仅为尝试，自知生硬浅陋，极不成熟，但勉强为之之际却也感觉到认识在加深。笔者认为，象思维启发下的象医学研究，最关键和重要的阶段，也是最后最成功的结果，是进入实际临床体悟，把握活生生的"脉证方治"中象思维的灵魂，甚至需要建立专题研究基地，培养专门研究传承人才。

本中文版承蒙我国著名医家、经方学家、北京胡希恕研究室冯世纶先生和上海中医药大学张再良先生在百忙中分别作序言。在北京市仲景学说专业委员会学术活动中，多次承蒙冯老师的教诲，冯老师对仲景学说的深刻见解和坚毅恪守的精神令人敬仰，也让后学者发现自己的不足而奋起。笔者曾思考用最简洁的方式来概括《伤寒论》的特点，当看到冯老师序言的前四个字"道法自然"时，随即得悟：这正是《伤寒论》最基本的思维方式和境界的点睛之语，可谓，一语喝破，大道坦然。张再良老师著有多种《伤寒论》《金匮要略》研究专著，也是著名汉方医学研究学者，笔者在学习理解仲景学说、研究汉方及学习中医日语时多次拜读和使用张老师的著作，受益良多。张老师在序中精辟地揭示了汉方医学学术及大塚敬节先生治学的特点，令笔者增进了对汉方医学这一特殊领域的认识。当得知张老师曾参与翻译出版大塚先生的著作时，令笔者对张老师学界前辈的尊重顿加学术知音的亲近感。在此谨向两位先生表示衷心的谢意！

在本中文版的策划、翻译和出版过程中得到了中国、日本相关出版社各位的宝贵支持、热情指导和鼎力帮助，在此一并谨表衷心的谢意！

学术翻译犹如一剂"乌梅丸"，寒温俱有，五味杂陈，尽管笔者抱着无愧于作者、对得起读者、译出精品的态度作这项工作，但限于学识水平和文献条件，经常有思力如"病蚕食叶""慈葱中空"之艰涩、虚乏感，拙陋与错误之处不免多出，敬请读者指正、赐教。若对其过程略作描述，便是："三载甘辛，一朝付梓，千日昏晨，半窗收尽。"

王宁元　谨识
2014 年暮春 于北京市小清河未及古人斋